DIAGNOSIS WITH GESTALT
AND DÉGUSTATION

診断のゲシュタルト とデギュスタシオン

岩田健太郎 編集　神戸大学医学部附属病院感染症内科 教授

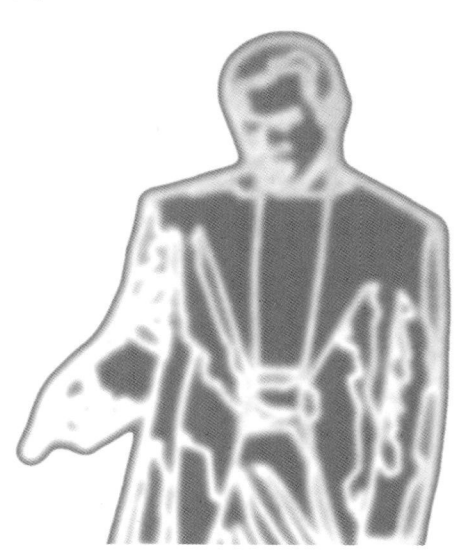

金芳堂

■執筆者一覧 (五十音順)

生坂 政臣	千葉大学医学部附属病院総合診療部
市來 征仁	今村病院分院救急総合内科
井村 洋	飯塚病院総合診療科
岩田 健太郎	神戸大学医学部附属病院感染症内科
植西 憲達	藤田保健衛生大学救急総合内科
川島 篤志	市立福知山市民病院総合内科・研究研修センター
清田 雅智	飯塚病院総合診療科
窪田 忠夫	東京ベイ浦安市川医療センター外科
須藤 博	大船中央病院内科
高田 俊彦	京都大学大学院医学研究科医療疫学分野
田中 孝正	北野病院総合内科
徳田 安春	JCHO東京城東病院総合内科
中下 珠緒	亀田総合病院リウマチ・アレルギー内科
成田 雅	沖縄県立中部病院感染症内科
西垂水 和隆	今村病院分院救急総合内科
林 寛之	福井大学医学部附属病院総合診療部
本島 新司	亀田総合病院リウマチ・アレルギー内科
本村 和久	沖縄県立中部病院プライマリケア／総合内科
山中 克郎	藤田保健衛生大学救急総合内科

しかし，この空間的《比喩》よりも更に深い意味で，しかもその比喩を可能ならしめるために，分類学的医学は，病気についての，ある種の《ゲシタルト》configuration を前提としている。

ミッシェル・フーコー「臨床医学の誕生」21頁より
（みすず書房　神谷美恵子訳）

はじめに

　本書,「診断のゲシュタルトとデギュスタシオン」をかなりの自信を持ってお送りします。診療現場で役に立つことはまず間違いありません。ぼくがこんなに自信満々で「はじめに」を書くことはまず皆無でして,ぼくにとっても,これはかなり稀有な経験です。その根拠は各執筆者のゲラを読んでいて胸がドキドキ・ワクワクしてくる感情の高まりを抑えられなかったからで,およそ医学書でこのような体験をすることはほとんどないからです。執筆者のみなさんに原稿依頼を出したときは,「たぶん面白い原稿が返ってくるだろうな」と期待はしていたのですが,これほどまでとは正直,思っていませんでした。

　さて,それでは「ゲシュタルト」とは何か。これは,もちろんゲシュタルト心理学のゲシュタルトです。ドイツ語で,die Gestalt(女性名詞) とは,形,英語で言うと shape という意味です。もっと言い換えるなら,「見た目」です。ドイツ語は難しいイメージがありますが,要するにゲシュタルト診断とは,「見た目診断」といってもよいのです。

　ただし,ぼくらがここでいう「見た目診断」は「直観」ではありますが「直感」とか「勘」ではない,と申し上げておきたいです。M・ポランニーの「暗黙知」(tacit knowledge) には若干近いとおもいますが,それとも違うような感じです。

　また,臨床推論でよく用いられる「ヒューリスティック」(heuristic) とも違うと思います。もともとこれは,「発見する」を意味する heuristicus というギリシア語から来た用語だそうですが,「rule of thumbs」とも言われ,経験に基づく「法則」みたいなものを指します。「突然発症の喀血なら肺塞栓を疑え」とか,「糖尿病患者の胸痛なら心筋梗塞を考えろ」みたいなものもこれにあたるでしょう。それは,ショートカットでもあります。網羅的に部分的な要素をすべて集めて全体像を作るのではなく,「アタック25」のように,抜けている画像があ

りながらも，いくつかのピースの組み合わせで全体像を透かし見てしまうのです。ショートカット故にそこには「端折り」があり，そのため誤診してしまうリスクもはらみます。「糖尿病患者の胸痛で，実は気胸だった」のように。

ゲシュタルトとは，ヒューリスティックのように少ない要素，部分のつなぎ合わせから全体像を作るものではありません。むしろ，「全体を全体としてみる」方法です。部分ももちろん全体の要素であり，部分なくして全体はありえないのですが，あくまでも全体の部分としての部分，，，その文脈が必要になります。

いつもこの卑近な例を使っているので，「卑近な例」がお嫌いな方は申し訳ありません。

AKB48というアイドルグループがいます。ぼくはこのグループについてほとんど知識皆無ですが，その「一番偉い人」はセンターというのだそうです（間違ってたらごめんなさい）。本稿執筆時点でAKB48のセンターは大島優子です（らしい）。しかし，ぼくには大島優子は他のメンバーと区別がつきません。目の前を歩いていても，まず分かりません。

しかし，スレッカラシのAKBファンなら大島優子と他のメンバーを峻別するくらい朝飯前でしょうし，街を歩いていても，視野に入っただけで「それ」と気づくかもしれません。たとえ変装していても，見抜くかもしれません。

両者の「大島優子鑑定能力」の差はどこにあるのでしょうか。おそらく，それはヒューリスティックではありません。スレッカラシのファンが，部分情報をいくつか組み合わせてショートカットをして，「大島優子」を認識しているなんてまずありえません。もちろん，網羅的，系統的に情報を収集し「眼の直径が何ミリ」「鼻の高さが何ミリ」，，，と部分を積み重ね，鑑別を除外して診断に至っているわけでもないでしょう。

スレッカラシのファンは瞬時にして，大島優子全体を全体として認識し，それも正確に認識し，そうと言い当てているのです。そこでは眼とか鼻とかの部分要素は，全体の文脈としての要素に過ぎず，「まず眼を確認して，，次いで鼻

を,,」とはならないのです。

　部分の集積としての全体ではなく，全体としての全体たるゲシュタルトとは，こういうイメージです。そして，診療医は意識してか無意識のうちにか，このようなゲシュタルトを疾患について持っているのではないか，というのがぼくの仮説です。たぶん，持っていると思います。

　では，ある疾患に対する（スレッカラシの）ドクターのゲシュタルトを，他者と共有するにはどうしたらよいのでしょうか。

　同じような臨床経験を積めば良い，というのがショート・アンサーですが，それでは身も蓋もなさすぎます。そうでない形で，共有するにはどうしたら良いのでしょう。2つの答えを考えてみました。

　ひとつめは，その疾患の「本質」をずばりと言い当てることです。

　優れた評論はこういう営為を行なっています。対して，「つまらない」評論は，対象の枝葉末節な知識の羅列と，雑駁な論者の感想（感情）を羅列するだけで終わりなのです。しかし，優れた評論は，そのもののもつ本質を，ずばり核心を突く形で短く表現します。

　内田樹氏は，クリント・イーストウッドの「ミリオンダラー・ベイビー」を「あれは要するに『あしたのジョーだ』」とまとめました。普通の論者は，これは何年制作の映画で，イーストウッドの何本目の監督作品で，主演のヒラリー・スワンクは「ボーイズ・ドント・クライ」で性同一性障害の女性を演じ，アカデミー賞をいくつ取って，安楽死や尊厳死に○○な話題を提供した,,，と論ずるのです。部分の積み重ねから全体を見ようとするのです。でも，「あしたのジョーだ」とど真ん中にはなかなか余人には言えません。

　　高齢者が「体中が痛い」(中略)ときには,念頭におくと良い　（☞本書190ページ）

のように「ズバリ」とまとめてしまう。全体像を一言でまとめてしまうわけです。

　もちろん，この「ズバリ」は我々の度肝を抜きはしますが，全体像そのもの

が見えるようになりはしません。今度は全体像の詳細な描写が必要になります。

　部分たる言葉で全体像を示すのは，一見矛盾です。もし，それをやろうと思えば，「ウジウジする」しかありません。全体と部分を行ったり来たりし，本来なら「語ることのできない」全体像を言葉で近似しようとするのですから。

　全身疾患として review of system を意識し鳥瞰図を見渡すような全身を診る眼，刺し口を見逃さない射抜くような局所を診る眼，そして疾患の疫学を知りつつ患者の生活背景をできるだけ探ろうとする眼が必要です（☞本書 265 ページ）。

　このように行ったり来たり，ウロウロウジウジとしながら，言葉を重ねながら，全体像が透かし見ることができるように，「全体としての全体」が醸し出せるよう，各執筆者にはお願いしたのでした。

　結果は，期待以上のものでした。みなさん，思いの丈をぶちまけてくれたというか，病気のイメージが非常に伝わってくる好文章が多く，それにぼくは感動したのです。

　文章の魅力は文体が寄与しており，言葉の使い方が寄与しています。ですから，各執筆者の文章はできるだけ手を入れないように，あえて心がけました。用語の統一などは「疾患の理解の妨げになる時」など本質的な問題についてのみにし，そのような本質的な問題はほとんど起きないのでした。筆が滑って「治療」や「病態生理」にまで言及していただいた方もおいででしたが，それも「個性」のうち。筆者の姿形が浮かび上がってくるようなその文章や「前のめりさ」に水をかけたくもなく，ぼくの一存でそのままに残していただきました。業界の定型的慣習に従わないぼくに金芳堂の三島民子さん，宇山閑文さんはご苦労されたと思います。この場を借りてお詫びと御礼申し上げます。

　それでは，本文をどうぞお楽しみください。

2013 年 2 月

岩田健太郎

目次　CONTENTS

- 片頭痛（井村　洋） ─── 1
- パニック障害（井村　洋） ─── 12
- うつ状態・うつ病（井村　洋） ─── 23
- 副鼻腔炎（高田俊彦・生坂政臣） ─── 34
- 良性発作性頭位めまい症（山中克郎） ─── 40
- 急性喉頭蓋炎（本村和久） ─── 44
- 慢性閉塞性肺疾患（徳田安春） ─── 52
- 肺血栓塞栓症（林　寛之） ─── 58
- モンドール病（川島篤志） ─── 65
- 急性心筋梗塞（林　寛之） ─── 72
- 大動脈弁狭窄症（徳田安春） ─── 81
- 感染性心内膜炎（岩田健太郎） ─── 87
- タコツボ型心筋症（植西憲達） ─── 92
- 虫垂炎（山中克郎） ─── 97
- 総胆管結石（西垂水和隆） ─── 101
- 急性膵炎（清田雅智） ─── 107
- 閉鎖孔ヘルニア（窪田忠夫） ─── 114
- 大腸憩室炎（西垂水和隆） ─── 122
- 肝硬変（植西憲達） ─── 128
- 輸入脚症候群（窪田忠夫） ─── 132
- 菊池病（徳田安春） ─── 140

- 多発性骨髄腫〈田中孝正〉————————145
- 好酸球性血管浮腫〈清田雅智〉————————152
- Spontaneous retroperitoneal hemorrhage(SRH)〈清田雅智〉—159
- 偽痛風〈須藤　博〉————————166
- Crowned dens syndrome(CDS)〈高田俊彦・生坂政臣〉—175
- 慢性髄膜炎〈市來征仁〉————————180
- リウマチ性多発筋痛症〈須藤　博〉————————190
- RS3PE〈本村和久〉————————197
- 側頭動脈炎〈須藤　博〉————————205
- 副腎不全〈山中克郎〉————————212
- 甲状腺中毒症〈植西憲達〉————————216
- シェーグレン症候群〈本島新司〉————————221
- 脊椎関節症（炎）〈本島新司〉————————232
- 皮膚筋炎〈本島新司・中下珠緒〉————————240
- キャンピロバクター腸炎〈成田　雅〉————————255
- つつが虫病〈成田　雅〉————————261
- パルボウイルス感染症〈高田俊彦・生坂政臣〉————————267
- Lemierre症候群〈川島篤志〉————————271
- 腸アニサキス症〈窪田忠夫〉————————278
- 成人スティル（スチル）病〈岩田健太郎〉————————285
- 索　引————————290

MIGRAINE

片頭痛

(井村　洋)

全体像

　片頭痛は，家事，学業，仕事などに悪影響を及ぼすタイプの頭痛発作です。70%を超える患者が，日常生活に支障があることを自覚しています[1]。典型的な片頭痛は，片側の拍動する頭痛で，吐き気を伴い，音や光刺激を避けるために，暗く静かな部屋での休息を求めます。このような頭痛発作が，月に数回生じ，半日から2～3日で自然軽快します。より早い軽快のために，頭痛を頓挫する薬剤が有効です。一方で，不適切な診断や治療のために，慢性長期化を引き起こす危険も伴っており，初診担当医の知識・技能が，患者人生のQOLに影響を及ぼします。

頻　度

　日本では年間有病率が8.4%と言われています。前兆のない片頭痛が5.8%で，前兆のある片頭痛が2.6%と報告されています。女性12.9%，男性3.6%と，女性に4倍近く多い傾向です[1]。海外でも，女性18%，男性6%と，女性に多いことは共通しています。

　会合の場面などで，「この中で片頭痛を持っている人はいますか」と尋ねると，だいたい数名にひとりは片頭痛の人がいることからも，これらの数字は信憑性があります。手をあげる方の大半は女性であることから，女性に多い傾向があることも間違いないと思います。

　頻度の高い疾患なので，外来診療や救急外来においてよく遭遇しますが，残

念ながら，比較的典型的な症状をくり返している病歴であっても，それまでに片頭痛の診断がなされていない患者に出会うことがあります．診断されていないため，適切な治療方法をご存じない患者に出会うことも少なくありません．

初発年齢は，10歳代から30歳代までが一般的です．小学生時から発症することも珍しくありません．小児周期嘔吐症も，片頭痛に移行することが多いと言われています．若い時に発症して50歳を超えても発作を経験している方は少なくありませんが，中年期以降に初発発作を生じることは稀です．このため，中年を過ぎて初発の片頭痛様発作には，用心して鑑別診断を行います．

片頭痛の特徴

表1 前兆のない片頭痛（国際頭痛分類 第2版）

A	B〜Dを満たす頭痛発作が5回以上ある
B	頭痛の持続時間は，4〜72時間（未治療もしくは治療が無効の場合）
C	頭痛は以下の特徴の少なくとも2項目を満たす 1. 片側性 2. 拍動性 3. 中等度〜重度の頭痛 4. 日常的な動作（歩行や階段昇降などの）により頭痛が増悪する，あるいは頭痛のために日常的な動作を避ける
D	頭痛発作中に少なくとも以下の1項目を満たす 1. 悪心または嘔吐（あるいはその両方） 2. 光過敏および音過敏
E	その他の疾患によらない

表2　前兆のある片頭痛（国際頭痛分類　第2版）

A	Bを満たす頭痛が2回以上ある
B	少なくとも以下の1項目を満たす前兆があるが，運動麻痺（脱力）は伴わない 1. 陽性徴候（例えばきらきらした光・点・線）および・または陰性徴候（視覚消失）を含む完全可逆性の視覚症状 2. 陽性徴候（チクチク感）および・または陰性徴候（感覚鈍麻）を含む完全可逆性の感覚症状 3. 完全可逆性の失語性言語障害
C	少なくとも以下の2項目を満たす 1. 同名性の視覚症状または片側性の感覚症状（あるいはその両方） 2. 少なくとも1つの前兆は5分以上かけて徐々に進展するかおよび・または異なる複数の前兆が引き続き5分以上かけて進展する 3. それぞれの前兆の持続時間は5分以上60分以内
D	前兆のない片頭痛の診断基準B～Dを満たす頭痛が，前兆の出現中もしくは前兆後60分以内に生じる
E	その他の疾患によらない

　「片頭痛」「緊張型頭痛」「群発頭痛」など基礎疾患を伴わない頭痛を，検査上の国際頭痛分類では，1次性頭痛と称してまとめています。いずれも疾患の本態を，検査上の数字や画像で表すことが不可能な疾患です。症状のパターンによってのみ分類が行われているため，プライマリケアにおいても活用できます（表1）。

　診断基準では，頭痛発作を5回以上経験していることが求められています。5回未満の時にはどうするのか，というと「片頭痛の疑い」と分類することになっています。

　片頭痛というと，拍動性と片側性を金科玉条のごとく認識している医師が多いような気がします。しかし，拍動性は高くとも6～8割程度で，片側性は4～8割と報告されています[2,3]。実際，その他の特徴は全て持っていて片頭痛

の診断にふさわしい患者でも，どちらかの特徴を欠いていることは少なくありません。また，拍動性で頭痛が始まっても，発作中に持続性に移行している例もあるようです。要するに，拍動性や片側性の有無だけで片頭痛を除外することは，避けるべきだということです。

拍動性については，尋ね方がとても重要です。「ズキズキしますか」という問いかけでは，必ずしも拍動性を尋ねたことにはなりません。持続性の疼痛であっても「ズキズキ」と自覚していることがあるからです。「虫歯がズキズキする」とか「五十肩がズキズキと疼く」などと訴えることは普通にありますから。このため，拍動性についての尋ね方を工夫する必要があります。「ズッキンズッキンと，脈打つように痛みますか。心臓の鼓動と同じように痛みが拍動しますか」と尋ねるようにしています。

光過敏・音過敏

頭痛発作時に光や音に対して，普段よりも過度に不快感を感じるようになることです。パソコンやテレビの画面を見つめることが苦痛になり，環境内での音を過度にうるさく感じます。確認のために，「頭痛に伴って，光や音をつらく感じることがありますか」と尋ねています。はっきりと自覚していないけれども，無意識に光や音の存在する環境を避けている人もいますので，前の質問に対して陰性であっても，「頭痛の時には，暗くて静かな所で休憩したくなりませんか，そのようにしていますか」と追加して尋ねます。

診断基準では，光過敏および音過敏の双方を伴うことで，1項目を満たすように設定されています。これ自体には問題ないのですが，「片頭痛は必ず光・音過敏の両方を経験する」という意味ではありません。光もしくは音刺激のどちらかだけを有している片頭痛患者には，少なからず出会います。片頭痛だけに特有の症状というわけではありませんので，この症状の有無だけで他の1次性頭痛との鑑別ができるわけではありません。

日常的な動作による増悪

あまり注目されていませんが、これこそが片頭痛の特徴ではないかと思っています。これがあるために片頭痛患者は、日常活動が阻害されるのです。発作中は、横になって休むことを望みます。聞き出すために「階段昇降や歩行だけでも頭痛がひどくなりますか」「じっとしているほうが、ましですか」という尋ね方をしています。診察室で、足踏みや、おじぎをさせることで、頭痛が増悪します。これは、緊張型頭痛の診断基準でも「日常的な動作により増悪しない」と取り上げられているように、緊張型頭痛ではみられないことです。

片頭痛発作の前や発作中には、肩こりや頸部から項部の不快感・疼痛を伴うことがあります。半分くらいの片頭痛患者が訴えます。肩こりや項部痛の存在から、緊張型頭痛の診断に間違って誘導されてしまうこともありますが、片頭痛にもよく伴う症状であることを銘記しておく必要があります。ただし、この症状自体は、片頭痛の診断基準には記されていません。

片頭痛を疑うタイミング

つらい頭痛のために来院するような患者に対しては、必ず片頭痛の可能性を検討するように心がけています。30歳以下で、頭痛出現のタイミングが、月に数回で、それを繰り返している既往がある場合には、強く疑って症状を聞き取ります。女性の場合には、生理周期前後に頻発している頭痛では、強く疑います。

初発の場合でも、10〜20歳代の場合には、片頭痛を優先的に可能性が高いものと想定しています。

前兆のある片頭痛

片頭痛の20%程度にしか認めませんが、前兆があれば片頭痛の診断を積極的に肯定できます。

典型例では「予兆（片頭痛の60〜70％）→前兆→頭痛発作→回復期」という経過を辿ります。予兆とは，頭痛開始の1日前から，抑うつ，疲労感，軽躁状態，食欲亢進，めまい感，思考速度の低下，無力感などが出現することです。前兆とは，頭痛発作開始の1時間以内または頭痛発作時に出現する神経学的症状です。典型的には，視野の一部に「ギザギザ，ピカピカ」したものが，一過性に出没する視覚障害です（☞ p.3 表2）。

2次性頭痛の鑑別

2次性頭痛とは，頭痛症状を呈する多くの疾患群をまとめて表現している用語です。国際分類では，その基礎疾患を次のように分けています（頭頸部外傷，頭頸部血管障害，非血管性頭蓋内疾患，物質またはその離脱，感染症，ホメオスターシスの障害，頭蓋骨・頸・眼・耳・鼻・副鼻腔・歯・口・顔面に起因，精神疾患）。

片頭痛の診断基準には，「その他の疾患によらない」と明言されているように，2次性頭痛の鑑別除外は片頭痛の診断に欠かせませんが，プライマリ・ケアの診療では，病歴と症状の聞き取りに診察を加える程度の手間をかけることで，このような2次性頭痛の基礎疾患を鑑別除外していることが多いです。うっかり，潜んでいる他の2次性頭痛の基礎疾患を見逃さないようにするためには，特定の徴候に注目する必要があります（表3）。

表3　2次性頭痛の鑑別のために留意している徴候

- 初発の頭痛
- これまでとは異なる頭痛のパターン
- 突然にピークに達した強度の頭痛
- いつもの治療方法で軽快しない
- 発熱・炎症を伴う
- 四肢や顔面の脱力を伴う
- 視覚障害が持続する

2次性頭痛の疾患の中でも，クモ膜下出血，脳炎・髄膜炎，脳腫瘍，側頭動脈炎，緑内障発作は見逃してはいけません．流行時期，髄膜刺激症状，発熱や炎症所見（CBC，血沈）に着目すれば，脳炎・髄膜炎と側頭動脈炎を，簡単に見逃すことはないはずです．緑内障発作も，「目のかすみ」や「眼球部疼痛のないこと」や，「眼球充血」と「瞳孔拡大」に気をつけていれば発見できます．脳腫瘍は，頭蓋内圧亢進症状としての，「咳で増悪」「睡眠中明け方に増悪し起床にて軽減」「神経学的所見異常」に気をつけることで，誤診は減らせます．数日で軽快しない場合には，画像診断を行う猶予があります．

　悩ましいのは，クモ膜下出血です．これは絶対に見逃したくありません．数時間で生命・機能予後を失います．瞬間的に突然ピークに達する頭痛か否かの確認は外せません．「瞬間的」の確認には，「何をしている時に痛くなったか」を尋ねることがあるかです．発症の瞬間の動作や景色を克明に記憶しているような場合には，クモ膜下出血の可能性を考えて直ぐにCTを依頼します．片頭痛は瞬間的ではなく，数十分以上かけて増悪します．比較的短時間でピークに達する片頭痛もありますが，初発で強い頭痛を生じている時には，最終的診断が片頭痛だとしても，CTを躊躇せずに行うべきです．片頭痛発作で，話すこともできずにうずくまっている重度の患者を診ました．付き添いの家族からは，いつもの片頭痛発作と同じであるため，検査は不要であり，トリプタンの注射の投与だけを希望されました．しかし，クモ膜下出血が怖ろしくてCTを確認しました．結果は正常で，トリプタン注射1時間後に頭痛は軽快しましたが，CTは妥当だったと思います．

　50歳以上の患者では側頭動脈炎の鑑別を要します．頭痛の性状として，側頭動脈周囲の感覚異常のような疼痛（片頭痛よりも疼痛領域が限定されている）を訴えます．側頭動脈の硬結や圧痛は，いわれているほどには，多くないように思います．

　頭痛が初発でない場合には，過去の経過が最も有用です．何年にもわたり片

頭痛様の頭痛発作を繰り返しているにも関わらず，頭痛発作以外の症状がない場合には，2次性頭痛ではなく，片頭痛と診療することが妥当です。

群発頭痛の鑑別

　群発頭痛は，その名のとおり頭痛発作が時期的に群発します。頭痛の群発期は，数日〜数週間続き，群発期と群発期の間には頭痛を生じない寛解期が，数か月から数年間存在します。頭痛発作時，片側の眼窩部または側頭部に頭痛が生じます。さらに，同側の結膜充血，流涙，鼻閉，鼻汁，縮瞳，眼瞼下垂など，自律神経症状を伴うという特徴を呈します。このような，分かりやすい特徴を呈するため，典型的な群発頭痛は，片頭痛との鑑別に困りません。群発頭痛は深夜〜明け方に生じることが多く，頭痛のため覚醒して救急外来を受診します。「痛みを堪えられずに静かに寝ていられない」という群発頭痛の特徴も，「痛みのために休息を求める」片頭痛との違いです。

緊張型頭痛の鑑別

　国際頭痛分類では緊張型頭痛の基準は，「持続が30分〜数日」「軽度から中等度の強度」「両側性，非拍動性」「日常的な動作により増悪しない」「悪心・嘔吐を伴わない」「光過敏や音過敏はあってもどちらか一方のみ」があげられています。片頭痛とは全く対称的な項目です。

　「日常には支障がない程度の軽い痛みで，悪心・嘔吐を伴わずに数時間で軽快する」タイプの頭痛です。救急外来や大病院よりも診療所を訪れることを選ぶ患者が多いような余裕を残している頭痛ともいえます。これらの理由から，「夜間の救急センターを，わざわざ受診するような頭痛患者に，緊張型頭痛はいない」と初期研修医には伝えています。

　鑑別に有効なのは，「緊張型頭痛かどうか」ではなく，「片頭痛ではない1次性頭痛→おそらく緊張型頭痛」という思考パターンです。片頭痛の項目数によ

る診断精度の調査からも，次のことが提示されています。「片側性の頭痛」「拍動性の頭痛」「悪心・嘔吐の随伴」「日常活動を妨げるほどの頭痛」「頭痛の持続が4～72時間（未治療，もしは奏功しない）」という片頭痛の5つの特徴のうち，4～5項目が陽性の場合には，片頭痛の可能性が十分に高くなります。3項目でも可能性は高くなります。2項目以下の場合には，「片頭痛の可能性が低い→おそらく緊張型頭痛」と考えることになります[4]。

つまり，「4時間以上の嘔気を伴う頭痛のため，仕事や学業を休んでいる」場合には，緊張型頭痛ではなく片頭痛として取り扱うべきです。

前述したように，片側性頭痛が片頭痛の絶対的特徴であるという思い込みにより，片頭痛が過小診断されている傾向があることは，残念なことです。片頭痛における片側性は，絶対的ではないことを認識しておきたいものです。

薬物乱用頭痛との鑑別

薬物乱用性頭痛との鑑別では，頭痛発作の発症頻度と頭痛発作に対する薬剤の使用の聞き取りが重要です。「月に15日以上の頭痛」が生じて「鎮痛剤の常用」を余儀なくされている時には，薬剤乱用による頭痛の可能性が高くなります。元来は片頭痛であっても，適切な薬物治療が実施されないまま，このような病態になってしまっている患者は，少なくありません。この頭痛を生み出さないようにするためには，片頭痛を正しく診断して適切に治療することが必要です。

検査の適応

「40歳以上で初発の片頭痛」「展開的とは言い難い片頭痛様の頭痛」「2次性頭痛の可能性を示唆する症状・病歴」がある場合には，積極的に画像検査で確認します。「発熱」や「脳炎・髄膜炎を思わせる徴候」を認めれば，採血と腰椎穿刺の適応を考えます。「危険な2次性頭痛の可能性がゼロでない時」には，

積極的に検査を行い,「片頭痛の特徴を満たす頭痛が,長年にわたり繰り返している時」には,検査ではなく治療を優先して行います。このように,メリハリのある検査と治療の使い分けが,片頭痛診療の技量なのです。

片頭痛の非薬物治療

　非薬物治療の第一歩は,「片頭痛が危険なものではない」ということを説明することです。「脳血管が切れる前触れかもしれない」「脳の深刻な病気」などと,心配している方は,沢山いらっしゃいます。不安の解除だけでも,発作頻度の軽減につながることがあります。

　誘因,発症パターン,軽快パターン,増悪因子を含めた頭痛日記を患者につけていただくことは,薬物治療の必要性や服用タイミングの予測に有用です。また,不思議なことに,記録をしているだけで,頭痛発作回数の大幅減少につながることがあります。

片頭痛の薬物治療

　片頭痛の薬物治療には,頭痛発作の頓挫薬と発作予防薬に分かれています。片頭痛の頓挫薬と予防薬との関係は,「発作を迅速に落ち着かせる」ことと,「発作が頻発しないように予防する」という点で,喘息やてんかんの薬物治療と似ています。

　頭痛を頓挫する薬剤には,アセトアミノフェン,非ステロイド性抗炎症剤などの非特異的な鎮痛剤と,片頭痛に特異的なトリプタンがあります。重症の片頭痛に対しては,段階的に前者から後者にスイッチしていくよりも,初めからトリプタンを使用するほうが,早く楽になるため患者に喜ばれます。一方で,トリプタンが万能でないことも事実です。トリプタンの特徴として,1つのトリプタンによる効果や副作用が,別の種類のトリプタンに共通していないことです。1つが無効であっても,別のものを試してみる価値が残っていることを

認識しておいて下さい。

　内服するタイミングも重要です．遅れるほど，特に頭痛発現後2時間を過ぎると，治療効果が低下するため，「片頭痛が始まった」と感じたら内服するように指導しています．このタイミングを知らないがために，難治性の頭痛を招いている気の毒な例をよく見聞きします．ただし，冠動脈疾患や一過性脳虚血発作には禁忌なので，中年以降の患者には必ずこれらの病歴を確認しましょう．

　内服のエルゴタミンは効果が実感できないため，今や使用していません．有効性も明らかではありません[5]．

　発作予防薬には，内因性交感神経作用のないβ遮断薬，抗けいれん薬，三環系抗うつ薬，カルシウム拮抗薬などがあります．発作予防の適応は，日常活動を妨げるような発作が，月に頻繁にある時です．絶対的な基準を知りませんが，月に5回以上の頓挫薬を必要とするような場合に，患者に提案しています．予防薬の目的のひとつは，薬物乱用頭痛にいたることからの回避であることを認識しておいてください．

　片頭痛の治療に，「我慢」は禁物ですが，頓挫薬だけを漫然と頻用していることの「見過ごし」も罪であることを，医療職は共有している必要があります．

参考文献

1) Sakai F, Igarashi H. Prevalence of migrane in Japan : Cephalalgia. 1997 ; 17 : 15-22.
2) ID Migrane study. A self-adminnistred screener for migrane in primary care : The ID Migaranevalidation study. Neurology 2003 ; 61 : 375-382.
3) Takeshima T et al : Headache 2004 ; 44 (1) : 8, & pound.
4) Michel P, Dartigues JF, Henry P et al. Validity of the International Headache Society criteria for migrane. Neuroepidemiology 1993 ; 12 : 51-57.
5) Oldman AD, Smith LA, Mcquay HJ, et al. Pharmacological treatments for acute migrane : quantitative systematic review. Pain 2002 ; 97 : 247-257.

PANIC DISORDER

パニック障害

（井村　洋）

全体像

　パニック障害とは，心臓や肺や神経系に明らかな障害がないにもかかわらず，突然の動悸や呼吸困難，前失神感の発作を繰り返すため，発作のない時でも不安にさいなまれるようになり，果ては日常生活の活動にまで悪影響をきたす疾患です。

　自覚症状は，循環器（胸痛，動悸），呼吸器（呼吸困難，過換気，息切れ，窒息感），神経系（頭痛，めまい感，前失神感），消化器（喉のつまり感，口渇，上腹部不快），と多岐にわたります。患者は「内臓の病気」であると信じて，内科を受診します。**全てのパニック障害患者は，内科を訪れる**と思ってください。診断名をつげられるまで，自分がパニック障害をきたしていると自覚している患者は皆無といっても，過言ではありません。

　典型例を示します。

　「前ぶれもなく動悸と息切れが起こり始める。数分でピークになり，仕事を中断する。運転中にも生じることがあり，停車して休憩する。両手足のしびれ感や，頭の浮動感も伴うことがある。発作は上手くコントロールできない。発作中は，頭がおかしくなりそうに感じることがある。月に数回生じる。1回の発作は，20〜30分以内に自然軽快する。人混みの中に行くと，発作が起こりそうになる。以前に内科受診の経験があるが，診察や検査では異常なく，心配ないといわれた。気にしないように，とアドバイスされたが，気にしなくても発作は起きる。運転中に発作が起きることを恐れて，近所以外では運転できな

い。このため，隣市にある塾への子供の送迎を，親に頼んでいる」

動悸と息切れに隠れたエピソードを尋ねなければ，絶対に気づくことのできない疾患であることが理解できます。私もかつては，多くのパニック発作やパニック障害を見逃していたはずです。

頻　度

パニック障害は不安障害の下位概念の一つです。不安障害とパニック障害の関係を理解しやすいように，DSM-IV分類を示します（表1）。

表1　DSM-IV　（不安障害，気分障害，精神病性障害の一部を抽出して表示）

不安障害	気分障害	精神病性障害
全般性不安障害 パニック障害 恐怖症 外傷性ストレス障害 強迫性障害 社交不安障害 物質誘発性不安障害 一般身体疾患による不安障害	うつ病性障害 双極性障害	統合失調症

注）不安障害，気分障害，精神病障害も含めて，全部で16障害あるうちの一部。

一般住民を対象とした日本の疫学調査では，何らかの不安障害の生涯有病率は9.2%でした。過去12か月の有病率は5.5%です。その中でパニック障害は，0.8%でした[1]。

米国の大規模調査では，パニック障害の有病率は4.7%と日本よりも高頻度です。男女比は，女性に多いことが日本でも米国でも確認されています。年齢は，10歳代から60歳代にまで広がっていることが認められています。

一般住民の0.8%に認めるということは，100人に1人はパニック障害だということになります。救急外来に，動悸，息切れ，呼吸困難，前失神感などを主訴に来院し，明らかな器質的異常を認めない患者の大半がパニック発作と考えれば，納得できる調査結果です。

パニック発作

表2　DSM-Ⅳ　診断基準

> 強い恐怖または不快を感じるはっきり他と区別できる期間で，そのとき，以下の症状のうち4つ（またはそれ以上）が突然に発現し，10分以内に頂点に達する。
>
> ・動悸，心悸亢進，または心拍数の増加
> ・発汗
> ・身震い，または震え
> ・息切れ感，または息苦しさ
> ・窒息感
> ・胸痛，または胸部の不快感
> ・嘔気，または腹部不快感
> ・めまい感，ふらつく感じ，頭が軽くなる感じ，または気が遠くなる感じ
> ・現実感消失（現実でない感じ），または離人症状（自分自身から離れている）
> ・コントロールを失うことに対する，または気が狂うことに対する恐怖
> ・死ぬことに対する恐怖
> ・異常感覚（感覚麻痺またはうずき感）
> ・冷感，または熱感

表2のように，パニック発作は，何の前触れもなく突発的に動悸や呼吸困難などの症状が同時多発的に起こり，その名のとおり「心理的・身体的・認知的な恐慌状態（パニック）」に陥る病態です。認知的とは，「このような症状があるならば自分に大変なことが起こっていると認識してしまう（説明や説得をうけてわかっていても，そのような思考が生じてしまう）」ことを，意味します。

患者は，突然このような苦しい症状を感じるため，恐怖を抱えて受診しま

す。救急外来や時間外診療にて，よく遭遇する理由です。患者も家族も知人も，この疾患を知らないがゆえに，「心臓や肺や脳などの重要な臓器に，致命的なことが起きたに違いない」と，怯えていることが常です。

　パニック発作の強い症状は，1時間以上も継続することはありません。このため，発作のピークを越えてから来院することがほとんどです。一部の患者では，救急車搬送されることがあります。この場合も，来院後しばらくすれば身体症状は軽快します。身体症状は軽快しても，「心理的なパニック」が続いていることがあります。

パニック発作とパニック障害

　用語の混乱を避けるために，パニック発作とパニック障害は異なる概念であることを明記します。パニック発作は，前述の診断基準のとおりです。

　パニック障害とは，パニック発作を繰り返しているうちに，発作のない時でも「また起きるではないか」という予期不安が常につきまとい，「大変なことが身体に起きている」という恐れにとらわれ，日常生活の家事や仕事や学業などに悪影響が及んだ状態です。「繰り返すパニック発作」「予期不安」「成因への恐れ」「日常活動への悪影響」がパニック障害の特徴です。

身体所見

　発作時には，興奮や運動時に上昇する程度の，血圧，心拍数の増加を認めますが，数10分の発作が軽快すれば，いずれも正常化します。発作時の呼吸数は増加しており，30回/分を超えていることも珍しくありませんが，これも，発作軽快後は正常化に向かいます。呼吸苦を訴えているときにも，酸素飽和度の低下を認めないことが，循環・呼吸不全をきたす疾患との鑑別に有用です。

診断プロセス

　パニック障害の診断は，次のような疑問を解きながら，進めていきます。
　1）パニック発作が生じているのか
　2）パニック発作をきたす身体疾患はないのか
　3）パニック障害の特徴はあるのか
　4）パニック障害以外の他の不安障害が併存しているのか
　5）不安障害以外の精神疾患が併存しているのか

パニック発作が生じているのか

　患者自身が内科疾患を心配して内科を受診してくるため，こちらからパニック発作・障害を想起しない限り診断にいたりません。主訴の多くは，胸痛，動悸，呼吸器，浮動感，前失神感であるため，それらの主訴に出会えば，「パニック発作ではないか」と考えてみることです。数十分で身体症状・所見が軽快しているにもかかわらず，強い不安や恐怖が過剰に残存しているように感じられる時も同様です。このような時には，前述したパニック発作の診断基準項目を確認してください。「過去に同様な発作を繰り返していること」「どの発作も10分～数10分以内に自然軽快していること」が判明すれば，パニック発作の信憑性は高くなります。

　パニック発作は成因を問いませんので，循環器疾患や呼吸器疾患が原因であっても，パニック発作であると判断することは間違っていません。

パニック発作様の症状を起こす身体疾患はないのか

　パニック発作の成因として，心疾患，内分泌疾患，呼吸器疾患，薬物など，多くの疾患を鑑別する必要があります（表3）。しかし，「数か月以上にわたってパニック発作を繰り返している」ことを聞き出すことができれば，これらの疾患の可能性は低くなります。幸いにも，パニック発作患者は，初回の受診ま

表3　鑑別すべき疾患

・心筋梗塞	・発作性心房細動
・上室性頻拍	・低血糖
・甲状腺機能亢進症	・褐色細胞腫
・肺塞栓	・カフェイン中毒
・覚醒剤中毒	

でに，長期間にわたって反復するエピソードを抱えていることが多く，大半はこの方法によって，鑑別を終了できることが少なくありません。

　問題は，パニック発作が初発の時です。この時には，身体疾患の鑑別が必要になります。パニック発作の身体症状以外の，不安や恐怖の徴候が揃っている場合には，身体疾患の可能性が下がるように感じますが，絶対的な基準ではないため，過信はできません。

　10〜20歳代であれば，心筋梗塞を考える必要性は高くありません。

　発作が数10分で自然軽快し，長時間続かないことに注目すれば，低血糖，甲状腺機能亢進症，肺塞栓，薬物中毒の除外が可能です。

　しかし，不整脈と褐色細胞腫については，いずれも短時間で発作が間欠する特徴があるため，発作の持続性による鑑別は使えません。

　発作継続中であれば，心電図をとることで不整脈は簡単に鑑別ができますが，パニック発作は心電図をとる前に短時間で軽快するため，除外することは実際には不可能です。ただし，一部の患者では，脈拍数もリズムも正常化しているにもかかわらず，動悸が続いている訴えることがあります。この時には正常の心電図が，不整脈による動悸ではないことの証明に使えます。不整脈発作では，発作がストンと突然停止することを，患者自身が自覚していることが多いので，その特徴を認める時には，パニック発作と診断することを躊躇します。パニック発作では，動悸や呼吸困難の終焉が突然ではなく，徐々におちつきます。

　悩ましいのは，褐色細胞腫です。あれば高リスクと考えるべきなので，家族

歴は必ず確認します。30歳以下で発作性・持続性の高血圧があればより強く疑って検索を進める必要があります。しかし，中年以降の高血圧に合併したパニック発作との区別は容易ではありません。典型例では，180mmHgを超えるような発作性の収縮期血圧上昇によって判断が可能ですが，発作時でなければ確認できません。強い頭痛は，褐色細胞腫の特徴ですが，頭痛はパニック発作の徴候でもあり診断には役立ちません。**心許ないことですが，私の場合は，褐色細胞腫の頻度が極めて低いことを根拠に，「まずは違うだろう」と想定している**のが，本音です。褐色細胞が疑われたケースにおいても，300件に1件程度の低い診断確定率です[2]。入院を検討するほど強い頭痛，発汗，嘔吐を認める場合には，見逃しを避けるために副腎の画像診断（MIBGシンチ，CT，エコー）や尿中カテコラミン測定を実施しています。

パニック発作に対する診断確定のための検査はないため，鑑別除外が必要と感じた時には，CBC，電解質・生化学，TSH，甲状腺ホルモン，心電図，胸部レントゲンを実施しています。胸部レントゲンが役立つことは少ないのですが，多くの患者は肺疾患を心配しているため，問題がないことを証明して落ち着かせるために実施しています。

パニック障害の特徴はあるのか

パニック発作がパニック障害に伴って生じていると判断するには，診断基準を利用します（表4）。

このようにパニック障害の診断は，パニック発作を繰り返していることが前提になっています。その上で，「発作のない時でも，発作が起こるのではと心配する予期不安が続く」「発作の原因について常時悩み込んでいる」または，「発作が起こるのではという恐怖のために日常活動まで委縮する方向にねじ曲げられている」という悪循環のいずれかがあればパニック障害と診断できます。この後者の三点は，いわゆる身体疾患との大きな違いだと思います。経験

表4　広場恐怖を伴わないパニック障害の診断基準　DSM－Ⅳ

A. 1)と2)の両方を満たす

　1) 予期しないパニック発作が繰り返し起こる
　2) 少なくとも1回の発作の後1か月間（またはそれ以上），以下のうち1つ（またはそれ以上）が続いていた
　　・もっと発作が起こるのではないかという心配の継続
　　・発作または，その結果がもつ意味（例：コントロールを失う，心臓発作を起こす，"気が狂う"）についての心配
　　・発作に関連した行動の大きな変化
B. 広場恐怖が存在しない（注：「広場恐怖を伴うパニック障害」との違いは，「広場恐怖が存在する」だけ）
C. パニック発作は物質，または身体疾患の直接的な生理学作用によるものではない
D. パニック発作は，以下のようなほかの精神疾患ではうまく説明されない。例えば，社交不安障害，特定の恐怖症，強迫性障害，外傷後ストレス障害，分離不安障害

的には，いずれも陽性になっている患者がほとんどです。

　私だけの印象かもしれませんが，不整脈発作などでは発作終了後に患者は比較的落ち着きを取り戻しているのに比して，パニック障害による発作では，発作がピークを越えて軽快していても，患者は過剰なレベルの心配や恐怖心を訴えるように思います。この疾患を知らなければ，「大げさな患者」「詐病では？」と疑いたくなるはずです。このような時にこそ，「変な人」と思わずに，パニック障害を想定した質問をしてみて下さい。

広場恐怖について

　広場恐怖が明確な場合は，身体疾患との鑑別が容易になります。パニック発作様の病状を生じる身体疾患に，広場恐怖を伴うことはありませんので。

　広場恐怖を引き起こすような特定の状況には，次のようなものがあげられます。「バスや電車などの公共交通機関に乗車中」「車の運転中，特に高速道路や長いトンネルを走っている時」「エレベーターやエスカレーターの中」「レジの長い列に並んでいる時」「切羽詰まった状態で仕事をしている時」「人前でスピー

チを行っている時」「沢山の人がひしめきあっている場所」「カラオケルーム」などです。一見，脈絡のない状況ですが，ひとつのキーワードで，結ぶことができます。「いずれも，容易に逃げることができない（と患者自身が思い込んでいる）状況」です。患者自身も，このことを自覚しています。「どのような時に起こしやすいか？ このような状況ではないか？」と具体的に尋ねることで，初めて明らかになることが少なくありませんので，積極的に問いかけることが重要です。陽性ならば，「広場恐怖を伴うパニック障害」と判断できます。

　パニック障害は，ストレスが大いに影響する疾患ですが，ストレスについて詳しく聞いて得られた情報を適切に分析するだけのトレーニングを，私たち非専門家は受けていません。このため，執拗にストレスについて質問することの意義は少ないように感じています。少なくとも，「ストレスがあるから，パニック発作・障害と思われます」という判断は正しくありません。ストレスについての会話を交わす意味は，患者との関係性を良好にするためであると認識しておいたほうが無難です。

　パニック障害の診断に慣れてくると，一般外来や救急外来の診療の幅が広がります。以前は説明困難だった病態が，説明可能な疾患に変わってくるためです。患者にとっても病名が明らかになり治療に向かうことは，希望になりますが，医師自身も何か新たな境地に至ることが多いように思えます。

精神疾患が併存しているのか

　パニック障害の患者は，うつ病の併発率も高いため，うつ病の有無についてのスクリーニング質問は行うようにするべきです。

　また，他の不安障害である，外傷後ストレス障害や社交不安障害が併存することがあります。それぞれについてDSM診断基準に基づいて確認できれば，患者がどんなことで困っているかの共有が可能になり，言語的な共感につながります。

治療の第一歩

　パニック障害の治療は一筋縄ではいきません。パニック発作からパニック障害にいたるまでの悪循環に介入して，「発作が起きても対応できる」から「発作の頻度が低下する」を経て「発作が起きなくなる」ことを目指すという，長い道のりです。ですから，非専門医が最低限行うべきことは，たった一つで十分だと思います。

　それは，パニック障害であることを，患者に根気よく説明することです。重大な疾患については鑑別できていることを保証して，その後にパニック障害という疾患があることを伝えます。患者にとっては耳慣れない診断名ですから，教科書やパンフレットを見せながら説明すれば説得力が高まります。パニック障害が治療可能な疾患であることも追加します。ここまで行えば，非専門医の義務は一段落ついたと言えます。その後どこまで治療に関わるかについては，置かれている状況によって大きく左右されるため，本稿の対象から外れます。まずは，治療に習熟した医師への紹介ができれば十分です。

　絶対に行うべきでないことは，「気のせいだから心配ない」「気にしないように」という助言だけ与えて放置してしまうことです。「わかったとしても不安や恐怖が止められないので，何とかして欲しい」というのが病態の本質ですから，これらは全く無効で残酷な助言です。患者を落胆させる危険があります。このような助言は，パニック障害の患者ではなく，健常な人にしか通用しないものであることを肝に銘じておきましょう。

　発作を繰り返しているにも関わらず，漫然と経過だけをみることも，避けるべきです。治療の遅れと，他の精神科疾患を併発して，回復から大きく遠のく危険性につながりますので。

参考文献

1) 川上憲人:こころの健康についての疫学調査に関する研究　平成16-18年度厚生労働科学研究費補助金　こころの健康科学研究事業　総合研究報告書, 2007.
2) Fogarty J, Engel C, Russo J et al. Hypertension and pheochromocytoma testing : the association with anxiety disorders. Arch Fam Med 1994 ; 3 : 55.

DEPRESSION

うつ状態・うつ病

（井村　洋）

はじめに

　うつ病の診療に際して，気をつけていることがあります．それは「一般医は，**精神科医や心療内科医ではない**」ということです．精神・心療を専門とする医師以外にとって，「うつ病の診断・治療を確実に行う」というゴール設定はむずかしいと思います．そうとはいえ，一般医にも行うべきことがあるはずで，次のようなレベルの診療を行うことを提案します．

- 実際の患者を目の前にしたとき，うつ病の可能性について検討できる
- 身体疾患に合併したうつ病を指摘できる
- うつ病と類似の症状を呈する身体疾患を鑑別できる
- 患者・家族に対して，うつ病について説明できる
- 専門医に適切に紹介できる
- うつ病以外の精神科疾患が併存している可能性を理解して対応できる

　用語の混乱を避けるため，本稿における「うつ病」という疾患名は，DSM-Ⅳ基準の「大うつ病エピソード」を示すものとして扱います．

ひとことでいうと

　脳の機能にとって，使い果たして充電が乏しくなってしまった携帯電話のような状態です．私の解釈では，エネルギー枯渇のために，脳機能不全を生じた状態ではないかと思っています．携帯電話では反応が乏しくなったり，誤作動が増えるように，脳の機能不全では，気分，身体，認知機能が障害を起こして

いるのではないでしょうか。

　気分の低調が長期にわたり，心の中には「晴れ晴れしない」「面白くない」「焦る」というムードで覆いつくされます。

　身体機能の低下により，「倦怠感」「気力がない」「睡眠障害」「食欲低下」が生じます。

　認知機能の障害により，「思考力」「集中力」が低下します。また，「生きている価値がない」「自分は駄目な人間と思い込む」「死んだほうが楽」という考え方に支配されるようになります。

　あなたが患者に対して，「つらそうで，気の毒で，手助けをしなくては」という気持ちを抱かせられることがあれば，「うつ病かもしれない」と考えるようにしてみてください。うつ病診療に慣れていない医師にとっては，患者の強い焦燥感や重い闇をかかえたような訴えに対して，「不定愁訴は苦手」という気分にさせられることもあります。そのような感情がわいてきたときも，うつ病の可能性を検討するタイミングです。

頻　度

　日本における調査では，過去1年間にうつ病に罹った人は，1～2％，生涯有病率は3～7％と報告されています[1]。

　海外の調査では，プライマリケア外来にて5～10％の罹患率と報告されています[2]。

　私の病院の総合診療外来でも，100名に1名以上は遭遇する印象ですので，報告されている日本の罹病率は妥当だろうと思います。一方，診療所外来では，それほど多い印象を感じません。海外のように，5～10％もあるようには思えません。うつ病の罹患率が海外と異なるのか，受療様式の違いから生じている違いなのかは，私にはわかりません。

　年齢は20歳代から70歳代まで，幅広く分布しています。

女性が男性よりも2倍ほど罹りやすいことが伝えられています。経験では，2倍以上女性が多いように感じます。男性の場合，職場の産業医の指導を受けて，最初から精神科医に受診しているのかもしれません。

　今や，企業や会社においては，十分に認知された疾患になりました。休職中の教職員の中でも，うつ病は過半数を占めています。中高年の世話好きで生真面目な専業主婦のうつ病にも，よく遭遇します。厚生労働省が，「心筋梗塞」「がん」「脳卒中」「糖尿病」に「精神疾患」も加えて，5大疾患と位置づけていることからも，頻度が高くて社会的なインパクトが強い疾患であることがうかがえます。

うつ病の可能性について検討できる

　うつ病の特徴は，表1のようにDSM-Ⅳの大うつ病診断基準で示されています。

表1　うつ病の特徴

- 抑うつ気分
- 興味や喜びの喪失
- 顕著な体重減少または体重増加，もしくは毎日の食欲低下や増加
- 不眠や過眠
- 焦燥感，または制止
- 疲労感，または気力喪失
- 自身の無価値観，または過剰・不適切な罪責感
- 思考力や集中力の低下
- 死について繰り返し考える，特定の計画がない希死念慮を繰り返す

　これらの症状の成因として薬物や身体疾患が認められず，以上の症状のうち5つ以上（うち1つは，抑うつ気分か興味・喜び喪失）が2週間にわたり同時に出現して，以前からの変化がみられる場合は，大うつ病の診断基準を満たしていると判断できます。

うつ病が精神科疾患であるにもかかわらず，大半が一般医を受診するのは，うつ病が「体重減少」「食欲不振」「睡眠障害」「倦怠感」という身体症状を呈するためです。適切な診療を受けているうつ病の患者は，2割弱だと言われていますが，顕著な身体症状を伴うことが，その理由だろうと思います。外来で尋ねてみても，「これほどの身体症状の成因は内科疾患に違いない」「うつ病などとは考えてもいなかった」という反応が大半です。そうであれば，なおさら一般医は，これらの症状が持続している場合や，その症状のために日常活動が障害されているときには，うつ病を鑑別にあげる必要があります。「この4つの身体症状を主訴としている患者に出会ったら，うつ病を想起する習慣をつける」ことが，診断技能として重要です。

　うつ病を想起すれば，気分やストレスについて尋ねるよりも先に，「食欲」と「睡眠」について詳細な症状確認を行います。双方ともが，以前と比べて数週間にわたって低下しており，それが「倦怠感」をはじめとした受診動機となっている種々の症状と同時期から生じているのならば，次のような「うつ病スクリーニング質問」を行います。

- 「過去2週間以上，大体いつも気持ちが曇りがちで晴々としなくなっていませんか，気持ちが沈んだ感じがしませんか」
- 「過去2週間以上，以前に好きだったことや楽しかったことに対して，億劫で行う気にもならないですか，行っても楽しめなくなっていませんか」

「食欲」「睡眠」について詳しく尋ねたその流れを利用して，「それほどまでに睡眠や食欲が悪化しているならば，もしかして上記のようなことも起きているのではありませんか」と前置きをしてから，「うつ病スクリーニング質問」を行うことで，大きな心理的抵抗を生み出さずに患者の本音を聞き出せます。多くの場合，医師が予想しているよりもスムーズに，うつ病患者はこのスクリーニング質問に対して応えてくれます。

　2つのスクリーニング質問がいずれも陰性の場合には，少なくとも「大うつ

病」の可能性は極めて低いと考えられます。完全には否定できませんが，まずは別の鑑別を優先するべき状況です。スクリーニング質問のいずれかが陽性の場合には，それ以外の診断基準項目について確認する必要があります。そのときも，できる限り話し言葉に置き換えて質問を投げかけるようにすることで，患者は質問の意味を理解しやすくなります。はじめから自分で工夫しなくても，Patient Health Questionnaire-9（PHQ-9）などのうつ病診断質問表を積極的に活用することで，適切に尋ねることができます。PHQ-9は10個の質問項目で構成されています。その質問項目は，DSM-Ⅳの診断基準項目を質問しやすい文に置き換えたものです。

　うつ病患者の診療経験を重ねると，雰囲気や様子からも察知できることがあります。患者本人からは悲壮感が漂っており「気の毒でなんとかしてあげたい」気分にさせられ，不安と焦燥を感じている回りの家族からは「何とかしてください」というプレッシャーを感じるような場合です。複数の診療機関から「異常なし」と言われているような場合にも，可能性が高まります。

　勘違いしてはいけないこととして，健康な人の落ち込みや「うつ気分」を，「うつ病」と同じものと判断してしまうことです。

　次のようなポイントを確実に点検することで，「うつ気分」と「うつ病」とを区別しています。

- 日常生活や仕事がまともにできないほどつらい
- 周囲の意見や提案を受け入れることができない
- 物事を悪くとらえる考えに拘泥する
- 物事の二面性を柔軟に考えることができない，否定的な面しかみえない
- 数週間も持続している
- ひとりで抱え込んでしまい，回りの援助が役に立たない
- 楽しいことや良いことがあっても，そのようにとらえることができず，気分が改善しない

- 気晴らしや趣味を行う気がしない，行っても楽しくない，かえって疲れる
- 好物を食べてもおいしいと思わない，食べたいとも思わない

　このように「うつ気分」と比して，次元の違うレベルの症状であることが確認できれば，「うつ病」の可能性が高くなります。診断基準項目以外の，このような変化についても尋ねる習慣をつけることで，「うつ病」の深刻さを理解できるようにもなります。

　もう1つ大事なことは，患者の表情や声調にも，意識して注目することです。それぞれの質問に対して重苦しい返答を得たとしても，あえて誠意や感情をこめた反応を示す必要はありません。とってつけたような同情やはげましは，効果を期待できません。それよりも，「それは，大変だったでしょうね」「これまで，つらかったですね」と，患者が体験している症状や状態を受け入れて承認することで，言語的共感を示すようにしています。私の場合は，本当に心から共感することと，言語的な共感とは区別しています。なぜならば，心からの共感を常時行うことは難しくて，まずは，言語的な共感から身につけることから始めてみようと思っているからです。

　希死念慮については，尋ねることに躊躇する人がいるかもしれません。デリケートな内容であり，怖さを抱いても不思議ではありません。私は淡々と事務的に聞くようにしています。「そんなことが続いていると，死んでしまったほうが楽になると思うことがありませんか」と尋ねてみて，陽性の場合には，「何か計画をしていますか」「実際におこなったことがありますか」「今も何か準備していますか」という質問を，陽性が続く限りは投げかけています。最初の質問が陽性ならば，「希死念慮がある」と判断します。後半の質問に陽性の場合には，内容や程度によっては，迅速に精神・心療の専門科（精神科看護師，臨床心理士，精神福祉士も含む）への相談を要します。

　「自殺のことを尋ねることで自殺遂行を後押しすることはない」ということ

が明らかになっていますので、心配しないでください。希死念慮の質問で自殺率があがることはありません！

　以前に、希死念慮を尋ねたところ「ここでそのように聞いて下さらないと、帰りに崖から飛び降り自殺をするつもりでした」と応えられたことがあります。聞かずにいることが危険な場合もあるのです。

うつ病の危険因子

　うつ病を生じやすい危険因子について認識しておくことは、うつ病の可能性を判断するときに有用です（表2）。

表2　うつ病の危険因子

・65歳以上	・肥満
・アルツハイマー病	・HIV患者
・パーキンソン病	・女性
・糖尿病	・アルコール依存症
・心筋梗塞	・うつ病の既往歴・家族歴
・脳梗塞	・出産後
・慢性疼痛を伴う身体疾患	

　糖尿病、心筋梗塞、脳卒中が含まれていることに驚かれるかもしれませんが、各疾患における「うつ病」の有病率は、一般人口の有病率と比べて2倍以上であることが判明しています[3]。各疾患の診療を受けている間に、うつ病を併発する可能性も高まることがわかっています。このような危険因子を有する患者が、うつ病に関連する症状を訴えたときには、うつ病を想起しています。継続する内科疾患を担当する全ての医師が、認識しておくべきことのように思います。

　軽症認知症が短期間のうちに悪化するときにも、うつ病のスクリーニングを行う必要あります。周囲は、認知症の悪化を心配して受診を勧めていることが多いのですが、認知症の重症度判定だけを行っていると、併存するうつ病を見

逃す危険性があります。うつ病症状の質問を，患者本人だけでなく，家族にも尋ねてください。

　上記の危険因子以外でも，「自身の健康状態を顧みず，献身的な貢献を惜しまずに行い，十分に評価が与えられないまま，少しずつ消耗が潜行するような状況を続けている人」は，高リスクなのではないかと思います。本人はそう感じていないけれども，あまりにも献身的すぎる専業主婦，耐えながら働く教職者や医療職，顧客と上司の板挟みになりながら無理を重ねる企業人などは，その典型かもしれません。「真面目で几帳面で仕事きっちり」というタイプです。家庭や組織においては，有用で欠かすことができない人達なのですが，うつ病患者にみられるタイプです。

うつ病と類似した症状を呈する身体疾患・薬物との鑑別

　診断基準にも記されているように，うつ病を診断するには「症状が薬物や身体疾患によるものはない」ことの確認が必要になります。うつ病様の症状を生じる代表的な薬物や身体疾患は，次のようなものです（表3）。

表3　うつ病様の症状を生じる薬物や身体疾患

・インターフェロン	・高カルシウム血症
・覚醒剤	・低ナトリウム血症
・鎮静剤の過量継続	・甲状腺機能低下症
・副腎ステロイド	・副腎皮質機能低下症
・悪性腫瘍	・ビタミン欠乏症（B_1，B_{12}）

　薬剤を確認することは，鑑別疾患の鉄則であることは，他の鑑別と全く同様です。列記したもの以外でも，多くの薬剤が抑うつ症状の誘因として報告されています。

　初診時には，TSH，遊離T4，CBC，生化学一般（Ca，Naを含む）に加えて

副腎皮質ホルモンとACTH（負荷試験はなく随時にて）を実施しています。これを確認するだけで，表3のリストから半分の疾患を高い精度で鑑別除外できます。悪性腫瘍については，年齢や随伴症状を参考にします。体重減少を伴っているときには，腹部エコーもしくは腹部CTで腹腔内腫瘍を鑑別します。胸部レントゲンも，肺がんや転移性肺がんの鑑別のために行います。消化管検査については，体重減少に加えて腹痛や腹部不快感を伴う場合には必ず行うようにしています。副腎皮質ホルモンを必ず測定するのは，私が以前に「副腎不全」を「うつ病」と誤認した経験があるためです。後になって検討してみると，「倦怠感」と「食欲低下」が主体の病態であり，感情や認知の機能不全は目立たなかったのですが，そう思い込んで診療をすすめてしまいました。うつ病の診断経験に慣れはじめたときで，慎重さを欠いていたのだと思います。振り返ってみると，エネルギーの欠如感はあるものの，うつ病に常套の重苦しさや沈んだ雰囲気や柔軟性の低い思考パターンは認めませんでした。今でも誤認することを恐れて，副腎ホルモンは測定するようになりました。

　30歳代の若い患者は，悪性腫瘍の確認は省略しています。元々の事前確率が高くないことが，その理由です。

　うつ病を見逃さないためには，「身体症状からうつ病を想起」することを勧めましたが，それとは反対に，うつ病様の症状を呈する薬剤や身体疾患を見逃さないためには，「身体症状以外のうつ病症状が乏しいときには，うつ病以外の疾患を十分に検討する」ことが大事です。

確定診断と治療の主体は専門科

　一般医にとっては，「うつ病を確定診断する」「うつ病の治療を行える」ことが診療のゴールではありません。これは，「診断・治療するべきではない」という意味ではありません。うつ病の患者はバリエーションが多様で奥深くて，予想外の展開が潜んでいる疾患なので，安易に診療をすすめることは慎むべき

だと感じているからです。

　例えば，重症度について，読み違える危険性があります。うつ病には他の精神疾患を合併する頻度が高いこと，うつ病と双極性障害との鑑別が容易ではないことを，熟知していなかった結果として，軽快したうつ病が後には双極性障害であったことや，一見軽症にもかかわらず全く治療に奏功しない患者が強度のパーソナリティー障害を有していた，など思いがけない経験をしました。

　うつ病だけでなく，それ以外の精神疾患に不慣れな一般医にとっては，単独で診断・治療を遂行することではなく，「うつ病の可能性に気づき，診断基準などの症状を聞きだし，その内容を適切に，精神科医，心療内科医に伝えて，うつ病の確定診断，併存精神疾患の鑑別，治療を依頼ができる」ことを，診療のゴールに設定しておくことからはじめましょう。

患者への説明

　上記の方針を前提に，患者に説明します。「内科医として懸命に診察しましたが，症状の成因として内科疾患は考えにくそうです。どちらかというと，うつ病の可能性がうかがわれます。私には確定診断するほどの技能がありませんので，まずはうつ病の診断について，専門科医師に相談してみませんか。違っている場合にはもう一度内科医として再評価させていただきますからね」このように，**経験も技量もないことを正直に患者にさらして，診断のためには専門医の助けが必要なことを伝えることができれば，患者にとっても納得のできる説明になります。**

　うつ病の可能性を仄(ほの)めかすからには，うつ病という疾患についての説明を，患者や家族に行う必要があります。紹介を前提にしている限り，後医の説明と食い違いがないように，一般的な説明にとどめておいたほうが無難です。うつ病の患者説明文を入手しておき，それを呈示しながら説明すれば十分だと思います。

参考文献

1) 川上憲人. 世界のうつ病, 日本のうつ病—疫学研究の現在. 医学のあゆみ 2006 ; 219 (13) : 925-929.
2) Pignone MP, Gaynes BN, Rushton JL et al. Screening for depression in adults. Ann Intern Med 2002 ; 136 : 765-776.
3) Evans DL, Charney DS, Lewis L et al. Mood disorder in the medically ill: scientific review and recommendations. Biol Psyciatry 2005 ; 58 : 175-189.

副鼻腔炎

SINUSITIS

（高田俊彦・生坂政臣）

　副鼻腔炎は，日常診療において高頻度の割に認知度が低く，見逃されやすい疾患の一つです。正しく副鼻腔炎と診断されない場合，"かぜ"と言われたけど，なかなか治らない，でも数週間したら自然に良くなった，やっぱり"かぜ"だったのかなあ？　という経過をたどることが多いのではないかと思います。このように重症化することが少なく，自然軽快することも多いために認知度が低いのだと思いますが，誤った対応をしていると，症状の遷延，不適切な抗菌薬の使用，時には髄膜炎など重症感染症への進展につながります。副鼻腔炎をいかに正しく診断し，介入するかについて十分知っておく必要があるでしょう。

　副鼻腔には前頭洞，篩骨洞，上顎洞，蝶形骨洞があり，いずれも鼻腔と交通があります（図1）。この副鼻腔に感染が起こり，膿が貯留した状態を副鼻腔炎と言います。

　副鼻腔炎の典型的なプレゼンテーションは"かぜが治らない"です。"1週間前からかぜをひいていて治りません…。"といった患者さんが来たら，副鼻腔炎の可能性を考えましょう。もちろん，まずは患者さんの"かぜ"という訴えが具体的にはどういう症状なのかを確認することから始めます。余談になりますが，患者さんの言う"かぜ"はいわゆる感冒症状ではないことがしばしばありますので注意が必要です。個人的な経験では，患者さんは"かぜ"と言っているけれど，よくよく話を聞くと症状は頭痛だけでくも膜下出血だった…，症状は背部痛と食欲不振で膵癌だった…，などのケースがありました。基本的なことですが，患者さんが"かぜ"という表現を使った場合には，それが本当

に感冒症状なのかどうかをまず確認するべきです。いわゆる感冒症状は咳，鼻汁，鼻閉，咽頭痛，くしゃみなどの上気道症状であり，これらの症状が1週間以上続くような場合には副鼻腔炎を鑑別することになります。1週間未満の副鼻腔炎がないわけではないのですが，副鼻腔炎でも多くは1週間以内に自然軽快するため，発熱や顔面痛，顔面の発赤などの細菌性を疑う所見がなければ，**この時点で急性上気道炎と副鼻腔炎を鑑別する意義は乏しい**と考えられます。時間経過で大切なのは二峰性の経過 double sickening です。これは咳，鼻汁などの感冒症状が軽快傾向にあったのに再度悪化してくることを言います。同じ"かぜが治らない"でも，一方向性に悪化している場合や，高熱や食欲不振などの全身症状を強く認める場合には副鼻腔炎よりも肺炎を疑ったほうが良いでしょう。中には両者が同時に起こることもあります。

　その他，副鼻腔炎の症状としては顔面痛が有名ですが，どれくらいの頻度で認められるかご存知でしょうか。感冒症状が長引いている患者さんが外来受診します。担当した研修医の先生や学生さんに"副鼻腔炎の可能性はどうですか？"と聞くと，"顔面の痛みがないので否定的です。"という答えが返ってくることがあります。病歴情報にも感度，特異度が存在するので，顔面痛と

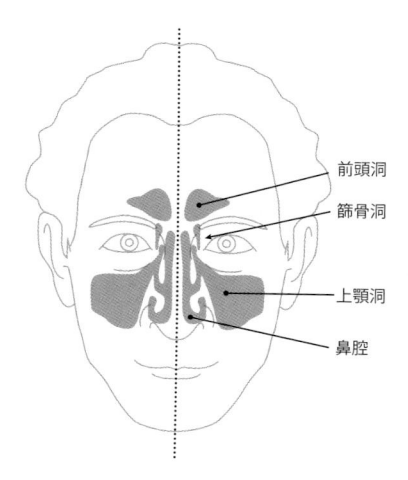

図1　副鼻腔の解剖

いう情報が副鼻腔炎に対してどれくらいの感度，特異度なのかを知っておく必要があります。表1は副鼻腔炎における各症状や身体診察，画像所見の感度，特異度をまとめたものです。ここに示すように顔面痛の感度は約50％ですので，副鼻腔炎の2人に1人は顔面痛を訴えません。つまり顔面痛がないことによって副鼻腔炎を否定することはできません。特異度も50％程度と高くなく，顔面痛の訴えがある場合には他疾患との鑑別が必要です。顔面痛の鑑別には，三叉神経領域の帯状疱疹や丹毒など様々な疾患がありますが，副鼻腔炎であれば痛みの分布が副鼻腔と解剖学的に一致するはずですので，痛みの分布を丁寧に確認することが大切です。片側の上顎洞炎を疑う場合には齲歯からの感染のこともありますから，歯の痛みの有無や齲歯の治療歴について確認しましょう。なお，どの副鼻腔に炎症が起きた場合でも頭痛を訴えることがありま

表1 症状，身体診察，画像所見の感度特異度[1-3]

症状／所見	感度	特異度
症状		
鼻汁[1]	72	52
鼻閉[2]	60	22
咳[1]	70	44
発熱[1]	45	51
顔面痛[1]	52	48
頭痛[1]	68	30
先行する感冒[2]	89	79
double sickening[3]	72	65
身体診察		
上顎洞の圧痛[1]	48	65
中鼻道の膿性鼻汁[1]	51	76
頭部を下げた時の頭痛増悪[3]	67-90	22-58
透過性[1]	73	54
画像検査		
レントゲン[3]	90	61
超音波[3]	84	69

す。頭痛の部位も様々ですので，頭痛の鑑別に副鼻腔炎は常に入れておくべきでしょう。

　もう一つの副鼻腔炎のプレゼンテーションとしては，亜急性または慢性咳嗽があります。3～8週未満を亜急性，8週以上続く場合を慢性といいます。副鼻腔炎では，後鼻漏といって鼻汁が後咽頭に流れ落ちます。これが咽喉頭の咳受容体を刺激し，咳を誘発します。他の慢性咳嗽の原因としては，咳喘息や胃食道逆流症などがありますが，これらと比べて副鼻腔炎による慢性咳嗽では後鼻漏のため痰を認めることが多いです。副鼻腔炎による慢性咳嗽は，以前は後鼻漏症候群の一つに含まれていました。これはアレルギー性鼻炎や副鼻腔炎などの後鼻漏を介して亜急性～慢性咳嗽をきたす疾患の一群ですが，最近では upper airway cough syndrome と名称が変更されました。副鼻腔炎をはじめとする upper airway cough syndrome では，臥位になることで後鼻漏の量が増加するため，寝入りばなの咳の増悪が特徴的です。それに対して咳喘息では概日リズムの影響で，早朝に咳込むことが多いです。

　副鼻腔炎の症状について述べましたが，副鼻腔炎の患者さんは病態の本質であるはずの鼻症状を時に訴えないこともありますので注意が必要です。このことも副鼻腔炎が見逃されやすい理由の一つだと思います。鼻汁も鼻閉もこちらから積極的に聴取しない限り訴えず，慢性の咳や頭痛のみを訴えて受診することが少なくありません。そういったプレゼンテーションも副鼻腔炎であり得ることを知っておくことが大切です。個人的には，鼻汁，鼻閉が目立たない場合でも前述した後鼻漏について問診するように気をつけています。しばしば副鼻腔炎の手がかりが後鼻漏だけといったケースに遭遇するからです。

　では病歴で副鼻腔炎を疑った場合，どのような診察を行うべきでしょうか。まずは耳鏡を使って鼻腔内を観察します。スピキュラは太いものを使用し，鼻中隔に当たると痛いので鼻翼側に傾けて挿入するのがコツです。中鼻道からの膿性鼻汁を確認できたら副鼻腔炎の可能性が高まりますが，認めなかったから

といって否定はできません。頭痛や顔面痛の訴えがある場合には，患者さんに頭を下げてもらいましょう。これで症状が増悪する場合には副鼻腔炎の可能性が高まります。その他，副鼻腔の光線透過性を見る診察もありますが，手技が面倒であり，感度特異度とも高くなく，個人的には施行していません。前述した歯性上顎洞炎が疑われる場合には歯を舌圧子で叩いて痛みが誘発されるかを確認します。副鼻腔炎における身体診察は，いずれもその感度が低いため，病歴聴取の段階で副鼻腔炎の事前確率が高い場合には，診察所見が陰性でも否定はできず，検査での確認に進むことになります。

　副鼻腔炎の診断のゴールドスタンダードは副鼻腔内容物の穿刺吸引培養ですが，外来でこれを行うのは難しく，実際には画像検査で代用することがほとんどです。画像検査としては，副鼻腔X線写真を用いることが一般的です。図2に示したように副鼻腔内の air-fluid level，透過性低下，6mm以上の粘膜肥厚が典型的な所見です。副鼻腔CTは感度はとても高いですが，正常人の40%に陽性所見を認めたとの報告もあるように[4]，偽陽性の多さが指摘されており，費用の面からも状況を選んで利用するべきでしょう。個人的には外来ですぐ使用できる超音波検査を好んで使用しています。セクタのプローブを上顎洞に水平に当てて観察し，図3のように上顎洞後壁が観察できた場合を陽性とします。

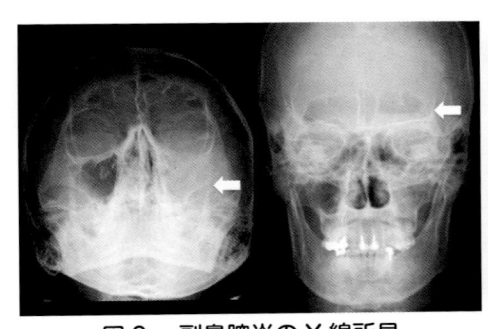

図2　副鼻腔炎のX線所見
左：左上顎洞全体の透過性低下を認める。
右：前頭洞の air-fluid level を認める。

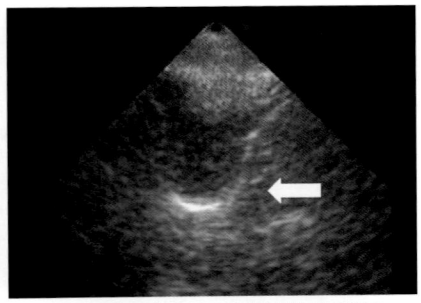

図3　副鼻腔炎の超音波検査所見
貯留した膿により上顎洞後壁が描出されている。

副鼻腔炎と診断できたら治療を行います．副鼻腔炎はウイルス性のことも多いので一概には抗菌薬の使用は勧められません．症状が1週間以上持続する，発熱や顔面の疼痛，顔面の腫脹など強く細菌性を疑う症状を認める場合には使用を考慮しましょう．起炎菌としては肺炎球菌やインフルエンザ桿菌が多く，まずは狭域のアモキシシリンを選択します．併せて対症療法としてアセトアミノフェン，NSAIDsなどの消炎鎮痛薬，ステロイドや血管収縮薬の点鼻薬，去痰薬などを用います．抗ヒスタミン薬は一時的な症状の緩和に役立つ可能性がありますが，鼻粘膜が乾燥することで副鼻腔開口部が閉塞してしまい，症状を増悪させる恐れがあります．時に副鼻腔炎の患者さんに，かぜやアレルギー性鼻炎の診断の下に抗ヒスタミン薬が漫然と投与され続けて一向に良くならないという症例に遭遇しますので注意してください．

　一般的に軽症で予後の良い副鼻腔炎はなおざりにされがちですが，実際になってみると結構つらいものです．適切に対処することでより早く症状の改善が得られますし，高頻度疾患ですので疑うポイントについてよく知っておくべきでしょう．

参考文献

1) Williams JW Jr, Simel DL, Roberts L et al. Clinical evaluation for sinusitis. Making the diagnosis by history and physical examination. Ann Intern Med 1992 ; 117 (9) : 705.
2) Piccirillo JF. Clinical practice. Acute bacterial sinusitis. N Engl J Med 2004 ; 351 (9) : 902.
3) Scheid DC, Hamm RM. Acute bacterial rhinosinusitis in adults: part I. Evaluation. Am Fam Physician 2004 ; 70 (9) : 1685.
4) Gwaltney JM Jr, Phillips CD, Miller RD et al. Computed tomographic study of the common cold. N Engl J Med 1994 ; 330 (1) : 25.

BENIGN PAROXYSMAL POSITIONAL VERTIGO（BPPV）

良性発作性頭位めまい症

(山中克郎)

　BPPV は benign paroxysmal positional vertigo の略語で，良性発作性頭位めまい症のことです。めまいを訴え救急室に来院する方はたくさんいますが，内耳性めまいの頻度が最も高く（32.9%）[1]，その中でも BPPV は最多の原因疾患です。朝目覚めトイレに行こうと立ち上がったら，突然天井がぐるぐる回り始めて頻回に嘔吐・・わぁ なんか想像しただけで生きた心地がしませんよね。「もう死ぬ〜」と大きな不安をいだき患者は病院を訪れます。救急室で働いていると，めまいの患者が数人続けて来院する日も多くあります。天候や気圧の変動がめまいに関係しているのかなと勝手な想像をしています。

　私はめまいの患者を診察する時には，それが中枢性めまいであるかどうかの鑑別に最も注意しながら診察します。**中枢性めまいのリスクファクターを聞き出すことが重要**です。すなわち高血圧，糖尿病，脂質代謝異常症，男性，喫煙，心筋梗塞や脳梗塞の既往（すなわち血管がつまりやすい）に注意しながら問診をとります。中枢性めまいを起こす場合はほとんど後方循環（椎骨脳底動脈）が原因ですから，交差性知覚障害（病側の顔面と対側の上下肢のしびれ），構音障害，同名半盲，複視，嚥下障害という後方循環が障害されなければ出現しないような特異的症状に気をつけます。

　小脳梗塞でも AICA（anterior inferior cerebellar artery；前下小脳動脈）の梗塞では臨床症状は末梢性めまいと同じ回転性めまいと難聴だけということがありえます[2]。また，小脳虫部の梗塞では運動失調がなく指鼻試験や膝踵試験では異常を示しません。しかし，小脳虫部の梗塞では体幹失調を生じるため歩

くことができません。**救急車に乗り込む時に歩くことができたかどうかは，大切な問診のポイントなのです。診察前に歩行ができていたならば，まず安心です。**

　このように中枢性めまいの事前確率を考えながら診察に移ります。まず確認すべきは眼振です。もし垂直性眼振が出ていれば，それだけで中枢性めまいと診断できます。しかし，中枢性めまい患者も末梢性めまいと同じ，水平性ないしは一部回旋性の眼振であることがあります。さらに診察では，脳神経に異常がないかどうかを調べます。具体的には眼球運動と対光反射，複視，顔面の知覚，表情筋の筋力，嚥下，構音障害（パタカの発声）を手短に診察します。私は軽い小脳失調を見逃さないために指鼻試験と踵膝試験は両方とも必ず施行するようにしています。さらに，指鼻試験では患者の人差し指が自分の指に向かってくる途中で素早く自分の指を動かして（まるで意地悪をしているようですが）軽度の小脳失調を見つける工夫をしています。

　中枢性めまいを否定することができれば，末梢性めまいの鑑別診断に入ります。末梢性めまいの中で圧倒的に多いのは BPPV ですから，まず BPPV の特徴的な症状所見があるかどうかに神経を集中させます。以前はめまいの性状，すなわち回転性めまいか浮遊性のめまいか時間をかけて聞いていました。しかし，最近の研究ではこれらの症状を患者は正確に覚えておらず，めまい症状についても大きく変動することがわかっています[3]。**したがって，このめまいの分類（回転性めまい，浮遊性めまい，前失神徴候，平衡障害）に多くの時間を割くべきではありません。**

　BPPV ならば非常に特徴的な症状があります。突然発症のめまいで，ベッドから起き上がろうとしたり，臥位になる時，または寝返りをうつ時にめまいが生じます。すなわち頭の位置が変わる時ですね。めまいの持続時間は1分以内です。長くても2分を超えることはないです。このような頭位変換によって誘発されるめまいは何回も再発を繰り返します。これらの症状を的確に問診することが BPPV の迅速な診断に重要です。ほとんどのケースではひどい嘔気・

嘔吐を伴います。また，めまいの持続時間を聞くことは，他の鑑別診断を考える上で大変参考になります。めまいが数時間続く場合にはメニエール病，数日間続く時には前庭神経炎，蝸牛炎である可能性が高くなります。数週間も続く場合には精神疾患が原因です。さらに蝸牛徴候（耳鳴り，聴力低下）について問診を行います。BPPV と前庭神経炎では耳鳴り，聴力低下は生じないのが普通ですが，メニエール病ではこれらの症状を伴うことが多いのです。

　さあ，次は診察です。患者の眼振の方向を確認しましょう。水平性ないし一部回旋性の一方向性めまいが BPPV ではみられるはずです。眼球運動の速い方向（急速相）を眼振の方向と呼びます。末梢性めまい（前庭障害）では眼振の急速相の方向に眼球を向かせると眼振は増強します。これを Alexander の法則と呼びます。BPPV ではさらに大切な検査があります。Dix-Hallpike テストです。右耳に対する Dix-Hallpike テストではまず患者の右側に立ち，患者を座位にします。頭を右方向に 45 度向け，背中を支えながら患者の頭をベッドから床に向けて下垂させます。この時の眼振を観察します。右の後半規管に障害があれば 5 ～ 20 秒くらいしてから（潜時），回転性または頭側への垂直性眼振が生じます。その後，患者の首を左方向へ 90 度回旋した後，左側臥にさせ 3 分間この姿勢を続けます。これを Epley 法と呼びます。この体操を行うことで，ほとんどの BPPV の原因となっている後半規管にある微小耳石を移動させ治療することができます。さらに，左側においても同様の診察を繰り返します。Epley 法は症状の改善に有効で安全に施行できることがわかっています（NNT3-5）[4]。**Dix-Hallpike テストと Epley 法は You Tube にわかりやすい動画がたくさんある**ので，自主学習や軽いめまい発作が起こった時に自宅で施行してもらうための患者教育としてこれらを使用することをお勧めします[5]。どの病院にもめまい患者が来た時に使用する，メイロン® やビタミン剤が入っためまい点滴というものがあると思います。「めまい点滴なんかより，Epley 法のほうがよっぽど効くぞ～」と研修医には言うのですが，なかなか信じても

らえません。

　中枢性めまいを疑った時や末梢性めまいと思っても症状がなかなか改善しない場合には，頭部CTを施行します．しかしながら注意しないといけないことは，「僕たちが心配しているのは椎骨脳底循環系に障害がある小脳梗塞のような疾患なので，小脳や脳幹部の出血以外はCTではわからないぞ」という認識を持つことが大切です．CTで異常がなくても中枢性めまいを疑う時は頭部MRI検査が必要です．末梢性めまいで患者を帰す時のポイントは，歩けるようになったかです．もし歩けなければ，家に帰ることはできないわけなので，末梢性めまいでも耳鼻科にコンサルトして入院の適用があります．前述のAICA領域の小脳梗塞かもしれません．また，50歳以上の初発の男性めまい患者，心血管系のリスクファクターがあるような場合には，小脳梗塞である可能性が非常に高いので，入院経過観察を考慮するように私はしています．また，片頭痛を示唆する頭痛（頭痛時の嘔気，光過敏，日常生活の妨げ）を有する人に起こるめまいでは，片頭痛関連めまいの可能性を考えることが重要です．頭痛とめまいが同時に起こるとは限りません．

参考文献

1) Newman-Toker DE, Hsieh YH, Camargo CA Jr et al. Spectrum of dizziness visits to US emergency departments : cross-sectional analysis from a nationally representative sample. Mayo Clin Proc 2008 ; 83 (7) : 765-775.
2) 林寛之. Step Beyond Resident 6.中枢性めまいvs 末梢性めまいをひも解く 2010 : 19-27.
3) Newman-Toker DE, Cannon LM, Stofferahn ME et al. Imprecision in patient reports of dizziness symptom quality : a cross-sectional study conducted in an acute care setting. Mayo Clin Proc 2007 ; 82 (11) : 1329-1340.
4) Hilton M and Pinder D. The Epley (canalith repositioning) manoeuvre for benign paroxysmal positional vertigo. Cochrane Database Syst Rev 2004 ; (2) : CD003162.
5) Dix-Hallpike法，Epley法の動画 http://www.youtube.com/watch?v=fp5YcFrRLrU&feature=fvsr

ACUTE EPIGLOTTITIS

急性喉頭蓋炎

（本村和久）

急性喉頭蓋炎の全体像（ゲシュタルト）

1. 命取りなのどの痛み

　のどが痛い人なんて，いくらでもいるのは間違いなく，この文章を書いている筆者も今まさにのどが痛い（すこしだけ）のですが，そう簡単に急性喉頭蓋炎にはなるわけがなく，駄文を綴っていきたいと思います。小児でも起こる病気ですが，成人とはやや特徴が異なります。ここでは，主に成人の急性喉頭蓋炎（細菌性）について述べます。

　目の前で窒息しかねない，訴訟が多いので有名[1]な気の抜けない疾患です。のどの痛みという，よくある訴えで来院され，見た目は元気だったりするけど，見落とすと命に関わる経過をとります。どんな風に受診されるのでしょうか。ある日，こんな患者さんが総合内科外来に歩いてきました。

> **症例：例えばこんな患者さん**

26歳，女性。主訴は咽頭痛，発熱です。

　来院2日前から左咽頭部の痛み，発熱あり，来院1日前，救急センターを受診されました。救急のカルテには，「診断＝細菌性扁桃炎。抗菌薬処方。帰宅（帰宅前から，嚥下困難となっており，かろうじて水分が飲める状態）可能で，フォローは1週間後の総合内科へという内容でした。

　症状が改善しないため，救急受診の翌日，総合内科外来受診となっています。救急でのカルテを見ながら，慌てて患者さんを探しました。離れたところ

からこの患者さんを見て，この病気を疑いました。ハンカチで口をずっと覆っていたのです。唾液の飲み込みが困難なせいと思いました。バイタルサインに問題なし，熱も受診時にはありませんでした。話を聞くと，会話は可能でしたが，口籠もった声でした。嗄声ははっきりしませんでした。咳嗽・鼻汁はなく，悪寒戦慄もありません。インフルエンザの流行期ではありませんでした。周囲に同様の症状を持つものはいません。薬はもちろん，水は飲めなくなっていました。ハンカチを持っている理由は，唾液を飲み込めないからだそうです。口は半分ぐらい開けることができます。**窒息が怖いので，救急室に行くかちょっと迷いましたが，耳鼻科医と電話しながら，車椅子で耳鼻科外来へ，ファイバーで喉頭蓋の炎症所見を確認，すぐに気道管理目的で集中治療室入院となりました**（ちなみに，外来に歩いてきて，そのまま集中治療室入院となるケースは，この4年で2例，2例とも急性喉頭蓋炎でした）。幸い，抗菌薬投与で症状は改善。気管挿管はまぬがれ，入院後5日で退院されました。

こんな病歴が典型的かどうか，文献的考察を含め，考えていきたいと思います。

2. 頻　度

この病気はマレなようです。日本のデータはないのですが，デンマークのものがあるので，紹介します。デンマークの後ろ向き研究[2]では，インフルエンザ桿菌ワクチン（ヒブワクチン：Hib：H. influenza type B vaccine）の予防接種が行われる前の10年間で年間10万人当たり4.9例の小児の急性喉頭蓋炎を認めましたが，ヒブワクチンの導入後の1996年から2005年まででは，年間10万人当たり喉頭蓋炎の0.02例でした。成人の急性喉頭蓋炎の発生率は年間10万人当たり1.9例で，ヒブワクチン導入前後での変化はありませんでした。

日本でもやっとヒブワクチンが一般化したので，小児の急性喉頭蓋炎はほとんど見なくなる可能性が高そうです。成人でもマレな疾患のようですが，外

来で怖い思いをする可能性はそこそこあるのではないかと思います。個人的な経験としても，診療所レベルでさえ，数年に1度は，総合内科の外来（年に約6,000例）でも年に1例あるかないか，救急（年に約36,000例）なら年に数例経験しました。単に私が「荒らし屋」という話もあります。当院データでは，1985年5月からの19年間で51例，1年に2例ほどでした[3]。

3. 病　歴

　どんなに元気な人でも起こりえる疾患です。どの年齢でも，基礎疾患のあるなしも関係ありません。発症様式は急性です。のどが痛くなって数時間で窒息する例もあるので，本当に怖い病気です。ただ，数日かけてゆっくり悪くなることもある[4]ので要注意です。

　症状として現れるのが，最初は，のどに痛み，次が飲み込みにくさと思います。この2点がトリアージの重要点と思います。急性喉頭蓋炎の患者さんの症状・所見に関してはいくつかの文献がありますが，273例の成人の急性喉頭蓋炎の検討[5]では，咽頭痛91%，飲み込みにくさ82%，息苦しさ37%，声の変化33%，流涎22%，発熱26%，咳15%，耳痛6%だそうです。感染なのに発熱が少ないのに注意が必要です。炎症部位からの耳の痛みは放散痛と思います。声の変化には，こもった声（muffled voice）と嗄声があります。

　冒頭でもすこし触れましたが，**気道閉塞の程度と見た目の重症度が一致しない**のも，この病気が見落とされる要因の一つと思います。最初のケースのように，のどの痛みを訴えて，歩いてきて，そんなに具合が悪い感じにも見えない，息苦しさもない，普通に話している，血圧，脈拍，呼吸回数正常，発熱もない，そんな患者さんは毎日たくさん来ているという病院勤務（あるいは病院実習）の方も多いかと思いますが，飲み込みが難しいかどうかが，大きなポイントと思います。咽頭痛のない急性喉頭蓋炎はあるようですが，一般的にどのようにアプローチすべきなのかはちょっとわかりません。低血糖，発熱，意識

障害で，ブドウ糖静注して話を聞いたら，何かこもった声，咽頭痛はないということでした。頸部に圧痛があったので，この疾患を疑ったら，たまたま大当たりってことがありましたが，こんな経験は二度とないと思っています。

小児では，急性発症，全身状態不良，発熱の頻度が高いのが特徴です[5, 6]。インフルエンザ桿菌によるのも特徴かもしれません[5]。急性喉頭蓋炎の特徴を成人，小児と分けて表1にしてみました。

表1 急性喉頭蓋炎の特徴（成人と小児の違い）

症状	成人(%)	小児(%)
咽頭痛	91	50
飲み込みにくさ	82	26
息苦しさ	37	80
声の変化	33	20
発熱	26	57
流涎	22	38
咳	15	30
耳痛	6	6

（文献5より作成）

どこでこの疾患を引っ掛ければよいのか次は身体所見で考えていきます。

4. 身体所見

a. 咽頭所見

のどが痛いので，まず咽頭を見ると思いますが，開口障害もあるような患者さんには無理はしません。舌圧子も要注意です。下手に炎症部位を刺激して気道閉塞を進行させてしまうかもしれません。**扁桃に膿があれば，急性扁桃炎でよいかというとそうでもなくて，急性喉頭蓋炎と扁桃炎が合併するケースを経験したことがあります。**扁桃炎の所見があっても，急性喉頭蓋炎を疑うポイントは，症状に戻って，飲み込みの悪さと思います。

b. 圧痛

喉頭蓋の炎症なので，その部位を押すと痛みがあるかもしれません。79%で前頸部圧痛が見られると言われています[5]。甲状軟骨上部の正中がポイントです。甲状腺の近くなので，甲状腺の炎症とまぎわらしいかもしれません。亜急性甲状腺炎でも圧痛はあります。

c. 聴診所見

聴診器を取り出す前に，勝負が決まっている（診断が確定となっている）かもしれませんが，もしもストライダー（吸気性喘鳴）があれば，もう挿管覚悟です。重症の指標であるストライダーは27%で見られ，さらに呼吸困難感，症状の短時間での進展があると，挿管の危険性が高まる[7]との文献があります。気管切開の用意をしながら，気管内挿管の準備をすることになります。耳鼻科医，麻酔科医の協力があるのがベストです。

5. 診断

直接，喉頭蓋を見ることは困難です。呼吸状態に問題がなければ，咽頭側面レントゲンで喉頭蓋を評価する方法があります。所見で有名なのは，Thumb sign（喉頭蓋が親指のように見える）とVallecula sign（喉頭蓋谷の消失）です。Vallecula signは感度98.2%，特異度99.5%と報告[8]されています。それならファイバーでの観察は不要にも思える報告ですが，実際，評価が難しいと思うことは多いです。急性喉頭蓋炎の咽頭側面レントゲン71例中，Thumb signは55例（77%），Vallecula signは1例しか該当しなかったという文献[4]もあります。成人の場合，最も確実で安全な方法は，ファイバースコープ（nasopharyngoscopy）[4]になると思います。

急性喉頭蓋炎の鑑別（デギュスタシオン）

急性喉頭蓋炎＝細菌性のように話をしてきましたが，熱いものを飲み込

だあと(thermal injury)や異物誤飲，マニアックですが，臓器移植後の合併症[9]としても起こります．喉頭蓋からすこし離れた，声門上（披裂部周辺）の炎症を急性声門上炎といいます．多くの文献で，急性声門上炎と急性喉頭蓋炎は同じカテゴリーに入れているようですが，嚥下時の耳の放散痛が急性声門上炎で特徴的とする報告[10]もあります．

非専門医としては，急性喉頭蓋炎にかぎらず，killer sore throat[11]と呼ばれる気道閉塞の可能性のある耳鼻科救急疾患をどのように引っ掛けるかが重要と思います．咽頭痛があり，気道閉塞の可能性のある疾患の鑑別は広いのですが，重篤な状態になりうる疾患の鑑別を表2にしてみました．感染症，神経毒，外傷，その他の4つのカテゴリーに分けています．

表2 急性喉頭蓋炎の鑑別（気道閉塞の可能性のある疾患 =killer sore throat）

1. 感染症	・咽後膿瘍 ・口底蜂窩織炎　Ludwig's angina ・扁桃周囲膿瘍 ・喉頭帯状疱疹（神経麻痺から嚥下困難，嗄声が起こることがある） ・ジフテリア（咽頭に偽膜）
2. 神経毒	・破傷風 ・ボツリヌス菌中毒
3. 外傷・異物	・異物 ・有毒な化学製品の吸引 ・外傷（熱外傷を含む）
4. その他	・アレルギー反応（アナフィラキシーを含む） ・血管浮腫（遺伝性，薬剤性） ・スティーヴンス・ジョンソン症候群

細菌性感染で，比較的遭遇する疾患は，急性喉頭蓋炎，咽後膿瘍，扁頭周囲膿瘍の3つと思います．扁桃周囲膿瘍，咽後膿瘍に共通する症状としては「飲み込み」の悪化があります．私見ですが，診断のアルゴリズム図1[12]を作ってみました．

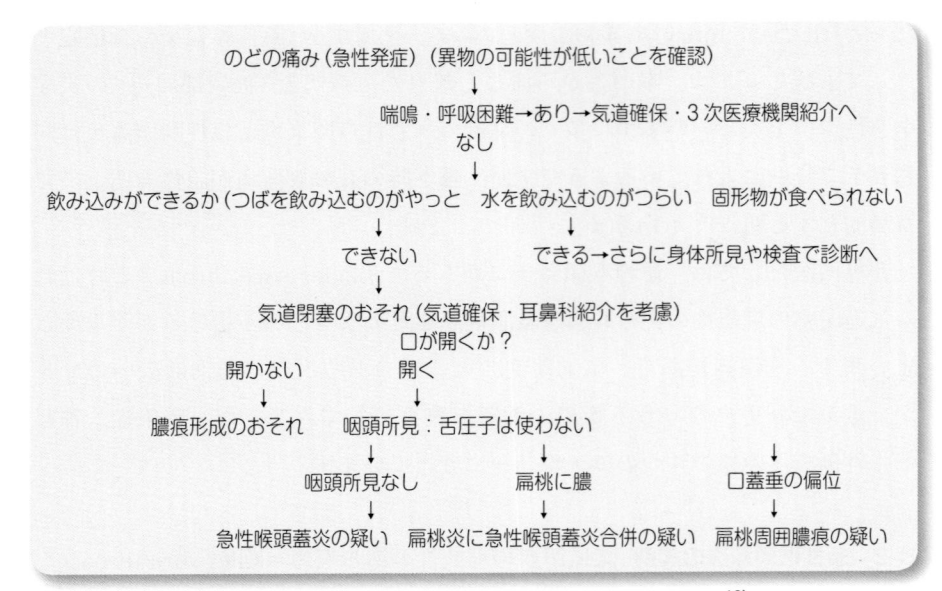

```
のどの痛み（急性発症）（異物の可能性が低いことを確認）
                    ↓
            喘鳴・呼吸困難→あり→気道確保・3次医療機関紹介へ
                    なし
                    ↓
飲み込みができるか（つばを飲み込むのがやっと　水を飲み込むのがつらい　固形物が食べられない
            ↓                          ↓
          できない              できる→さらに身体所見や検査で診断へ
            ↓
        気道閉塞のおそれ（気道確保・耳鼻科紹介を考慮）
                    口が開くか？
        開かない         開く
          ↓              ↓
      膿瘍形成のおそれ  咽頭所見：舌圧子は使わない
              ↓              ↓              ↓
          咽頭所見なし      扁桃に膿        口蓋垂の偏位
              ↓              ↓              ↓
        急性喉頭蓋炎の疑い  扁桃炎に急性喉頭蓋炎合併の疑い  扁桃周囲膿瘍の疑い
```

図1　のどの痛みがある場合の診断アルゴリズム[12]

　マレな疾患で，診断が容易な病気とは思いませんが，簡単な病歴と身体所見でかなりのところまで，診断に近づくことのできる疾患と思っています。

参考文献

1) 桑原博道ら．医療訴訟事例から学ぶ(44)：急性喉頭蓋炎患者の急変事例　日本外科学会雑誌　2008-09-01；109(5)：283-284.
2) Guldfred LA, et al. Acute epiglottitis: epidemiology, clinical presentation, management and outcome. J Laryngol Otol. Aug 2008；122(8)：818-823.
3) 須藤　敏ら．当院における急性喉頭蓋炎の検討．日本救急医学会雑誌2004；15(9)：415.
4) Ng HL. Acute epiglottitis in adults : a retrospective review of 106 patients in Hong Kong. Emerg Med J 2008；25：253.
5) Mayo-Smith MF, et al. Acute epiglottitis. An 18-year experience in Rhode Island. Chest. 1995 Dec；108(6)：1640-1647.

6) Stroud RH, et al. An update on inflammatory disorders of the pediatric airway. Am J Otolaryngol 2001 ; 22 : 268.
7) Ames WA, et al. Adult epiglottitis: an under-recognized, life-threatening condition. Br J Anaesth. 2000 Nov ; 85 (5) : 795-797.
8) Yadranko D, et al. Description and Evaluation of the Vallecula Sign : A New Radiologic Sign in the Diagnosis of Adult Epiglottitis. Ann Emerg Med 1997 Jul ; 30 (1) : 1-6.
9) Fergal G and John EF. Diagnosis and management of supraglottitis (Epiglottitis). Current Infectious Disease Reports 2008 ; 10 (3) : 200-204.
10) 木村 寛ら. 疾患概念としての急性声門上炎の臨床的検討. 日本耳鼻咽喉科學會會報 1997-05-20 ; 100 (5) : 518-523.
11) Charles S. A "Killer" Sore Throat: Inflammatory Disorders Of The Pediatric Airway Pediatric Emergency Medicine Practice September 2006 ; 3 (9).
12) 本村和久. のどの痛みに要注意. Modern Physician 2009 ; 29 (7) : 1062-1063 .

CHRONIC OBSTRUCTIVE PULMONARY DISEASE（COPD）

慢性閉塞性肺疾患

（徳田安春）

　COPD（chronic obstructive pulmonary disease）は，たばこの煙などの有害物質を長期に吸入曝露することで生じた肺の炎症性疾患で，呼吸機能検査で正常に復すことのない気流閉塞を示す疾患です[1]。気流閉塞は末梢気道病変と気腫性病変が様々な割合で複合的に作用することで起こり，慢性進行性であることが特徴です。定義上は，気管支拡張薬投与後のスパイロメトリーで FEV1／FVC ＜ 70％を満たし，他の気流閉塞をきたし得る疾患を除外できること，となっています。この定義に従えば，気管支拡張薬とスパイロメトリーがなければ，最終的な診断は下せないということになります。しかしながら，COPD は特徴的な病歴と臨床所見を有しているので，多くの症例ではスパイロメトリー無しで「ほぼ診断」できます。もちろん，スパイロメトリー検査が可能な患者にはできるだけ受けてもらうのがよいです。胸部単純 X 線写真は，他疾患の除外や進行した気腫性病変および気道病変の診断に役立ちますが，早期の病変検出は困難です。胸部 CT で気腫性病変を認める例が多いですが，気腫性病変を認めない場合も多くあります。

　NICE study の結果では，日本人の有病率は約 10％となっています。40 歳以上の約 530 万人，70 歳以上では約 210 万人が罹患という結果が出ています[2]。このデータはなるほどと実感できます。かなりコモンな疾患です。脂質異常症，高血圧，糖尿病などに匹敵する頻度で発症します。その割に「未」診断が多いのです。これは，COPD を疑っていないことと，COPD の病歴を取らないことと，COPD のフィジカルを取れない，ことに起因していると思われ

ます。脂質異常症，高血圧，糖尿病などは，ラボデータで診断する疾患なので，だれでも診断できます。COPD の場合，肺機能検査で診断できますが，ルーチン化されていない検査なので「未」診断が多いのです。たいていは，大量喫煙歴のある高齢者で，なんらかの理由で紹介されたとき，数分以内にフィジカルで COPD が診断できます。ただし，軽症例ではフィジカルに出ないので，その場合には検査に回します。

　喫煙歴は最も重要で，男性で 70 Pack-years 以上は COPD のハイリスクグループに入ります[3]。日本では，Brinkman index がよく用いられますが，グローバル標準では Pack-years です。世界的な疫学データを参考にしながら診療するためには，Pack-years を用いるべきでしょう。「Brinkman index はいくら以上がハイリスクか？」などという世界的な疫学データはあまりありません。COPD の 10 人に 1 人には，喫煙歴がない患者がみられます。この場合，受動喫煙について聞くべきです。受動喫煙もないときには，職業歴で有害物質を長期に吸入曝露していた職場環境であったかどうかを聞いてください。なにもリスク因子がないという人はほとんどはまれであると思います。欧米の教科書には α1 アンチトリプシン欠損症による COPD の報告もありますが日本人ではまれといわれています。ただし，家族歴は重要で，「喫煙で COPD になりやすい」家系（遺伝子）はみられるのです。

　問診では，徐々に生じる体動時の呼吸困難や慢性の咳，痰を特徴とします。ただ，患者はこのような症状をあまり医師に伝えない傾向があります。これは，たばこが原因で，「たばこ肺」になっていることをうすうす患者が気付いており，たぶん医師に叱られることを恐れてあまり自己申告しないことが要因なのでしょう。あなたの肺は「たばこ肺」になっていますか？　などという迅速問診がときに役に立ちますよ。

　体動時の呼吸困難を主として訴える pink puffer タイプ（肺気腫型 emphysema type：E type）と，慢性の咳，痰を主として訴える blue bloater

タイプ（慢性気管支炎型 chronic bronchitis type：CB type），そして混合タイプ（mixed type）がみられます．最近この分類はあまり使われていませんが，ゲシュタルト的には「使える」分類だと思います．典型的な肺気腫型では，全身のやせのわりに呼吸補助筋の発達が目立ち，SpO_2 があまり低くないのによく呼吸困難を訴えます．2次性多血症のため顔面紅潮がみられます．逆に，典型的な慢性気管支炎型では，むしろ太り気味で下肢のむくみが目立ち，SpO_2 が低くても呼吸困難をあまり訴えません．そのためチアノーゼをきたしやすく，CO_2 がたまりやすくなります．CO_2 ナルコーシスに注意します．ベースラインから 15 mmHg 以上上昇したときにアステリキシスをみますので，これを HOT 患者の家族に指導すると，素人でも CO_2 ナルコーシスの早期診断ができます．すなわち，「アステリキシスが出てきたらすぐに救急車を呼ぶこと」と指導して，気管挿管を免れた患者が大勢みられました．

　COPD のフィジカルは様々なものがあり（表1），ここではポイントのみにしぼっておきます[4]．肺気腫型では，全身のやせのわりに呼吸補助筋（特に胸鎖乳突筋）の発達や，顔面紅潮が目立つことは上記しました．加えて，気管短縮（これはみかけ上であり，肺の過膨張で縦隔が下方に牽引されることによる），口すぼめ呼吸などが重要です．実際，進行した肺気腫型 COPD では顔と頸をみれば診断できるので，道路で歩行中にすれ違ったときに「一瞬診断」することも可能です．一方，慢性気管支炎型では，太り気味で下肢のむくみが目立ち，呼吸困難をあまり訴えず，進行したらチアノーゼをみます．

　COPD 患者が急性増悪（acute on chronic）を発症して外来受診することがあります．このとき，重症であるかどうかの判断が重要となります．まずは，バイタルサインをチェックし，頻脈と頻呼吸に注意しましょう．頻脈と頻呼吸がなければ，SpO_2 が低くても「慢性」呼吸不全です．CO_2 ナルコーシスがひどくなると，収縮期高血圧を呈することがあります．末梢血管抵抗は低下し，拡張期血圧は上昇せず，四肢末梢は一般に温かいです．一方，高血圧性急性心不全

（左心不全）の場合，アフターロード・ミスマッチによって，収縮期と拡張期の血圧が両方とも上がることが多くみられます。末梢血管抵抗は上昇し，四肢末梢は一般に冷たく感じます。フーバー徴候や逆説的呼吸（奇異性呼吸）がみられたら，NPPVなどの補助換気の必要性を示唆します。

　COPDと喘息は，両者ともに閉塞性肺疾患であり，その鑑別はときに問題となります。COPD患者でも聴診所見で喘鳴を認めることがあります。喘息では，80％程度は40歳未満に発症するので，COPDより若年で多くみられます。症状の出現形態は，発作性であり，かなり日内変動があります。COPD

表1　慢性閉塞性肺疾患の診察所見[5]

1. 視診
    a. 口すぼめ呼吸 (pursed-lip breathing)
    b. 呼吸補助筋の肥大 (accessory muscle hypertrophy)
    c. 呼気時における外頸静脈の怒張
    d. 頸静脈波におけるV波の増高
    e. 吸気時の鎖骨上窩の陥凹
    f. 見掛け上の気管短縮 (short trachea)
    g. 全身の筋肉の萎縮 (muscle wasting)
    h. 樽状胸郭 (barrel chest)
    i. ポンプの柄運動の消失
    j. バケツの取っ手運動の消失
    k. 奇異性呼吸 (respiratory paradox)：吸気で腹部陥凹・呼気で腹部突出
    l. Hoover徴候とHoover溝
    m. 末梢の浮腫
2. 触診と打診
    a. 心最強拍動点の剣状突起下への移動 (drop heart)
    b. 打診上の過剰共鳴音 (hyper-resonance)
3. 聴診
    a. 呼吸音低下 (diminished breath sounds)
    b. 口腔へ放散する吸気早期クラックル音 (early inspiratory crackles)
    c. 2音の肺動脈成分（P2）の亢進と三尖弁閉鎖不全雑音
        （吸気時に増強する収縮期逆流性雑音：Carvallo徴候）
    d. 強制呼気時間 forced expiratory time (FET) の延長
        （6秒以上は1秒率50％以下を示唆）

の症状は持続性であり，慢性的に進行性です．区別困難例では，気管支拡張薬投与後のスパイロメトリーをみます．COPDに喘息のコンポーネントを有する患者がときにみられ，COPD asthmatic componentと呼びます．COPD asthmatic componentかどうかは，喀痰の好酸球を検出すればよいでしょう．純粋なCOPDでの気道炎症に関与する細胞は好中球であり，喘息では好酸球です．呼吸困難を訴える急性期患者で，喘息発作とCOPD急性増悪かどうかを区別することは，ときどき難しいことがあります．軽度〜中等度のみの喘鳴を訴える患者で，血液ガス分析データが$CO_2 > 40$ mmHgであれば，COPD急性増悪であることがほとんどです．純粋な喘息発作で$CO_2 > 40$ mmHgであれば，「喘息重積発作」を意味し，重症だからなのです．

　他に，びまん性汎細気管支炎，副鼻腔気管支症候群，気管支拡張症，塵肺症，肺リンパ脈管筋腫症，間質性肺疾患，肺がん，なども鑑別を要する疾患に含まれます．これらの疾患の確定診断にはときに肺生検を必要としますが，単純X線写真（ときにCT）でCOPDとは鑑別できます．純粋なCOPDでは太鼓ばち指を認めませんので，COPDをフォローしていて，太鼓ばち指を認めたら，まず第一に肺がんを考えます[6]．喫煙はCOPDの危険因子ですが，肺がんの危険因子でもあります．肺結核はどのような画像パターンも呈することがあり，2週間以上続く咳や体重減少，血痰，発熱などで疑ったら，抗酸菌染色（ときにPCR検査）と抗酸菌培養検査を提出しましょう．一般に，肺結核は，やせ以外，「フィジカル所見が無い」ので，疑えば，単純X線写真は必須でしょう．

　うっ血性心不全との鑑別は，問診，身体所見，画像で通常容易です．ただし，COPDに肺炎のような肺病変を来した場合に，左心不全との鑑別が困難なことがあります．心不全の原因として拡張障害などもあり，心エコーでEFが正常であったからといって左心不全の除外にはなりません．また，20％の左心不全患者では，胸部単純X線写真で肺うっ血を認められません．最近は，BNPを測定して，鑑別をする傾向がありますが，右心不全でも上昇するので

絶対視できません。まあ，BNP＜100であれば左心不全は否定的ではあるのですが…。よって，総合的に判断して区別困難例では，「COPD急性増悪＋左心不全合併疑い」として，慎重に両方の治療と再評価を繰り返すことが必要でしょう。

　慢性気管支炎型COPDの鑑別疾患のうち重要なものとして睡眠時無呼吸症候群があります。睡眠時のいびきや無呼吸は患者本人が気づいていない場合が多く，同居人への問診が必要です。肥満や太い頸の患者には睡眠時無呼吸症候群であった例も多く，また，原因不明の下肢浮腫が原因で，睡眠時無呼吸症候群であった症例も多くあります。

参考文献

1) 日本呼吸器学会編：COPD（慢性閉塞性肺疾患）診断と治療のためのガイドライン　第3版：メディカルビュー社，2009.
2) Fukuchi Y, Nishimura M, Ichinose M et al. COPD in Japan : the Nippon COPD Epidemiology study. Respirology 2004 Nov ; 9 (4) : 458-465.
3) Holleman DR Jr, Simel DL. Does the clinical examination predict airflow limitation? JAMA 1995 Jan 25 ; 273 (4) : 313-319.
4) 徳田安春，宮城征四郎：COPDの臨床所見：日本臨床2011 ; 69 (10) : 1770-1774.
5) Tokuda Y, Miyagi S : Physical diagnosis of chronic obstructive pulmonary disease. Internal Medicine 2007 ; 46 : 1885-1891.
6) ローレンス・ティアニー：ティアニー先生の診断入門. 医学書院，2008/10.

肺血栓塞栓症

PULMONARY THROMBOEMBOLISM

(林　寛之)

1. 頻　度

　心筋梗塞や胸部大動脈解離と比べてとかく以前は見逃されやすかったのが肺血栓塞栓症と言えます。近年の診断技術の進歩に伴い，多くの肺血栓塞栓症が診断されるようになるとともに，いかに疑うかが大事な疾患であるとも言えます。頻度はそれほど高くはなく，1.04〜1.43/1,000人／年と言います。International Cooperative Pulmonary Embolism Registryによると発症3か月後の死亡率は17%となります。北米では院外心肺停止の4〜5%は肺血栓塞栓症によるものと言われていますが，日本での正確な数値は見当たりません。

2. 症　状

　約90%の症例で下肢の深部静脈血栓症から血栓が飛んで，肺動脈にひっかかり低酸素やショック，肺梗塞などを引き起こします。残り10%は上肢からの深部静脈血栓となります。症状は多彩で，肺血栓塞栓症に特異的なものはありません。常に肺血栓塞栓症の存在を疑うことが，診断の一番の近道となります。疑わなければ診断が難しい疾患とも言えます。

　胸痛の頻度は66〜74%と比較的高いのですが，教科書的な胸膜痛はたったの15%しか認めません。まるで心筋梗塞を思わせるような胸骨裏の胸痛はなんと4〜12%に認めます。呼吸がつらいだろうという先入観も禁物です。息切れの感度は74%，特異度38%であり，診断の決定打にならないばかりか，息切れがない肺血栓塞栓症は4人に1人もあるということです。喀血も有名で

すが，7〜28%にしか認めません。特筆すべきは失神が8〜35%も認められるということです。失神の患者さんの鑑別診断には，必ず肺血栓塞栓症を念頭に置いておきたいものですね。

肺血栓塞栓症の診断の難しさは非典型例の多いことにあります。安静時無症状の肺血栓塞栓症は16%あり，受診時には無症状なのです。呼吸困難・頻呼吸・胸膜痛の典型症状が3つ伴う例が8%認められます。こうなると一体全体どうして診断をつけたものやら，わからなくなってしまいます。自覚症状や症状に頼りすぎると肺血栓塞栓症は見逃すことになるので厄介な疾患です。そこで肺血栓塞栓症のリスクを評価して診断の役に立てる様々な診断クライテリアが考案されました。

3. 血液検査

血液ガス検査ではA-aDO$_2$が開大するのが特徴です。いくら酸素を投与してもSpO$_2$が上がってこないというのが典型例でしょう。ところが実際の症例ではなかなかの曲者も多く，SpO$_2$が正常化してしまう肺血栓塞栓症も1/3の例で見られます。酸素化が良ければ否定できるなんて思っていてはいけないのです。D-dimerに関しては後述します。

4. 心電図

肺血栓塞栓症と言えば，ECGにてS1Q3T3（I誘導でS波，III誘導でQ波，III誘導で陰性T波）が特異的であるように思われますが，感度も特異度もそれほど高くなく，ECGは決定打にはなりません。洞性頻脈もたかだか8〜69%に認められるに過ぎません。むしろ右心負荷所見である前胸部の陰性T波や右脚ブロックのほうが頻度は高いです。しかしながら肺血栓塞栓症に特異的な所見とは言い難く，ECGで肺血栓塞栓症を診断または除外しようとするのは，実際の臨床では正しくないことになります。

5. 画像検査

　肺動脈の末梢が詰まれば，肺梗塞になり，胸部X線上は外側を底辺とした楔型の陰影になるので，微熱もあり，肺炎と誤診されることもあります。大きい血栓が肺動脈の中心部に詰まれば，肺動脈の流れが途絶し，中心静脈圧が上昇，ショック，説明のつかない低酸素血症となり，死に至ります。肺梗塞になるまでの時間も与えないほど急速な進行のため，胸部X線ではほとんど所見が認められず，Westermark sign（肺野血流の減少）やknuckle sign（肺動脈の突出）などがありますが，特異的なものではないので，この疾患を疑ったら胸部X線よりもさっさと胸部造影CTを施行すべきでしょう。

　以前はVQスキャンをしていましたが，完全に大丈夫と分類される例は少なく，結構あいまいな中等度疑いに分類されてしまうことが多いのです。手間がかかる割にいつでもできない検査となるので，今では造影CTにとってかわられました。

　心エコーでは右心系に静脈血栓が飛んできているところが見えることがあります。背筋が寒くなる瞬間ですね。右心系の圧が高くなるので，左室径の60％以上右室径が広くなっている時には肺血栓塞栓症を疑いますが，左室と同等またはそれ以上大きくなっていることもあります。心室中隔は左室側に張り出してしまい，短軸像で左室が右室に押されてDの形（D-shape）になってしまうことがあります。右心系の圧負荷所見は非常に緊急事態を意味します。血栓溶解療法を考慮します。**右心負荷が強くない肺血栓塞栓症のほうが多いので，この所見がないから肺血栓塞栓症がないと早合点してはいけません。**

　肺血栓塞栓症の90％が下肢から血栓が飛んでくるので，下肢の超音波検査はそれなりに有用です。大腿静脈と膝窩静脈を圧迫して潰れない，または血栓そのものが見つかればアウトです。下肢の静脈を全部追いかけていっても，左右大腿，膝窩静脈の4点を調べるだけでもそれほど感度は変わらないんですね。感度は低いので除外には使えませんが，特異度は結構高いです。痛くもな

くすぐにできる検査ですから，超音波はできるようになっておきたいですね。でもいったん肺血栓塞栓症になってしまうと，半数でしか超音波検査で異常は指摘できないんですけどね。

6. 診断クライテリア

　リスクを評価することで次へのステップとすることが肺血栓塞栓症では肝要です。だって症状だけではなかなか捕まえられないのがこの肺血栓塞栓症ってヤツですから。有名どころでは Wells score があります（表1）。その他 revised Geneva score（表2）や Christpher score などがありますが，どれが

表1　Wells score

肺血栓塞栓症・深部静脈血栓症の既往	+1.5
心拍数＞100回/分	+1.5
最近の手術，固定術，臥床など	+1.5
一側下肢の浮腫（下肢静脈血栓症の症状）	+3
他の診断が見当たらない	+3
喀血	+1
癌	+1

低リスク＜2点，中等度リスク2〜6点，高度リスク≧7点

表2　改訂 Geneva score

65歳より高齢	+1
肺血栓塞栓症・深部静脈血栓症の既往	+3
1か月以内の手術（全身麻酔），下肢骨折	+2
活動性の悪性疾患（固形癌，血液癌，活動性または1年以内の治癒例）	+2
片側下肢痛	+3
喀血	+2
心拍数75〜94回/分	+3
心拍数≧95回/分	+5
一側下肢の圧痛，浮腫	+4

低リスク＜2点，中等度リスク2〜4点，高度リスク5〜7点

一番優位であるということはありません。リスク評価をきちんとしてどう検査していくかを考えていくわけです。Wells score では2点未満は低危険群で肺血栓塞栓症の発症は3.6%，2〜6点は中等度危険群で20.5%，6点を超えると高危険群で66.7% もの人が肺血栓塞栓症を発症してしまいます。

　この際，Wells score で低リスク群と評価された人に関して D-dimer を測定するようにします。肺血栓塞栓症を疑ったらすべての人に D-dimer を測定すればいいのですが，D-dimer は非常に感度が高い検査（＞95%）であり，除外に役に立つ検査です。反対に肺血栓塞栓症のリスクが高い人で D-dimer が陰性であっても完全に否定できるわけではありませんので，結局造影 CT まで必要になってきます。つまり中等度〜高度リスク群の患者さんは D-dimer の結果いかんに関わらず更なる検査，つまり造影 CT が必要になります（図1）。低リスク群で D-dimer が陰性なら肺血栓塞栓症の発症は0.5% です。造影 CT が異常がなくても，中等度〜高度リスクの患者群は1.3% のリスクが残っているので，1週間後下肢の超音波検査をするようにします。D-dimer 検査も高感度 Elisa 法で検査するとさらに感度がよくなるので，中等度リスクの患者であっても D-dimer が陰性なら除外していいと言う報告がでていますので，ご自分の病院で使用している D-dimer 測定キットが高感度かどうか調べておくといいですね。ちなみにほとんどの施設は高感度 Elisa 法ではありません。

　一方，何でもかんでも D-dimer を測定するというのは能がない，というわけで低リスク群に限り，D-dimer の測定すらも要らない患者群を見つけ出そうという criteria ができました。それが PERC(Pulmonary Embolism Rule-out Criteria) といいます（表3）。「PERC ABCs」と覚えましょう。これらの項目すべてがない患者の場合，肺血栓塞栓症の発生率は1〜2% しかなく，感度97.4%，特異度21.9% です。除外に有用な criteria で，D-dimer の乱用を防ぐことができますね。

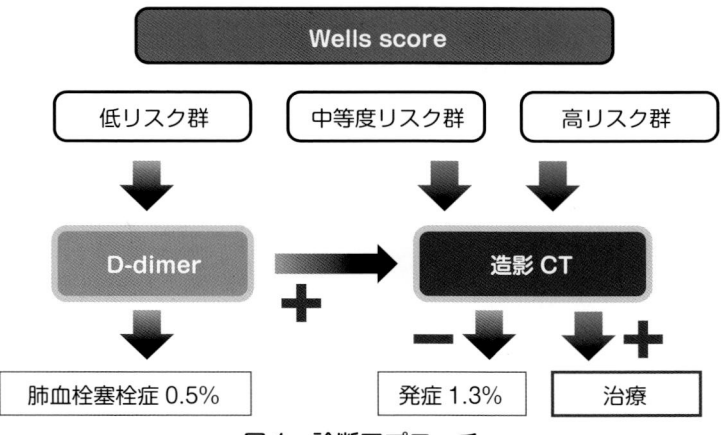

図1 診断アプローチ

表3 PERC criteria

P	PHx of DVT/PE（深部静脈血栓症／肺塞栓の既往症）
E	Estrogen（エストロゲン）
R	Recent Surgery/Trauma（最近の手術／外傷）
C	Clinical features of DVT 　unilateral leg swelling（一側下肢の腫脹〔深部静脈血栓症の臨床症状〕）
A	Age > 50 yo（50歳以上）
B	Bloody sputum（血痰）
C	tachy-Cardia（頻脈）
S	$SpO_2 < 90\%$（または95%）

低リスクで上記なければ D-dimer 測定は不要！

7. 治療

　重症度に合わせて治療方針を決めていきます（表4）。高リスクの患者は全体の5%程度に過ぎませんが，短期死亡率が15%と高く，積極的に血栓溶解療法などを行います。右室負荷やバイタルサインが不安定な場合は，積極的な治療を行い，経静脈的なカテーテルによる血栓吸引や手術，下大静脈のフィルター

を入れることもあります．低リスクや中等度リスクの場合，低分子ヘパリンや通常のヘパリンで加療を行い，次いでワーファリンに移行していきます．低リスク群は外来加療でも安全に施行できるという報告も近年多いです．

表 4　肺血栓塞栓重症度判定指数

Pulmonary embolism severity index		判定
年齢 >80 歳	年齢の数	class 1　≦ 65
男性	＋ 10	class 2　66-85
癌の既往	＋ 30	class 3　86-105
心不全の既往	＋ 10	class 4　106-125
慢性肺疾患の既往	＋ 10	class 5　≧ 125
脈拍 ≧ 110 回 / 分	＋ 20	class 1-2　⇒低リスク
収縮期血圧 <100 mmHg	＋ 30	class 3-5　⇒高リスク
呼吸数 ≧ 30 回 / 分	＋ 20	
体温 <36°C	＋ 20	
意識障害	＋ 60	
SaO_2<90%	＋ 20	
Simplified pulmonary embolism severity index		
年齢 >80 歳	＋ 1	判定
癌の既往	＋ 1	0 点　⇒低リスク
心不全，慢性肺疾患の既往	＋ 1	1 点以上　⇒高リスク
脈拍 ≧ 110 回 / 分	＋ 1	
収縮期血圧 < 100 mmHg	＋ 1	
SaO_2 < 90%	＋ 1	

参考文献

1) Goldhaber SZ & Bounameaux H. Pulmonary embolism and deep vein thrombosis. Lancet 2012 ; 379 : 1835-1846.
2) Venkatesh AK et al. Evaluation of Pulmonary Embolism in the Emergency Department and Consistency With a National Quality Measure. Quantifying the Opportunity for Improvement. Arch Intern Med. Published online June 4, 2012.
3) 林　寛之．ステップビヨンドレジデント⑥救急で必ず出合う疾患編 Part3．羊土社，2010 ; 98-99．

MONDOR DISEASE

モンドール病

(川島篤志)

　Mondor 病は，1939 年にフランスの外科医であった Mondor により報告された[1]浅在性血栓性静脈炎です。発症部位はいろいろありますが，まずは前側胸部のことについて話していきます。といってもまだピンとこないかもしれませんね。比較的稀な疾患かもしれませんので，正確な頻度は算出しにくいと思います。どこの科に受診するか，という受診行動も関係しているような印象があるのですが，この稿を読み終えたときには皆さんにも共感してもらえたらなぁと思いますので，まずは疾患について説明していきます。

　Mondor 病は明確な原因が不明（推定される機序は後述）の血栓性静脈炎で，前側胸部における Mondor 病は前側胸部・腹部の皮下静脈に起こり，同部位に線状に痛みを伴う索状物ができます[2]（好発部位は図 1 参照）。もう少し細かく言うと，解剖学的に外側胸静脈・胸背静脈の枝である上腹壁静脈，内胸静脈の枝の領域に多いとされています[3]。疼痛や索状硬結は，数週間で自然軽快す

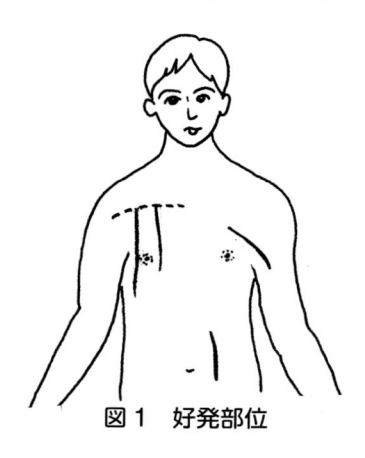

図 1　好発部位

る良性疾患です．自然に治る疾患は，医師が気付かなければ，病気として認識されないままになるので，頻度が低い，ようにみえるかもしれません．

　その前側胸部におけるMondor病の方の主訴は，"胸痛"かもしれません．…が，救急外来にくるような激痛でも突発痛でもありません．全身状態も安定しています．もう少し特徴的なことを言うと，疼痛が上肢挙上時に著明になる，ひきつれた感じになるといった症状や，索状物を触れる，しこりを触れる，上肢挙上時に皮膚が線状に陥凹する，というものがあります．キーワードは"**上肢挙上時に**"，です．この索状物は，幅は2〜5mm（自験例および文献3，4より）で，線状に延びていきます．表面を触るとプツプツした感じがある印象です．Lemierre症候群（別稿で記載）では静脈炎の部位に発赤が診られることがありますが，報告[3,4]や自験例を含めて，発赤は認めないような印象です．

　性差では女性に多いという報告があり，年齢も好発年齢・平均年齢が40歳台という報告[3,4]がありますが，これももしかしたら受診行動によるものかもしれません．種明かしはもう少ししてからです．

　鑑別診断ですが，"胸痛"の鑑別診断と仮定します．

　外来ではまずACS（急性冠症候群）を含めた危ない胸痛を除外しますが，Mondor病の方はVitalも安定しているし，冷汗なども伴っていません．胸膜痛（や頻度は低いですが心膜痛）で診られるような深吸気での疼痛の誘発もありません．また肋骨・肋軟骨の損傷，Tieze病で起こる介達痛やPin-pointでの圧痛も認めません．また帯状疱疹で診られるような皮疹，皮疹出現前のピリピリ感・擦れたときの違和感などもみられません．

　繰り返しますが，ポイントは"上肢を挙上した時"のひきつれる感じです．

　自分自身の経験が基幹病院での内科外来というセッティングだと理解していただいて，まず内科への受診を想定してみます．自験例の多くは，「いろんなところで胸痛を診てもらったけど，よくわからないと言われた」という形で受

診されることが多いです。この時点で，初診時に診断をつけてくれる医療機関もあるのかもしれませんが，その頻度は把握できませんよね。

以前，外来に出ている若いスタッフから胸部痛を主訴の方の鑑別で困っているという電話相談があり，病歴的にMondor病が疑われることより，狙った問診・診察をしてもらうとその通りでした（自分自身は診察場に立ち会っていません）。その際，「誰も診断してくれなかったのに，先生だけが診断をつけてくれた！」と，とても感謝されたそうです。多くは自然治癒しますが，必要であれば鎮痛剤を処方ということになります。改善までの期間も１～２か月とあります[3,4]が，何をもって治癒というのも難しい感じです。自然治癒・軽快する疾患でも，適切な診断をつけることが，患者さんにとってメリットがあるという認識は重要です。

当院の若手医師と外来研修をしていますが，図２の予診票をみて，『Mondor病ですかね？』と相談されたことがあります。その時点で，その専攻医（当時３年目）は，Mondor病を“診た”ことがなかったのですが，“認識”する準備ができていたことになります。結果的には見事，Mondor病でした。

シマウマ探しはよくないですが，いつか自分が診る可能性のある疾患に対して備えておくことは重要だと思います。症例を診たことがない，のではなくて認識したことがない，のが問題です。

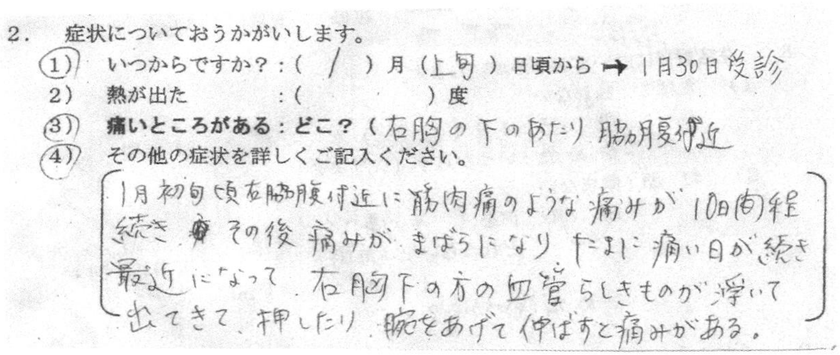
2．　症状についておうかがいします。
1）　いつからですか？：（ 1 ）月（上旬）日頃から → 1月30日受診
2）　熱が出た　：（　　）度
3）　痛いところがある：どこ？（右胸の下のあたり 脇腹付近
4）　その他の症状を詳しくご記入ください。
1月初旬頃右脇腹付近に筋肉痛のような痛みが10日間程続き その後痛みがまばらになり たまに痛い日が続き 最近になって 右胸下の方の血管らしきものが浮いて出てきて 押したり 腕をあげて伸ばすと痛みがある。

図２　当院内科外来の予診票の一部：36歳，女性
（西谷重紀先生のご厚意による）

内科外来を担当する医師に聴いても，知っている頻度は意外と低い印象です。が，この頻度の低いように思える疾患の診断が得意な医師集団がいるのはご存知ですか？　それは外科医，特に乳癌診療をされている先生です。

　文献的には，Mondor病と乳癌には関連があると言われます。他の想定される発症機序に，胸部外傷・乳腺の手術（生検を含む），感染などがあります[2]。

　なので，Mondor病自体は良性疾患ですが，乳癌の検査を行うようには指導することになります。ただ，乳腺外来をされている先生の実感としては，頻度は低いそうです。

　また受診行動を考えると，この胸部の異常（特に硬結・皮膚陥凹）があれば，どこの科を受診されますか？　女性であれば，乳腺外来を受診されるかもしれませんよね。もし受診されれば，乳癌を見つける可能性もあるような気がしませんか？　日本で複数例（19例[3]・41例[4]）の報告がありますが，これも外科外来・乳腺外来からの報告です。ただ，男性例の報告もそれなりにあるとしています。

　個人的な話になりますが，実は自分自身も罹患したことがあります。上着を脱ぐ，つまり上肢拳上時に，"胸が突っ張る"ちょっと嫌な痛みがありました。胸部をみると，少し凹む感じがあり，索状物を触れました。このときはまだデジカメを持ち歩いていなかったので，写真を撮ることをしませんでしたが，貴重な写真をもったいないことしたと思っています。

　最近こんな症例がありました。

症　例

39歳，男性。主訴は，左前胸部と上腕背側の痛み。
　既往に右前胸部のモンドール病がある方でしたので，今回もモンドール病の可能性があると認識していました。上肢拳上時にひきつれる感じだけでなく，発症当日と2日目は，時折差し込むような疼痛がありました。疼痛の部位は，

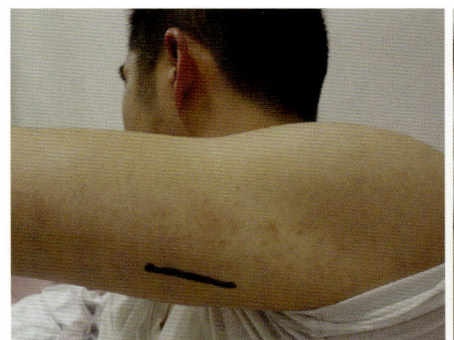

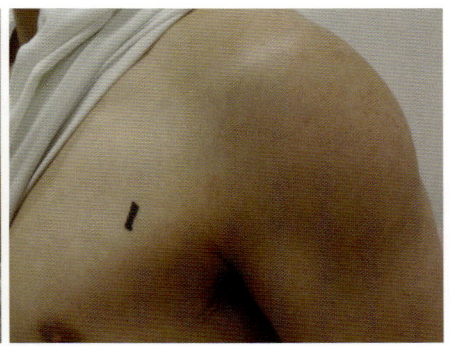

図3 症例での罹患部位(39歳,男性)
同時に2か所発症。マジックで範囲も記載。

左前胸部と左上腕背側と2か所ありましたが,どちらも線状でした(図3)。

　線状の圧痛部位はあったのですが,索状物を探しても表在性には見えませんでした。患者自身は少し奥にある索状物を触れる際に疼痛を伴うので,索状物を容易に認識できましたが,診療経験のない医師はわかりづらいようでした。第3病日に表在エコーをしたところ,筋層のうえに圧痛を伴う索状物を認めました。表在エコーのプローブは線状であるために,圧痛部位が線状であることも明確にわかりました。胆囊炎では,身体所見でMurphy徴候があり,エコーでの圧痛をエコーマーフィーと表現しますよね(エディーマーフィーみたいですが)。モンドール病でも同様にエコーで圧痛部位がよくわかる感じでした。さしずめエコーモンドールとでもいいましょうか? その際,モンドール病の診断基準は何だろう? と思いましたが,このエコーモンドールも使えそうな印象です。生検がgold standardになるかもしれませんが,良性疾患に対して生検はしたくないですよね。実際,この症例でも行いませんでした。そこまで体をはる気はなかったので…。ん? わかりますでしょうか? 実はこれは自分自身でした(いつか学会で症例報告もしてもらおうかな?)。発症機転は,明確にありました。前日の激しい運動でした(忘年会の芸で踊ったことで

すが…）。今までの症例ではほとんど誘因の確認をしていませんでしたが，重要なことかもしれません。嫌な疼痛は2日間ほどありましたが，自分自身は病院受診しようとは思いませんでした（疼痛の閾値の問題や原因を理解しているというのもありますが）。自発痛は3日目からはほとんどなく，上肢挙上時などに疼痛が誘発される程度で日常生活にはまったく支障はありませんでした。鎮痛薬の内服もしていません。7日目には疼痛の誘発もできなくなっていました。罹患部位は写真にあるような範囲で比較的小さく，前胸部と上腕部では長さは差がありました。エコーをする際に罹患血管が筋肉の直上にあり，上肢挙上時などに疼痛が誘発される理由もわかったような気がします。血管は小さな静脈であり，ドップラーで血流が認められないのも理解できました。自分が罹患することでより疾患を理解できた数日間でした。

　自分自身は2度罹患していますが，病院を受診していません。ここでMondor病の方の受診行動を振り返ってみると，ちょっとした仮説が浮かびます。Mondor病を複数経験されている医師は乳腺外科の先生です。つまり患者さんは乳腺外来を受診されるわけです。また痛みはひどくなく，自然軽快するので，医療機関を受診されていない方が相当数いるかもしれません。一般的に就業可能な年齢では男性と女性では医療機関に行くのは女性ですよね。また乳癌に対しての意識がある若い女性では，前胸部（乳房周囲）の疼痛や皮膚の陥凹があれば，乳癌を心配するかもしれません。男性は・・・受診さえしないかもしれませんよね。となると，本当に性差はあるのでしょうか？

　乳腺外来を担当されている当院の外科の先生は年間約300〜400人の受診で10例ほど，診られている実感があります。月に1例程度，ぐらいでしょうか？　当院の皮膚科の先生にお聴きすると，年間約10,000人の受診で1・2例の頻度でMondor病を診られているそうです。内科外来では，卒後16年目の内科医として，相談を受けたことを含めて生涯で7例（うち男性2例で自分

を含む）です．内科や一般の診療所の医師がこの疾患に精通していなければ，診断されることがないままかもしれません．一方，前述したように既に誰かに診断されているかもしれません．

　患者さんが，どの科を受診するか，病院を受診するか，を把握することは不可能ですよね．となると…このMondor病の正確な頻度って難しいですよね．

　乳癌との関連も，もしかしたら乳腺外来を受診したので診断された，つまり一般の罹患頻度と変わりはないかもしれません（疫学的なDataはなく，私見です）．ただ，乳癌検診そのものは重要です．約2人に1人が生涯に癌と診断される可能性がある日本では，検診として"確立されているもの"はシッカリ受けてほしいし，そういった指導を外来レベルで，スラスラとしたいものです．

　さてMondor病の小ネタを少し追記します．

　前胸部だけでなく，上腕部に起こることもあります（自験例は2例）．頸部に起こるものもあるそうですし，陰茎部に起こるものもあります．内科受診されることは少ないとは思いますが，皮膚科の先生で経験のある先生がおられました．泌尿器科の先生は聴いたことがあるが診たことはない，そうです．ご参考までに．

参考文献

1) Mondor H. Tronculite sous-cutanee subaigue de la paroi thoraccique antero-laterale, Mem Acad Chir Paris 1939 ; 65 : 1271-1278.
2) 大塚藤男，上野賢一．皮膚科学　第9版．金芳堂，219，2011．
3) 岸渕正典，弥生恵司，西敏夫ら．Mondor病19例の検討．日本臨床外科学会雑誌．2002 ; 63 : 287-290.
4) 高井良樹，飯野佑一，堀口淳．Mondor病41例の検討 2009 ; 59 : 255-258.

ACUTE MYOCARDIAL INFARCTION

急性心筋梗塞

（林　寛之）

1. 頻　度

　心筋梗塞は言わずも知れた救急の世界では最も訴訟の温床であり，今でも13～20％は死亡し，そのうち半数は24時間以内に死亡します。人口10万人に対して約200人発生するので，人口20～40万人ぐらいの中規模の町に住んでいれば，毎日1～3人発症しており，地域の中核病院のどこかの病院には必ず誰か心筋梗塞で受診している患者さんがいるはずというぐらいよく見かける疾患です。

　冠動脈がいよいよ詰まりそうで，まだ詰まってはいないものは不安定狭心症と言い，心電図も血液検査も異常を示さないので決定打は病歴がものを言います。狭心痛が以前よりも強い，持続時間が長くなった，頻度が増えてきた，ニトログリセリンがあまり効かなくなってきた，と言うような病歴をいかにうまくつかまえるかが大事となってきます。約10％の不安定狭心症が心筋梗塞になってしまいます。急性心筋梗塞のみならず不安定狭心症も含めて急性冠症候群と言い，臨床的には大きな区別することなく，とりあえず入院という範疇になるでしょう。心筋梗塞でも心内膜下梗塞であれば，心筋酵素は異常値を示すものの，ECGは非典型的であり，国家試験的な誰でもわかるような心筋梗塞ばかりではないから難しいものです。

2. 症　状

a. 典型例

　中年の男性で喫煙，高血圧，高脂血症，糖尿病，狭心症や心筋梗塞の既往歴や家族歴などが揃って，手のひら大で胸部圧迫感，両肩への放散痛，冷や汗があれば，誰も迷わないでしょう。心電図や逸脱心筋酵素で確認できればすぐに心臓カテーテル検査に突入です。これだけ症状が揃えば，たとえ心電図や血液検査が正常でも帰宅させるわけにはいきません。心筋梗塞は経時的にはっきりしてくる疾患とも言えます。典型的な症状で救急を受診するのはたったの25％しかないとも言われます。非典型例は6〜52％と報告によってバラバラですが，むしろ**「非典型例こそ心筋梗塞の典型例」**といっても過言ではないでしょう。臨床家の多くが悩まされ騙されるのはこの非典型例に他なりません。心筋梗塞のリスクファクターには喫煙，高血圧，糖尿病などがあげられますが，それは将来冠動脈疾患のリスクが上がるだけであり，今，目の前でつらそうにしている人が心筋梗塞かどうかというと，リスク評価はそれほど役立ちません。狭心症や心筋梗塞の既往は陽性尤度比が2.2とそれほどたいしたことがありませんが，唯一目の前の患者のリスクをあげてくるので注意しましょう。

b. 非典型例

　①痛みの性状：心筋梗塞特有の胸部圧迫感を訴えてくれればいいのですが，中には非典型的訴えをする患者さんがいます。手の掌や拳の範囲で，「胸が圧迫される」「象に踏まれるようだ」という痛みは典型的であるものの，陽性尤度比はたった1.7（尤度比は1を超えるとその病気らしいと言え，1を切るとその病気らしくないと考えます）です。確かに陽性尤度比は1を超えているのですが，臨床上意味を持たせるには5ぐらい欲しいところですね。実際には逆流性食道炎や食道のスパスムでも同様に胸部の圧迫感を訴えるものです。制酸薬で胸痛が治まったから食道炎だとか，ニトログリセリンで痛みが治まったら虚血性心疾患だとか，薬剤に対する反応で見ると大チョンボをしでかしてしま

います。薬剤による反応は鑑別診断には何にも役に立ちません。鋭い・刺すような痛みを訴え場合の陰性尤度比が0.41，呼吸による変動がある胸痛の場合は陰性尤度比が0.22，体位による変化がある場合は陰性尤度比が0.13とぐっと1より小さい数字になり，心筋梗塞の可能性は低くなります。指でピンポイントに胸を指して痛いという場合は，心臓神経症の可能性が高くなるものの，心筋梗塞でも2％は指でさす範囲が痛いと訴えると言いますから，臨床家の悩みは耐えません。痛みの性状や痛みの範囲で完全に否定してしまうのはなかなかできない話なのです。統計学的にはあまり否定の材料に使えるものではないと言います。

　②**放散痛**：放散痛を主に訴える場合も注意が必要です。下壁の心筋梗塞では右冠動脈が関係してきますので，迷走神経が刺激され，嘔吐，心窩部痛を主訴に来院してきます。あたかも胃が悪そうな訴えで来院するので内視鏡室で悪化してしまうことがあります。なかなか胃が悪いという訴えから心臓が悪いと関連付けをするのは慣れていないと難しいものですが，裁判ではそこのところは情状酌量の余地はないようです。心筋梗塞で胃が痛くなる場合があるというのは肝に銘じておくしかないでしょう。のどが詰まると訴える場合もありますし，顎が痛い，歯が痛いと訴えて歯科を受診する場合もあります。肩への放散痛も有名ですが，両肩の痛みを訴える場合は心筋梗塞の可能性もぐっと上がり，陽性尤度比も7.1とはね上がります。通常痛みを訴える場合はその解剖学的部位を考慮して鑑別診断をあげますが，心筋梗塞は遠くに痛みを放散することを常に考えておかないと簡単に見過ごされてしまいます。心臓を中心に30cmの範囲の不快感を訴えた場合は，必ず心筋梗塞も考慮します。特に冷や汗を伴っている場合は要注意！　**冷や汗は心筋梗塞と関連が高く，陽性尤度比は4.7〜5.2もあります**。患者の冷や汗を見たら，医療者も冷や汗ものなのですね。

　③**痛みがない患者さん**：特に困るのは痛みを訴えない心筋梗塞の患者さんで

す．痛みに頼りすぎると心筋梗塞は見逃されます．心筋梗塞の2～3人に1人は痛みを訴えないという報告まであります．報告によっては47%も胸痛を訴えないとも言い，実臨床はなんとも摩訶不思議なものです．一般に無痛性心筋梗塞の代表選手としてあげられるのは糖尿病ですが，無痛性心筋梗塞の3人に1人が糖尿病を有するというだけであり，糖尿病がない人が無痛性の心筋梗塞であることのほうが多いのです．したがって糖尿病がないからと言って，「無痛性の心筋梗塞なんてないだろう」と安易に否定するのはいけません．特に85歳以上の心筋梗塞の約60～70%は胸痛を訴えません．**高齢者の心筋梗塞で最も多い訴えは「息切れ」**です．心不全徴候なのですが，患者さんが「自分は風邪を引いた．息がつらい」と自己診断して受診してくるとなかなか厄介です．くれぐれも高齢者の息切れに対しては心電図検査の閾値を下げておくようにしたいものです．男性なら疑いやすいのですが，女性となると心筋梗塞は少ないと思い込んでしまい，見逃されやすくなってしまいます．**女性の心筋梗塞の43%は胸痛を訴えず，息切れや嘔気，全身倦怠を訴えることが多いです．**胸痛以外の症状に慎重に目を向ける必要があります．心不全や脳卒中の既往，高齢者，糖尿病，女性などは胸痛を訴えない心筋梗塞の割合が高いです．胸痛がなくても，全身倦怠，嘔気・嘔吐，息切れなどの訴えには敏感になっておきたいものです．

表1　無痛性心筋梗塞

リスクファクター	無痛性心筋梗塞の割合
心不全の既往	51%
脳卒中の既往	47%
75歳以上	45%
糖尿病	38%
非白人	34%
女性	39%

3. 心電図

　やはり心筋梗塞を疑う上で，12誘導心電図は見逃せません。たかが心電図，されど心電図です。簡単な心電図であれば誰も迷わずに心筋梗塞を診断できますが，心電図そのものもいろいろ非特異的なものが多いので，臨床家の頭を悩ませてくれます。ガイドラインでは心筋梗塞患者が病院の玄関をまたいだら，10分以内に心電図をとるように推奨しています。そうなると必ずトリアージ看護師が必要になります。トリアージ看護師を置かないで10分以内に心電図をとるなど，よほど優秀な受付事務員がいない限り不可能です。この辺り世界のスタンダードと実際の救急外来の整備には開きがあるようです。看護師の判断で12誘導の心電図をとっても良いという外来マニュアルを徹底しておかないといけません。

　心電図は万能の検査ではありません。初診時には心電図の感度は13～69%しかありません。結局ひっかかればOK，ひっかからなければ，経時的にしつこく追い掛け回すということになります。胸痛が持続する場合には，15～30分毎に心電図をとる必要があります。

　前壁，側壁，下壁などの同じ壁から見て，2つ以上の誘導でST上昇があれば心筋障害心電図をとります。また反対側の誘導でST低下，いわゆるミラーイメージ（reciprocal change）があれば決定的です。下壁梗塞ではミラーイメージが出るのは約7割で比較的見つけやすいのですが，前壁梗塞ではミラーイメージが出るのはわずか3割しかなく，前壁のST上昇だけでは鑑別疾患も多いので実際には悩む例も多いです。

　下壁梗塞の25～40%は右室梗塞を合併します。右冠動脈の遠位が詰まるだけなら下壁梗塞でいいのですが，起始部が詰まれば右室梗塞になってしまいます。右室梗塞ではモルヒネやニトログリセリンなど当たり前のように通常急性冠症候群で使用している薬剤が，前負荷をとってしまうことで一気に血圧低下をきたすことがあり要注意です。**一番便利なのは右誘導（V4R，V5R）を確認**

することです．下壁梗塞を見たらV4R，V5Rは必ずチェックしておきたいです．

ST上昇のみに気をとられていると見逃しやすいのが後壁梗塞です．V1でR/S比＞1，V1, V2でST低下を見たら，後壁のミラーイメージを見ていると思い疑わなければいけません．救急医でも後壁梗塞は約4割の正診率と言います．後壁梗塞と言えば回旋枝の心筋梗塞なのですぐに致死的になるわけではありませんが，僧帽弁閉鎖不全を合併しやすく心筋予後は悪くなってしまいます．タイミングよく冠動脈を再開通しないと，心筋が死んでしまってからでは意味がありません．Time is muscle なのです．

心電図読影でおそらく最も大事なのは，以前の心電図と比較することでしょう．以前の心電図で虚血性変化としてST低下を見ていた患者さんが，上向きのSTを呈して胸痛を訴えてきたら，それは偽ST正常化（pseudo-normalization）と言い，STが上昇したにほかなりません．

12誘導心電図と言いつつもあまり注目されていないのがaVR誘導．実はこのaVRで1.5mm以上ST上昇を見たら，冠動脈起始部が閉塞していることが多いと言います．この所見の感度は78％，特異度86％，陽性的中率57％，陰性的中率95％，そして死亡率75％です．他の誘導でST上昇を伴う場合は診断は難しくありませんが，aVR以外の誘導がまったく異常を示さない場合もありますし，他の誘導ではST変化の虚血性変化しか示さない場合もあります．明日からaVRを真面目に読んでみるのは価値があるでしょう．

ST変化など必ずしも心筋梗塞だけではありません．心外膜炎，左室肥大，Brugada症候群，早期再分極，脚ブロックなど鑑別診断は多岐にわたります．胸部大動脈解離でも心筋梗塞のような心電図波形になる者は7％もあると言います．もっとも，大動脈解離が冠動脈起始部まで及べば心筋梗塞を合併してくることにもなるのですが．食道疾患や膵炎も非特異的ST変化を呈し，くも膜下出血など頭蓋内病変でも giant cerebral T といい，とんでもなく大きな陰性T波が前胸部に出現してきます．胸痛を見たら，**心筋梗塞のみならず，**

胸部大動脈解離と肺塞栓だけは常に念頭に置いて診療したいものです。

4. 血液検査　心筋酵素

　心筋酵素はやはり上昇してくれば心筋梗塞とまず言えるでしょう．しかしながら心筋が死ぬまでは時間がかかるのです．来院時にすぐに心筋酵素を測定してもその感度は10〜40％しかなく，半数以上の人が血液検査は正常になってしまいます．白血球やCRPなどは早期に上昇するといっても，他の多くの疾患で上昇するような検査は何の鑑別の役にも立ちません．それでもトロポニンT（TnT）とI（TnI）は非常に特異度が高く，発症3時間以上経過した心筋梗塞の診断に役立ちます．H-FABP（heart-type fatty acid-binding protein；心臓由来脂肪酸結合蛋白）（ラピチェック®）だと，より早期（約1時間半）に上昇してくるので，感度，特異度とも高いと言いますが，いかんせん腎不全患者や高齢者では心筋のダメージと関係なくTnT，H-FABPともに陽性になることがあります．CK-MBは心筋特異性が高く，心筋障害の程度を反映します．一般的には，白血球2〜3時間，CK 2〜4時間，AST 6〜12時間，LDH 12〜24時間，CRP 1〜3日，ESR 2〜3日で上昇してくると言います．

　TnTはさすがに発症から8時間経過すると感度が90％を超えるので，疑わしき患者さんは8〜12時間フォローアップするというのがスタンダードになっています．そしてリスクが低いと評価された人は負荷試験をしてから帰宅させるというのが，訴訟になりやすい心筋梗塞の清く正しいアプローチになるのでしょうか．最近の報告では発症から3〜4時間のフォローアップで96％の心筋梗塞を見つけられると言います．ただこの残りの4％を見逃して痛い目に合うことも肝に銘じたほうがいいでしょう．

5. 心エコー

　心エコーはすぐに壁運動異常が見られる場合も存在し，ベテランの循環器内科医の手にかかれば素晴らしい武器となります。一方，検査をする人の腕に左右される検査でもあり，判断の主観が大いに関与してくる検査でもあります。発症から4時間はなかなか引っかかりにくい検査でもあります。心エコーの感度は93%ですが，特異度は66%，陰性的中率は98%です。元気に動く心臓はわかりやすいのですが，微妙なものはなかなかわかりにくい検査なのです。

6. 治　療

　急性冠症候群を見たらMONA（morphineモルヒネ，oxygen酸素，nitroglycerinニトログリセリン，aspirinアスピリン）を早期に投与することが基本となります。しかし前述しましたが，右室梗塞の際はモルヒネやニトログリセリンの安易な投与は血圧低下を招きますので注意が必要です。モルヒネは前負荷も取ってくれ，交感神経も落ち着けるので推奨されていましたが，最近のエビデンスでは，ニトログリセリンの効果がなかったST上昇型心筋梗塞で使用することになっています。不安定狭心症や非ST上昇型心筋梗塞でのモルヒネ使用は，予後が悪いので控えることが推奨されています。以前よりもモルヒネの使用閾値が上がった感じです。ニトログリセリンも血圧低下をきたすので血圧90mmHg以下，いつもの血圧より30mmHg以上血圧が低い時，右室梗塞，PDE5阻害薬を24時間以内に使用している場合には，使用を控えるべきです。酸素投与は明らかには有効なエビデンスがなく，呼吸困難のない心筋梗塞でSpO$_2$が94%以上あれば，酸素投与は不要となりました。むしろSpO$_2$で100%になるほど酸素を投与してしまうと，酸素毒性が問題になり，94〜99%にコントロールするほうがいいようです。

　一方，アスピリンはなるべく早期に投与して冠動脈の血栓が増えないようにすべきと推奨されています。2010年ガイドラインでは救命士が現場で患者に

投与することが推奨されています。

　言わずと知れた PCI（percutaneous coronary intervention）が早期に行われれば，心筋障害を最小限に食い止めることができます。循環器内科医の腕の見せ所です。心肺停止の患者さんが心拍再開し，原因が心筋梗塞とわかった時点で，低体温療法をしながらでも PCI をしたほうが予後が良いことがわかっています。

　心筋梗塞は致死的な疾患であるとともに診断が最も難しい疾患でもあります。病気をはさんで医師と患者が責任のなすり合いをするのではなく，共同作業で疾患を見つけていくという姿勢をきちんと構築することが最も肝要なのだと思います。疑わしくはモニタをしてねばる，そして循環器内科医へとうまくつなぐことが大事でしょう。

参考文献
1) Body R et al. The value of symptoms and signs in the emergent diagnosis of acute coronary syndromes. Resuscitation 2010 ; 81 : 281-286.
2) Boie ET et al. Initial evaluation of chest pain. Emerg Med Clin North Am 2005 ; 23 : 937-957.
3) Woo KC et al. High‐Risk Chief Complaints I : Chest Pain-The Big Three. Emerg Med Clin North Am 2009 ; 27 : 685-712.

AORTIC STENOSIS (AS)

大動脈弁狭窄症

(徳田安春)

　大動脈弁狭窄 (aortic stenosis：AS) は，大動脈弁の狭窄によって，左心室に慢性的な圧負荷がかかった状態をいいます。高齢者に多い心疾患であり，大動脈弁の退行変性によることが多くみられます。若年者では，先天性二尖弁や炎症性（リウマチ熱後）で起こすこともあるにはあります。人口の高齢化で，大動脈弁の退行変性によるものの頻度が増加しています[1]。ASが重要な理由は，症状が出るまで無症状期が長く，症状が出現してからは一気に病勢が進み，手術治療を行わなければ予後が不良になるという点です（図1）。進行を遅らせる内科的治療薬でエビデンスのあるものはまだありません。

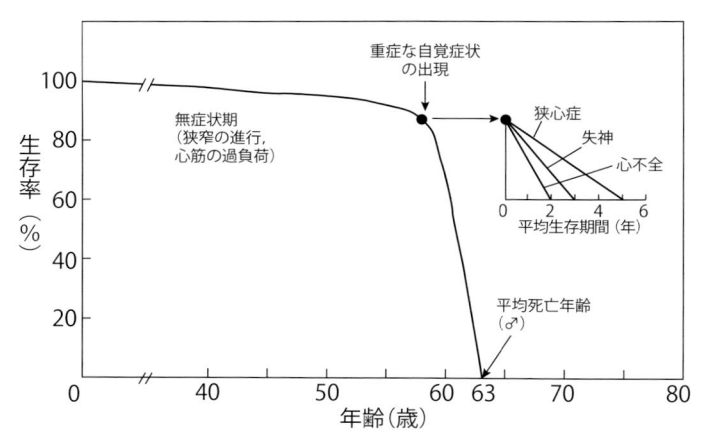

図1　ASの自然歴
（循環器病の診断と治療に関するガイドライン：2006年度合同研究班報告より）

　図1から，無症状期に発見して定期的にエコーなどを実施し，高度狭窄(表1)

となったときに予防的な手術療法が行われることが多いのがわかります。ただし，エコーでは圧較差などを過小評価することがあり，約半数例で冠動脈疾患を合併することもあり，冠動脈造影を兼ねた心臓カテーテル検査による評価が必要になる場合があります。

表1　ASの重症度

	軽度	中等度	高度
連続波ドプラ法による最高血流速度（m／s）	＜3.0	3.0 − 4.0	≧4.0
簡易ベルヌイ式による収縮期平均較差（mm Hg）	＜25	25 − 40	≧40
弁口面積（平方cm^2）	＞1.5	1.0 − 1.5	≦1.0
弁口面積係数（平方cm^2/m^2）	−	−	＜0.6

（循環器病の診断と治療に関するガイドライン：2006年度合同研究班報告より）

ASは無症状期に発見すべきであると述べましたが，未診断例もときに救急室などでみられます。図1からも理解できるように，代表的な症状に狭心痛，失神，心不全がみられます。裏返していうと，狭心痛，失神，心不全で受診した患者では，その原因としてASも考慮すべきであるということになるのはおわかりですね。ここではまず，ゲシュタルト的な未診断の典型例を挙げてみてみましょう。

症例：ゲシュタルト的な未診断の典型例

85歳，男性。主訴は呼吸困難。最近の健診や病院受診歴なし。喫煙歴あり。
現病歴：10日前より労作時呼吸困難，5日前より発作性夜間呼吸困難，前夜より起座呼吸あり，翌朝救急外来受診となる。顔色が悪く冷汗をかいていた。
バイタルサイン：血圧110/85　脈 130　呼吸数40　体温36.0，マスク酸素7LでSpO_2 92%
収縮期駆出性雑音3/6を認め，最強点は第2肋間胸骨右縁。

四肢末梢に冷感と冷汗あり。
前脛骨〜足背に浮腫 pitting edema あり，slow edema であった。
心電図：左心室肥大 LVH strain pattern（図2）。
胸部X線写真：両側肺野びまん性うっ血あり（図3）。

図2　心電図　　　　　　　　　　　（自経験例より）

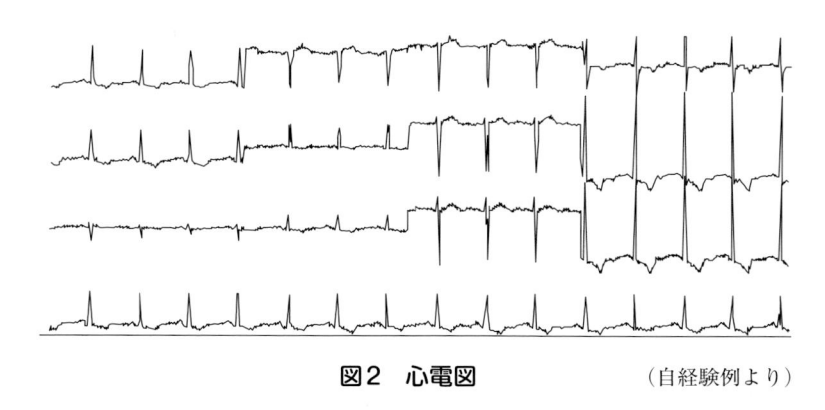

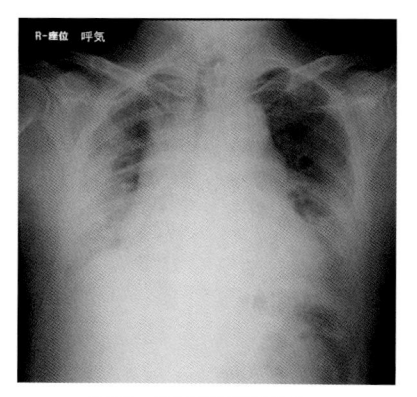

図3　胸部X線写真

その後の経過：担当医は，左心不全の診断で，ニトログリセリンの持続静注を開始した。その数分後，血圧が 60/45 mmHg へ急激に低下し，急性循環不全を呈した。指導医がコールされ，心臓の診察より高度大動脈弁狭窄症 critical AS による左心不全の診断となる。心エコー検査により，大動脈弁の高度石灰

化・開放制限あり，連続波ドップラーエコーによる A-V pressure gradient の推定では 100 mmHg であった．Critical AS ではニトログリセリンなどの血管拡張薬の投与で「ショック」になることがあり，critical AS による左心不全で肺うっ血をみる場合，フロセマイドなどの利尿剤の使用が安全である[2]．

AS と他の疾患との鑑別ポイントでは，収縮期心雑音を有する患者でのフィジカルということになります．AS による収縮期駆出性雑音と大動脈弁の硬化（多くは加齢による）による駆出性雑音の鑑別が最も重要になります．まず，バイタルサインが重要です．Critical AS では血圧（脈圧）が低くなります．頸動脈触診で，AS では遅脈＋小脈 pulsus tardus et parvus がみられます（図4）．遅脈は立ち上がりの速度が遅い脈のことで，触診では「押される感じ push」となります．小脈はピーク（ボリューム）の小さい脈のことです．

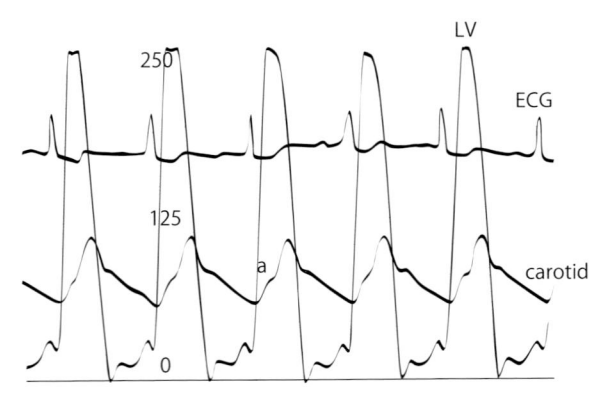

図4 AS における遅脈＋小脈 （自経験例より）

AS による収縮期駆出性雑音は右鎖骨へ放散します．大動脈弁の硬化（多くは加齢による）による駆出性雑音は，右鎖骨へ放散しません．収縮期駆出性雑音のシェイプも重要です．図5のような，late-peaking ejection murmur は高度の AS を示唆します．

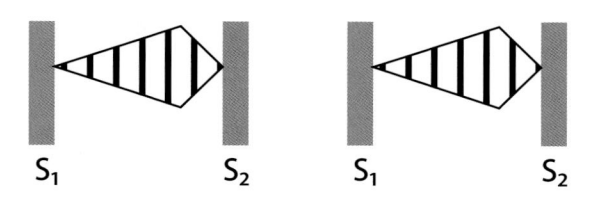

図5 ASでのlate-peaking ejection murmur

ただし，雑音の大きさintensityと，ASの重症度は相関しません。Critical ASで，収縮期駆出性雑音が「小さい」ケースが見逃されやすく，またcritical ASではS₂の減弱もみられます。

上記症例ではまた，浮腫もみられました。ピット（くぼみ）する浮腫（pitting edema）をきたす疾患の鑑別には，pit recovery timeの測定が有用です。40秒以内のfast edemaであれば，低アルブミン血症（低膠質浸透圧血症）による浮腫である場合が多いです。一方，本症例のように，slow edemaであれば，うっ血性心不全などによる浮腫を考えます。

AS診断のための臨床決断ルールもあります（図6）。これはアルゴリズムスタイルなので利用しやすく，覚えやすいので，覚えておきましょう[3]。

* S2 減弱
遅脈
小脈
雑音が R2 で最強

1/69(1.4%) Aortic Stenosis
LR 0.1(0.02-0.44)

8/38(21%) Aortic Stenosis
LR 1.76(0.96-2.87)

6/7(86%) Aortic Stenosis
LR 70(6.6-239)

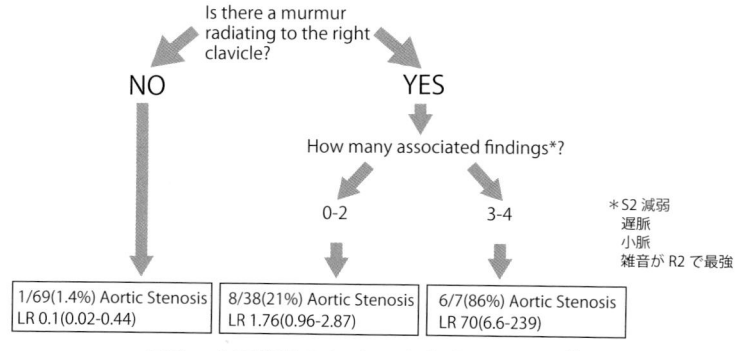

図6 AS診断のための臨床決断ルール[3]

参考文献

1) 循環器病の診断と治療に関するガイドライン：2006年度合同研究班報告
2) Hinchman DA, Otto CM. Valvular disease in the elderly. Cardiol Clin 1999 Feb ; 17(1) : 137-158. Review. PubMed PMID : 10093770
3) Etchells E, Glenns V, Shadowitz S, Bell C et al. A bedside clinical prediction rule for detecting moderate or severe aortic stenosis. J Gen Intern Med 1998 Oct ; 13(10) : 699-704. PubMed PMID : 9798818

INFECTIVE ENDOCARDITIS

感染性心内膜炎

(岩田健太郎)

　結論から申し上げておくと，要するに「心内膜炎は敗血症ではない」。これにつきます。もちろん，感染性心内膜炎（infective endocarditis, 以下IE）がいずれ敗血症を併存することはあります。しかし，両者は少なくとも必要十分条件的に同じものではないのです。

　敗血症とは「感染症が原因のSIRS（systemic inflammatory response syndrome）」のことですが，これでは敗血症のゲシュタルトをうまく伝えていないと思います。簡単に言うと，「敗血症は救急車で救急外来にくる病気」「IEは患者が歩いて外来に来る病気」と断じておけば，当たらずと言えども遠からず，だと思います。両者は感染症である点，血液培養がしばしば陽性になる点など部分，要素は同じなのですが，「全然違う病気」なのです。

　かつて，沖縄県立中部病院にいらした喜舎場朝和先生が，ある医学雑誌に「敗血症・感染性心内膜炎」というタイトルで総説論文を書くよう依頼され，「ワシにはそんな無茶なことはできん！」と激怒された（らしい）というエピソードがありますが，そりゃ，怒るわなあ，とぼくは思います。

　日本におけるIEの疫学はよく分かっていません。しかし，IE診断の要の一つである血液培養採取率が低い日本においては，かなり見落とされているであろうことは想像に難くありません。日本の多くの病院では血液培養そのものを採取する習慣に乏しく，たとえ採取していても1セットしかとっていないことが多いです。1セットだと2セットよりも感度が低く，見落としのリスクが高いのです[1]。

僕が日本に帰国して間もなく，IEの見落としで多発脳梗塞でICUで「お手上げ状態」になっている患者を見ました．また，その後カルテレビューで透析患者が2年近く，黄色ブドウ球菌菌血症を繰り返しているのに「CRPが下がった」という理由で抗菌薬中止，退院を繰り返し，最後は弁破壊，心不全にて亡くなったケースの存在を知りました．医療過誤裁判事例では「成人スチル病」と診断されたIE患者が長い間ステロイド投与などを受けていて，血液培養も心エコーもないまま脳梗塞，死亡に至った事例が報告されています[2]．法的には因果関係が認められなかったそうですが，正直苦い思いがします．

　2004年にぼくが帰国した前後，赴任地のIEは48.7／10万退院患者から，84.8に激増しました（$p = 0.01$）[3]．「そういうこと」なのです．

　神戸大学病院は心臓血管外科が非常にアクティブなので，たくさんのIE患者が搬送されてきます．しかし，これらの患者は必ずしも典型的なIEのゲシュタルトを持っていません．弁破壊が起き，頭などあちこちに梗塞を起こしてから搬送されてきては遅いのです．IEは発症初期にはむしろ内科的なゲシュタルトを持っているものなのです．すなわち，発熱，倦怠感，食欲不振，体重減少といった，「ポイントを絞りにくい」漠然とした症状です．

　そして，発症初期には胸痛，息切れ，動悸，失神のような「心臓疾患を示唆する所見」は皆無ですから，IEの患者がいきなり循環器内科や外科を受診することはまずありません．よって，総合内科，リウマチ科，内分泌科など「心臓が専門でない」外来を受診します．近年，スーパーローテート制度の普及もあって臓器に特化せず全身を見ることのできる医師も増えていますが，古典的な医局制度で「自分の臓器」だけを守備範囲にしてきた場合，ここでIEは完全に鑑別診断から消えてなくなっています．

　熱，白血球，CRPの高値→感染臓器や微生物の検索をせずにいきなり抗菌薬，，治らないので別の抗菌薬，，治らないので別の抗菌薬，，，治らないのでステロイドパルス，，，じゃない，パルス，というプラクティス（残念ながら珍

しくありません）も診断を遅らせる一因となっています。

　以前は，黄色ブドウ球菌による急性心内膜炎，連鎖球菌による亜急性心内膜炎と分類されていましたが，両者の臨床的な区別はそんなに難しくはなく，これらの弁別は不要であると考えられています。

　病歴的には，一番有用なのは「IEの既往歴」であり，IEの既往歴があり，発熱があればいの一番にこの疾患を想起します。IEの原因になる心の基礎疾患も有用ですが，多くの患者はその存在を知りません。あと，アトピー性皮膚炎，血液透析患者，入院中でカテーテルがたくさん入っている，のようにブドウ球菌曝露のリスクが高い患者では要注意です。抜歯はレンサ球菌菌血症のリスクですが，歯磨きでも似たようなリスクがあり，「抜歯の病歴」は必ず聞く質問ながら「これで診断できた」ケースはあまり多くありません。

　診察時は，前述のように全身状態も意識状態も（悪くなるまでは）よいので，外来にスタスタ歩いてきます。熱があり，心音は，，に行く前に，手と目を見ます。眼瞼の点状出血，爪の線状出血（splinter hemorrhage）は発熱患者ではIEを強く示唆します。有痛性のOsler結節と無痛性のJaneway病変（手の無痛性の点状出血）は，前者はめったに見ず，後者はよく見ます。Sapira的には「ないのではなくrecognizeされていないのだ」そうですが[4]　あ，これをSapiraさんの能力の高さとみるか，大言壮語とみるかは，（ぼく的には）微妙なところです。時々騙されるのが，糖尿病患者で血糖チェックをしている場合。長く見ているとすぐに違いが分かりますが，ランセットの傷が「そのように」見えることはあります。心音は当然心雑音の期待をしますが，これは研修医を見ていると，聞ける人とそうでない場合があるようで，「自分の聴診脳力」をよく把握しておくことが大事みたいです。Roth斑を探して眼底も見ますが，見つかったことがありません。ただ，カンジダ心内膜炎は10～20%程度で眼内炎も合併しているので，眼底を見るのはどっちみち大切です。

　初期を過ぎ，あちこちに合併症を起こすと様々な症状を起こします。腎梗

塞，脾梗塞を合併すれば側腹部痛や背部痛を起こしますし，それが膿瘍化すればPsoas signが陽性になることもあります。椎間板，椎体に飛べば椎間板炎，椎体炎，硬膜外膿瘍となり，頚部痛，背部痛，腰痛に至ります。たまに，硬膜外膿瘍が髄膜を刺激して，項部硬直など髄膜炎のようにプレゼンすることもあります。髄液を採ると細胞数は上昇，タンパクはちょい上がり，糖はそんなに下がっておらず，グラム染色や培養は陰性で「なんだろな」と思っていたら，実は心臓に感染源がある，，という話です。もちろん，脳に飛べば麻痺などの脳梗塞の症状となります。麻痺患者が発熱していれば，IEを必ず鑑別に入れる必要があります。

　血液検査は「炎症の存在」を教えてくれるだけなので，ほとんど診断には寄与しません。あえて言うならリウマトイド因子や補体の測定でDukeの基準の小基準を「貯める」ことはできますが，正直言ってそういう診断の仕方はほとんどしません。IEや，と思ったら合わせ技一本ではなく，血液培養と心エコーでケリをつけにいくのがほとんどです。免疫学的現象として腎不全・血尿などが認められることはあり，尿検査もしますが，診断「そのもの」に寄与することはあまりありません。

　心エコーはTTE（経胸壁エコー）は感度が悪いため，これが陰性なだけでは安心せず，TEE（経食道エコー）が必要になることもあります。血液培養は抗菌薬が入る「前」に複数セット取ります。本稿は「ゲシュタルト」の話なので，系統的な診断については詳細は述べませんが，関心ある方は別稿をご覧ください[5]。

　IEは前述のように「敗血症ではない」ので，少なくとも初期はそうなので，（敗血症のように）治療を焦る必要はありません。血液培養を充分採取し，心エコーをし，他の合併症を除外するなど，じっくり診断する余裕があります。入院施設のない一般外来でIEを疑い，病院に紹介・搬送する場合も慌てて抗菌薬を投与する必要は，通常はありません。その抗菌薬が，診断を難しくし

ている最大の障壁なのです．また，じっくりじっくりIEワークアップをしていると，バルトネラなどの「血液培養では診断できない」IE，SLEに合併するLibman-Sacks心内膜炎，悪性疾患に関連した非感染性心内膜炎（marantic endocarditis）などを見つけやすくなります．

参考文献

1) Lee A, Mirrett S, Reller LB, Weinstein MP. Detection of bloodstream infections in adults : how many blood cultures are needed? J Clin Microbiol 2007 Nov ; 45 (11) : 3546-3548.
2) 過去の医療事故・医療過誤（医療ミス）の裁判事例　循環器外科　東京地裁平成17年12月12日判決　http://www.iryoukago-bengo.jp/article/14350280.html
3) Yamamoto S, Hosokawa N, Sogi M, Inakaku M, Imoto K, Ohji G, et al. Impact of infectious diseases service consultation on diagnosis of infective endocarditis. Scand J Infect Dis. 2012 Apr ; 44 (4) : 270-275.
4) Orient JM. Sapira's Art & Science of Bedside Diagnosis 4th ed. Wolters Kluwer, Lippincott Williams & Wilkins, 2010 ; 477-479.
5) 岩田健太郎．【感染性心内膜炎のすべて】感染性心内膜炎の診断　感染症としての感染性心内膜炎をいかに診断するか　臨床医の立場から（解説/特集）．心エコー 2009 ; 10 : 314-320.

タコツボ型心筋症

(植西憲達)

　タコツボ型心筋症は急性発症の原因不明の左心室心尖部のバルーン状拡張を呈する疾患です。日本で最初に発表され[1]，左心室造影像がタコツボのような形をしていることが名前の由来です。英語でも Takotsubo cardiomyopathy と呼ばれます。他に "Transient left ventricluar apical ballooning syndrome" だとか "ampulla cardiomayopathy", "stress cardiomyopathy", "broken heart syndrome" などとも呼ばれたりします。

　長年救急をやっていると結構ちょくちょく見る疾患です。**日本でも欧米でも急性冠症候群（ACS）を疑われ心臓カテーテルをされた患者の約2％程度にみられる**[2]と言われていますので，そんなに珍しい疾患ではないのがうなずけます。

　いろいろ細かいことを説明する前に，この病気の全体像を理解してもらいましょう。

　心理的，身体的にストレスがあったおばあさんが胸痛や呼吸困難で受診し，心電図をとるとSTが上昇していたり，T波が陰性化していて，心エコーでは心尖部が風船状に拡張していて，心臓カテーテルをしても異常なく，1～2週間後に心エコーを再検すると心機能が元に戻っているというのがこの病気の典型的な像です。

　ACSと言えば中高齢男性を思い浮かべますが，タコツボは高齢女性によくみられます。国内外の報告でも大体男女比が1：7～8と圧倒的に女性に多く，年齢も平均70歳くらいとされ，僕の経験からもぴったりくる数字です。30歳での

報告もあるようですが，へぇーそんな若年者にも起こるんだという感じで，かなりレアなことです[3,4]。

　僕がこの疾患に出くわすパターンは大きく2通りです。一つはACS様の症状（胸痛や呼吸困難）で救急を受診，もう一つはACS様の症状はなく他の疾患で入院中にたまたま心電図や心エコーで異常所見がある場合です。実際88％はACS様症状，7％は心臓以外の疾患の治療や検査中に心電図異常や胸痛，Troponinの上昇で見つかるという報告があります[4]。実際は後者がもっとあるような感じがしますが。

　ACS様症状がある場合，救急ではイケイケドンドンで検査をしていくのでまず逃すことはないでしょう。ただし，大きな鑑別というかメインのACSと症候で鑑別することは不可能です。もちろん他の胸痛，呼吸困難の原因である，例えば大動脈解離，心膜炎，心筋炎，気胸，肺塞栓なども鑑別をしていく必要があります。他の疾患治療中や検査中の場合は心電図に注意しないと見逃してしまうことがあります。実際，骨折で入院した患者が入院時の心電図をみていなくて術前の心電図であれっ！　ということで見つかった症例もあります。皆さん，自分が出した検査には目を通しましょうね。

　多くの場合発症前になんらかの心理的もしくは身体的ストレスがあります。以前，どこかの研究会で夫婦喧嘩をした老齢の夫婦が仲良くふたりともタコツボ型心筋症となり入院となった症例発表がありました。まさに"Broken heart syndrome"です。ストレスは何でもかまいません。喧嘩，愛する人やペットの死亡，仕事の問題，bad newsなどの心理的ストレスが約3割，手術，急性呼吸不全，悪性腫瘍，感染症，脳卒中，ワクチン，痙攣などが4割，残りの3割ではストレスは同定できないといった報告があります[4]。ただ，ストレスはACSも引き起こしますので鑑別には使えないように思います。

　心電図はST上昇や幅が広く深い陰性Tであることが，僕がよく見るパターンです。心電図正常の場合もあります。ちなみに受診時の心電図のパターンに

ついてはST上昇が42％, T波陰転化が38％, ST低下2％, 新たなLBBB 1％で心電図異常がないのが13％という報告があり, 実状と合致すると思える数字です[4]。やっぱり心筋梗塞との鑑別は困難, というか無理です。ただ, ST上昇の分布は急性前壁心筋梗塞と比較してV1にみられにくいという傾向があるようです。ある報告では発症6時間以内であれば, V1にST上昇がなく, aVRでST低下がみられた場合, 感度91％, 特異度96％で急性前壁心筋梗塞と鑑別できたというものがありますが, 鑑別すべきものが心筋梗塞なので, この数字は安心できる程高いものでは決してないと思います[5]。

血液検査をしてみると, CPK, Troponinの上昇がしばしばみられますが, あんまり高くないことが多いです。CPKの上昇は52％でみられ, 最大値の中央値は174U/L, Troponin Tの上昇は90％みられ, 最大値の中央値が0.4ng/mlという報告はうなずけるものです[4]。

ただ, 実際にはTroponinやCPKの上昇がなくても急性期に心筋梗塞を否定できないので, 実際の臨床ではあまり当てにしていません。

心臓の動きをエコーでみればわかるんじゃないかという意見もあると思います。たしかにエコーでああタコツボっぽいなということはよくあります。つまり心尖部は全体的にakinesisかdyskinesisだけど基部はhyperkinesisになっている場合です。

しかしですよ, 次の研究結果をみてください。これはエコーではなく心臓カテーテル時の左室造影での研究ですが, 左前下行枝閉塞による急性の心筋梗塞と43人とタコツボ47人の患者の左室造影を, 2人の診断医に見せたところ, 心筋梗塞の26％はタコツボ様と判読されてしまいました[6]。左室造影してもさっきの心電図よりも悪い結果です。エコーでの研究は見つけられませんでしたが, おそらく同様の結果になるでしょう。

ということで, 結局冠動脈造影がされることがほとんどです。というか冠動脈造影をしないと診断にはなりません。冠動脈が正常であればタコツボだろう

とされるのです。

　さて，一つ気になることがありませんか？　心臓の動きが悪い＋冠動脈造影が正常。そうです。心筋炎や拡張型心筋症などの心筋症です。たしかに胸痛や呼吸困難を主訴に受診します。心筋炎の前駆する感染症が多いという病歴はタコツボでも感染症に合併するという事実からは鑑別にそれほど役立ちません。拡張型心筋症はそれまでに診断がついていることが結構ありますし，心臓の動きをみれば全体的に動きが悪いということで鑑別できます。心筋炎も多くの場合は全体的な動きが悪い場合が多いですが，やっかいなことにタコツボ様の動きをし，心内膜生検で診断された心筋炎の報告もあります[7]。ただ，これは報告されているくらいレアなことであります。ちなみにこの報告の著者はタコツボみたら心筋炎もありうるので心内膜生検をせよといっていますが…。

　最近これらの鑑別に心臓MRIが有用であるとのかなりの報告があります[4,8,9]。今後どんどん臨床応用されていくかもしれません。

　経過は診断を完結させるために重要であります。タコツボ型心筋症は通常予後が良好です。1～2週間，遅くても1か月で壁運動は多くの場合改善します。つまり，タコツボ型心筋症であるのが正しいのであれば，多くは待っていれば（もちろん急性期に心不全や不整脈などの管理は必要となりますが）心臓は改善するのです。

　ただし，日本での多施設でのアンケート調査では死亡は4.5%，重度後遺症（心室瘤や不整脈）1.3%であります。死亡原因は早期の心破裂が多いようです[10]。

参考文献

1) 佐藤　光,立石博信,内田俊明ほか.多枝spasmにより特異な左室造影「ツボ型」を示したstunned myocardium.児玉和久,土師一夫,堀　章二編集.「臨床から見た心筋細胞障害：虚血から心不全まで」科学評論社, 東京, 1990；56-64.

2) Pilgrim TM, Wyss TR. Takotsubo cardiomyopathy or transient left ventricular apical ballooning syndrome : A systematic review. Int J Cardiol 2008 ; 124 (3) : 283.

3) 河合祥雄. たこつぼ型心筋障害,またはたこつぼ(Ampulla or Amphora)心筋症 本邦学会報告例の検討.呼と循 2000 ; 48 : 1237.
4) Eitel I, von Knobelsdorff-Brenkenhoff F, Bernhardt P, et al. Clinical characteristics and cardiovascular magnetic resonance findings in stress (takotsubo) cardiomyopathy. JAMA 2011 ; 306 : 277.
5) Kosuge M, Ebina T, Hibi K et al. Simple and accurate electrocardiographic criteria to differentiate takotsubo cardiomyopathy from anterior acute myocardial infarction. J Am Coll Cardiol. 2010 ; 55 : 2514.
6) Chao T, Lindsay J, Collins S et al. Can acute occlusion of the left anterior descending coronary artery produce a typical "takotsubo" left ventricular contraction pattern? Am J Cardiol 2009 ; 104 : 202.
7) Caforio AL, Tona F, Vinci A et al. Acute biopsy-proven lymphocytic myocarditis mimicking Takotsubo cardiomyopathy. Eur J Heart Fail 2009 ; 11 : 428.
8) Stensaeth KH, Fossum E, Hoffmann P et al. Clinicaln characteristics and role of early cardiac magnetic resonance imaging in patients with suspected ST-elevation myocardial infarction and normal coronary arteries. Int J Cardiovasc Imaging 2011 ; 27 : 355.
9) Monney PA, Sekhri N, Burchell T et al. Acute myocarditis presenting as acute coronary syndrome: role of early cardiac magnetic resonance in its diagnosis. Heart 2011 ; 97 : 1312.
10) 河合祥雄. 心筋症の最前線を識る 特定心筋症updateたこつぼ型心筋障害. Heart View 2008 ; 12 : 956-961.

APPENDICITIS

虫垂炎

(山中克郎)

　虫垂炎の診断ではいい思い出がありません。「どうだ，やっぱり虫垂炎だったな」というより「うわ～　アッペだったのか！」という嫌な思い出がたくさんあります。虫垂炎…わかってはいるけれども，ついつい**見逃してしまうおぞましい病気**です。救急室で急性腹症（手術が必要かもしれないようなひどい腹痛）を診る時，私はいつも疾患頻度を考えます。50歳以上の患者では考えるべき疾患は胆のう炎／胆管炎，虫垂炎，腸閉塞です。診療の場によって多少異なると思いますが，それぞれの疾患頻度は15％程度でしょうか。ところが，50歳以下の急性腹症の患者を目の前にした時に考慮すべき疾患は虫垂炎です！　なぜなら，虫垂炎の頻度が一番高く30％くらいあるからです[1]。したがって，虫垂炎を最後の最後まで鑑別診断として頭の片隅に置いておかないと，大変な誤診をしてしまうことになります。やはり頻度が高い疾患にはよく出会います。

　急性腹症の診察では「問診が全て」という心意気で私は取り組んでいます。**詳細に問診をとると80％くらいは診断を3個以内に絞り込むことができます**。私が問診で最も注意していることは，その痛みに波があるかということです。「波がある痛み」すなわち「ぎゅーっと痛くなり，数分経つと痛みが消えて，また何分か後にぎゅーっと痛くなる」，このような痛みを間欠痛と言いますが，これは管（くだ）の痛みなのです。消化管や尿管が蠕動することにより生じる痛みです。これとは対照的に「ずーっと続く」痛みは膜の痛みです。腹膜炎や胸膜炎によって生じる持続痛なのです。前者を内臓痛，後者を体性痛とも言います。間欠痛の周期と痛みの程度によりある程度疾患の鑑別ができます。

次の図は急性腹症のバイブルと言われるCope先生の教科書からの引用です[2]。

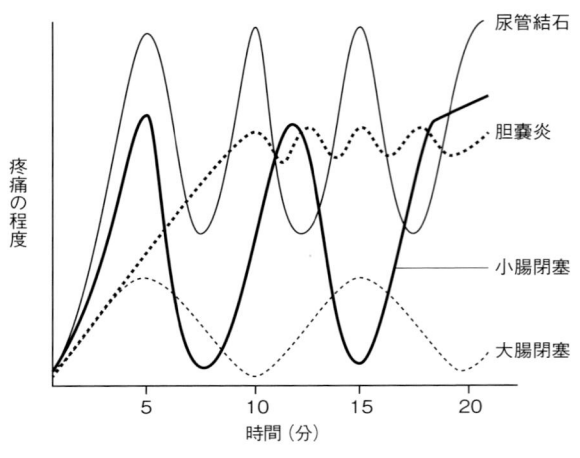

```
                                              尿管結石
  疼
  痛
  の                                           胆嚢炎
  程
  度
                                              小腸閉塞

                                              大腸閉塞

         5    10    15    20
            時間（分）
```

胆嚢炎の痛みは持続的で波がない

図1　間欠痛の周期と痛みの程度からの鑑別診断

　内臓痛では痛みの局在がはっきりしません。下痢の時を思い浮かべていただくといいでしょう。下痢の時「あぁ，今日は左の下腹部の下痢だな」なんて思いませんよね。すなわち内臓痛（波がある痛み）では痛みの局在がはっきりしないのが特徴です。しかし，体性痛（持続痛）では，局在が非常にはっきりします。たとえば，虫垂炎が穿孔して腹膜炎を起こした場合には，右の下腹部に限局した痛みが生じます。さらに，体性痛では振動で響くというのも大切なポイントです。この所見は車から降りる時や診察室に入ってくる時に観察できます。腹膜炎を起こしている虫垂炎患者は，車から降りる時にも右下腹部に振動を与えないように右下肢は非常にゆっくりと持ち上げ，歩行時も右下肢をほとんど持ち上げないようにそろりそろりと歩くのです。
　虫垂炎では糞石を含む腸管内容物やリンパ濾胞が虫垂炎の根部を塞ぐことにより，虫垂内部の圧力の増加と細菌の繁殖が起こります。この時，心窩部また

は臍周囲に痛みを起こすことがあります。虫垂内部の細菌増殖が進むと，虫垂内圧が高まり穿孔を起こし，その周りに限局性の腹膜炎を生じます。この時点で痛みは体性痛となるのです。虫垂炎の診断では症状の順番が非常に大切と言われます。典型的な症例では，①心窩部または臍周囲の痛みが生じ，その数時間後に②吐気，嘔吐または食欲低下が生じます。さらに数時間後に，③痛みは右の下腹部に移動します。この頃には，腹膜炎を起こしているので歩行や寝返りによる振動は右下腹部にとても響き，④発熱を起こします[2]。Cope先生は「嘔気が痛みの前に現れたり，嘔気と痛みが同時に現れるという場合には，この問診だけで虫垂炎は否定的とさえ述べられています。

　しかし，実際の臨床では虫垂炎の症状や身体所見は非常にバリエーションに富んでいる印象を受けます。昼ごはんをもりもり食べてきたラグビー選手が実は虫垂炎だったという逸話を聞いたことがあります。虫垂が骨盤腔内に深く垂れこんでいる場合には，なかなか右の下腹部の圧痛がわからないことがあります。ステロイド内服中の患者の虫垂炎を見逃したことがありますが，発熱を生じた後も右下腹部の圧痛ははっきりしませんでした。このように非典型的症状に富む虫垂炎ですが，前述した典型的虫垂炎の症状の順番を覚えていれば，それに的を絞って「攻める問診」を行うことができます。この順番で症状が現れてこない時には，「虫垂炎にしてはちょっとおかしい。非典型的なプレゼンテーションだな」と他の疾患の可能性についてもう一度考えなおすことができるのです。

　虫垂炎の鑑別診断でよく問題になるのは，カンピロバクター感染症です。市販の鶏肉の50％以上はカンピロバクターに汚染されており，食中毒では最も多い原因ですが潜伏期が2～5日間ということが診断を難しくしています[3]。私なんか何を食べたか思い出せるのはせいぜい昨日の食事までです。エルシニアと同様，カンピロバクターは回腸末端炎や回盲部リンパ節炎を起こすので，よく虫垂炎と間違われます（アッペもどき）。カンピロバクターによる食中毒

は発熱や腹痛，下痢，嘔気が主な症状となります。高熱，悪寒，倦怠感，頭痛で発症することもあります。また，憩室炎や卵巣出血も大切な鑑別診断です。憩室炎は40歳以上に多く，右下腹部痛（欧米では左下腹部痛が多い），便秘，嘔気／嘔吐，発熱を生じます。卵巣出血は排卵期と黄体期に起こりやすいので，月経周期の確認（月経周期の14日目，またはもうすぐ月経予定日か）と性交歴の聴取（性交に伴う外傷が原因となりやすい）が大切です。

　虫垂炎を疑った場合に身体診察ではMcBurney点（右上前腸骨棘と臍を結ぶ線の外側1/3）の圧痛とpsoas sign（左側臥位のまま右下肢を背側に曲げ右下腹部に痛みを生じれば陽性）を確かめます。次に腹壁を軽く叩いて振動で痛みが生じるかどうか（tapping test）を観察します。振動で痛みが生じれば腹膜炎を起こしている可能性が高くなります。以前よく行われた反跳痛は，わかりきった所見をひたすら強調する非人道的な診察法とまで言われるようになりました。さらに，直腸診で右の骨盤腔に圧痛があるかを確認します。

　造影の腹部CTはとても有用です。特に冠状断で造影腹部CTの画像を再構成できれば，虫垂の腫脹その周りの炎症について非常に多くの所見を得ることができます。しかし，急性腹症ではなかなか救急室での診断が難しい時もあります。そのような場合には，数時間の経過をおいて観察することが最も大切です。痛み以外の症状が現れるのか，痛みの性状はどう変化するか細かい情報が診断の助けになります。

参考文献

1) Tintinalli J et al. Emergency Medicine, 6th ed. p490, McGraw-Hill, New York, 2004.
2) Silen W. Cope's Early Diagnosis of the Acute Abdmen 22th ed. Oxford University Press, 2010 : 76-82, 147.
3) 厚生労働省ホームページ　食中毒病因物質別の情報：カンピロバクター http://www.mhlw.go.jp/qa/syokuhin/campylo/index.html

総胆管結石

(西垂水和隆)

　総胆管結石という病気がこれほど多いとは，研修医時代には思っていませんでした。臨床症状のパターンを知ってしまえば，診断は比較的容易なのですが，当時は一つの疾患概念として頭になかったようで，腹痛を起こす鑑別診断にあげていなかったように思います。

　胆石症の罹患率については日本人の5～10%程度とされていますが，総胆管結石の頻度はあまり報告がありません。全国胆石症調査によると，胆石症の20%を占めるとされています[1]。ただ胆嚢結石の多くが無症状であるのに対し，総胆管結石では腹痛や黄疸，発熱などで見つかることが多いため，入院や外来でみるのはむしろ総胆管結石の方が多い印象です。頻度的にどれくらいかというと，自験例では200床クラスの病院の総合内科で月に2～3人くらいの新患に出会っています。この頻度は個人的には多いのでは？と思っています。それは当院の消化器科の専門が胆道系であるため，我々が拾ったケースをしっかりと診断してくれているからだと思います。そのためにだんだん総胆管結石の臨床パターンがわかってきて，研修医でも診断できるようになっています。

　総胆管結石症のゲシュタルトは2つあると思います。一つは高齢者に多いパターンで，急性の発熱や意識障害，黄疸など胆管炎をきたしてくるもので，腹痛が目立ちません。もう一つは中年以降にみられ，急性腹症を呈し，しばしば一過性に肝酵素が上昇するものです。

　急性の悪寒戦慄を伴う発熱疾患で，局所所見の乏しい細菌感染症の一つに胆

管炎がありますが[2]，その60%くらいは総胆管結石が原因とされています。高齢者，特に寝たきりの患者さんが発熱だけで来院した場合，尿路感染症と胆管炎は必ず考えますが，どちらも身体所見に乏しく，胆管炎では季肋部の叩打痛がみられることがある程度です。Charcot 3徴といわれる，発熱，右上腹部痛，黄疸の感度は50〜70%と低く[3]，季肋部の叩打痛の方が感度が良いと思うのですが，この身体所見の記載はあまり見かけません。さらに重症の急性閉塞性化膿性胆管炎にみられる意識障害とショックを加えたReynolds 5徴の感度は10%と低いとされていますが，逆にショックや意識障害をきたす高齢者の細菌感染では必ず胆管炎を考えます。発熱，意識障害，右季肋部叩打痛の3徴あたりだと，もっと感度が良くなるように思います。

　高齢者，特に寝たきりの患者さんが発熱と意識障害で来る場合，中枢神経系の感染症ということはまれで，ほとんどが通常の肺炎や尿路感染症です。肺炎の場合，時々静かな肺炎の人がいますが，多くの患者さんでは湿性咳嗽を伴っていたり，頻呼吸や副呼吸筋を使用していたりするために来院時に大体見当がつきますし，わからない場合は乱暴ですが，気管内吸引を試してみます。頻呼吸でも肺がドライな感じの時には尿路感染と胆管炎を考えて身体所見をとっていきます。腎盂腎炎の場合，頻尿や残尿感などの下部尿路症状の頻度は低く，CVA叩打痛や双手法での圧迫による腎の疼痛をみますが，高齢者の場合はほとんどわからないため，これまた乱暴ですがすぐに導尿しています。胆管炎の身体所見は季肋部の叩打痛くらいしかなく，顔をしかめるかどうかの左右差で判断しています。黄疸で気づく例はほとんどありません。腹部では腸管虚血も発熱と意識障害の鑑別にあがります。腹部所見が漠然としているか，ほとんど異常がない場合もあり，意思表示のできない患者さんではしばしば診断が遅れて致命的になるため，忘れないようにしておきます。といつも思っているのですが，実際には思い出せずに，これまで何度も苦い思い出のある非常に重要な疾患です。

次に軟部組織感染症を一通り見ても問題なければ，やはり髄液検査を考慮します。高齢者の発熱で髄液検査を優先するかどうかは，病歴と見た目で決まります。意識障害が急速に進行し，その程度が強く，その他の感染徴候がなく，呼吸の異常があるかどうかがヒントになると思います。

　もう一つの腹痛で来院するパターンですが，典型的なものは急性の上腹部痛で始まり，冷や汗を伴うかなりの痛みになります。多くの人が内臓痛のために急に胃が痛くなったと言いますが，AGMLやアニサキス以外で急に痛くなる胃の病気はないように思います。そのため胃が痛いと言って救急室に来る人のほとんどが胃以外の病気であり，胸腔内疾患から下腹部まで幅広く鑑別があがります。

　発症の仕方は突発に近い急性発症です。結石によるものなので突発するイメージですが，尿管結石などと同じように，発症は秒単位で突然に近いのですが，ピークに達するまでには少し時間がかかります。いわゆる血管が詰まる，破れる，ひねるという重篤な疾患での発症様式は突発ですが，その場合症状が1分以内に（多くは数秒で）ピークに達する点が異なります。

　そして最も重要なのが痛みの性状であり，持続痛であることです。いわゆる疝痛とは間欠的な痛みで，規則的な痛みの波があるのに対し，持続痛は痛みにほとんど波がありません。疝痛は管腔臓器の痛みで起こり，腸管，尿管，子宮などの痛みでみられ，持続痛はそれ以外の臓器か血行障害でみられます。急性腹症のバイブルであるCope's Early Diagnosis Of The Acute Abdomen にあるように，**胆石疝痛というのは誤った命名であり，胆石では持続痛**になります。

　上腹部の強い持続痛で鑑別にあがるのが急性膵炎です。発症は突然に近い急性で，嘔吐も伴います。横に長いために膵頭体部では心窩部痛ですが，尾部になると背部や側腹部痛になります。総胆管結石の部位によっては膵炎も起こすために，鑑別は非常に困難というか，常に合併症として考えるべき疾患です。

　総胆管結石の放散痛は右肩甲骨内側にしますが，まれだと思います。体動に

よる増強などはないため，腹膜刺激兆候のある患者さんのようにじっとしていることはなく，いわゆる七転八倒ですが，尿管結石のようにウロウロする人は見たことがありません。

　緩解因子はありませんが，増悪因子としては食事です。食後2〜3時間後に多い印象です。嘔吐や冷汗を伴うことが多く，腹部圧痛もあまりないために，やはり最初に鑑別すべきは心血管系です。心電図は必ずとり，必要によって心筋逸脱酵素などもチェックします。ただ痛がり方は心筋虚血の人の不安げな静かな痛みとは異なり，もっと派手です。

　腹部エコーをあてる際も，まずはAAAの除外から入るようにします。総胆管の拡張や結石の存在が見えなくても否定できません。

　腹痛の治り方も大切で，**結石性疾患の場合はすーっと引くように治ります**。結構すぐに痛みが0/10まで改善するため，少し痛みが残っているような・・とも言わず，潔く治ることが特徴で，食欲も落ちません。

　また，胆嚢胆石発作の人と同じように以前も同様の痛みがあったが自然に治った，という病歴を聞き出せるとかなり参考になります。典型的には，夜中にかなり胃が痛んだが朝には治っていたので病院に行かなかったと言います。ただし，胆嚢結石よりも疼痛時間が長いことが多いため，初回で病院に行くことが多いです。

　身体所見は先に述べたように右季肋部の叩打痛と，腹痛の割に腹部の圧痛が乏しく柔らかいことです。本人は心窩部の痛みと言いますが，多くは少し右寄りですので細かく聞いた方が良いです。

　以上のような急性発症の心窩部痛が食後に起こり，持続痛でかなり痛かった割にすーっとウソみたいに治ったという話が聞けたり，痛みが強い割に圧痛が乏しい場合，胆石関連疾患の可能性が高いので，あとは結石の局在で病名が付いていきます。

　総胆管結石では血液検査が有用です。急性の肝腫大や肝腫瘍の破裂以外で

は，肝臓そのものの障害だけで急性腹症は起こしませんので，肝酵素の上昇を伴う急性腹症では総胆管結石をまず考えます。当然肝酵素は脂肪肝やショック肝，横紋筋融解，薬剤などその他の疾患でも上昇するため非特異的ですが，感度が良いために否定には使えるとされています[4]。単独で最も感度が良い検査はγGTPでnegative predictive valueが97.9%ということですから，これが陰性ならほぼ否定的ということです[5]。しかし来院日の血液検査は全く正常で，翌日になって上昇するケースもたびたび経験するので，これほど感度が良いとは思えません。やはり病歴重視だと思います。この肝酵素の動きは特徴的であり，無症状でもしばしばAST，ALTが3桁まで上昇しますが，改善も早く，数日で正常化します。一過性のためにしばしば薬剤性と誤診されています。

　画像検査は最終的にはERCP (endoscopic retrograde cholangiopancreatography) ですが，とりあえず腹部エコーで総胆管の拡張をみます。結石が確認されることはまれで，一般的には総胆管の7mm以上の拡張所見を見ます。拡張しているほど結石の可能性は上がりますが，7mm未満の正常サイズでも否定できないのが残念なところです。これはCTでも同じなのですが，総胆管結石は胆嚢内結石と異なりビリルビンカルシウム結石の頻度が高いために，CTにて結石そのものを確認ができることがありますので，丁寧に総胆管を追っていくと輝度の高い部分が確認できるのが特徴です。CTはその他膵炎などの合併症だけでなく，急性腹症全般に強い検査なので，多くの場合で行われています。エコーやCTでもわからない場合はMRCP (magnetic resonance cholangiopancreatography) や超音波内視鏡，ERCPとなり，これらでほぼ診断確定されますが，結石がすでに排石されていることも多く，その際にも診断は病歴が重視されます。

　原因不明の腹痛の一部は総胆管結石だと思われます。かなりの腹痛で七転八倒だったにもかかわらず，しばらくして自然軽快。おまけに採血やCT，エコーでも正常なことがあり，あれほど痛がっていたのに何だったのだろうとい

うくらいケロっと治ってしまう。これが我慢強い人だと痛みが治ってから病院に来るので，ますますわかりにくく，何の痛みかわかりませんが，治って良かったですねと声をかけるしかないこともあります。このような時には痛みが治まっていても採血をすると肝酵素が上昇していることもあり，あきらめずに検査をしていくと，その後の再発予防ができるかもしれません。

参考文献

1) 谷村 弘，内山和久：全国胆石症 1996 年度調査結 果報告．胆道 1997；11：133-140.
2) ピットフォールから学ぶ感染症の扱い方・抗菌薬の使い方 救急外来における不明熱 西垂水和隆．救急医学 2010；34（1）；111.
3) 急性胆道炎の診療ガイドライン　医療情報サービス Minds（マインズ）http://minds.jcqhc.or.jp/n/med/4/med0020/G0000050/0003
4) Approach to the patient with suspected choledocholithiasis　Up To Date 20.5
5) Biochemical predictors for absence of common bile duct stones in patients undergoing laparoscopic cholecystectomy. Surg Endosc 2008；22（7）：1620.

ACUTE PANCREATITIS

急性膵炎

(清田雅智)

1. 急性膵炎とその誘因

　急性膵炎というのは，誰でも一度は遭遇したことがある病気でしょう。日本での調査では，10万人あたり10〜20人の発生があるとされています。当院では必ず研修医は担当するような疾患だったので，お酒を良く飲む習慣，アルコール依存症をしばしば見るような地域ではもっと多いはずです。私は外来で毎日点滴をして治療するという型破りの治療をしたこともあるし，重症の急性膵炎の患者さんをER受診後55分で持続血液濾過透析（CHDF）を導入したにもかかわらず，翌日にはGrey Turner徴候が出て死亡したような激しい症例も経験しました。ちなみに，George Grey Turnerは英国の外科医で1920年BJS誌に側腹部の出血斑が出現することを最初に報告した人で，GreyとTurnerの間にはハイフンがありません。それは彼のおばあさんの旧姓Greyに由来したGrey Turnerという名字であるためで，こういうのをdouble-barrelled nameというそうです[1]。1980年代の報告によれば，教科書で有名なGrey Turner徴候は1〜3%，Cullen徴候は1%の出現率とされ，通常まず見ないものです。実臨床ではさほど役立つ機会がないことを学生に教えている実例だと思っています。

a. 症状の多彩さ

　この疾患は同じ病名でも単に"胃が痛い"といってけろっとして受診するような人から，七転八倒するような痛みに耐えかねて冷や汗をかいて受診したり，ARDSによる呼吸不全になったり，ショック状態になったりと異なった

顔を持ちます。とても同一疾患によるものとは思えない程のプレゼンテーションの違いを見せます。軽症の場合は，大抵は入院して絶食，点滴さえすれば1週間もすると治ります。あとは胆石が原因の場合は，再発予防のための胆嚢摘出術や，総胆管内の結石（実は胆砂も多いとされています）の処置をするべきかどうかの検討が必要なくらいです。一方，重症になると，SIRS（systemic inflammatory response syndrome）の診断基準の作成時にも代表的疾患として挙げられていたように，おおむね20％程度の致死率の高い状態がずっと昔から続いています。この重症度を見極めるというのが急性膵炎の診断の要です。でも実際は，この区別はアートの世界だと思います。重症度の分類として，Ransons，Glasgow，APACHE-Ⅱ，厚労省の基準など，どれを使えば良いのかと思ってしまいますが，超重症は確かに重症と捉えるが，一番知りたいと思う一見軽症に見えるが本当に重症化するかというものを区別するのは未だにわからないのが実情でしょう。厚労省の旧分類は，今となっては明らかに軽症としか思えない症例に，重症の分類に入っていることがあったのは，血液検査項目を重視しすぎたためかもしれません。

b. 誘因

　急性膵炎では，誘因の把握が必要です。大抵アルコールと胆石がこの2つでほぼ6割から7割と考えて良いでしょう（こういう報告は，英国，イタリア，アメリカ，そして日本からデータが出ています）。そして3番目に多いのはidiopathic（特発性），つまり原因がよくわからないのです。アルコールについては，しばしばアルコール依存症の関連を考慮する必要があります。実際に，私がアルコール離脱症候群のことを勉強するきっかけはこの病気でした。一年目の研修医の頃，夕方の回診の際に「点滴に虫が這っている」と言って変な人だなあと思ったら，夜に点滴を自己抜去して血まみれになって病棟で大暴れしたという経験があります。以来，大量アルコール飲酒の既往がある患者の入院後48時間（特に初日の夕方）は，離脱症候群をケアするようになりました。

入院してアルコール中断後，暑くもないのに汗をかく，相当輸液をしているにもかかわらず脈が速いなどの交感神経興奮症状を見たら要注意です。**重症膵炎を見ているのか，アルコール離脱を見ているのか，この48時間以内というタイミングは分かれ目となる時間です。急性膵炎のゴールデンアワーとされています**[2]。

その他の原因については結構悩ましいものが含まれるので注意が必要です。あれば確実だろうと思われるのは，癌，外傷，ERCP後，膵管合流異常などで，いずれも稀で1％以下の発生頻度です。私がまだ一度も見たことがないサソリ毒や回虫の迷入なども本には書いてあります。外傷では交通外傷などでのハンドルによる鈍的外傷が多く，椎体の部位に一致して挫滅が起こるのが他にない画像的に特徴的なパターンです。一方，高カルシウム血症，高トリグリセライド（TG）血症，薬剤については，多少吟味が必要です。

高カルシウム血症は元々原発性副甲状腺機能亢進症の患者で高頻度に見られたとして関連を指摘されていました。しかし近年，メイヨークリニックからの疫学研究で，原因とは考えにくいことが報告されています[3]。実際に私も高カルシウム血症が原因というのは診たことがありません。

高TG血症については，一般には500以上になるとリスクがあるとされています。エストロゲンのような薬剤性膵炎はTGを上昇させるとき膵炎を起こすので関連が深いです。アルコールも，lipoprotein lipase活性を落としてしまうために，TG上昇が起こります。実際，家族性高脂血症のない患者で，TG10,000mg/dlにも達したのを見たことがあります。こういう症例では，食事とアルコール制限でTGは正常値を維持でき，結果としては焼き肉とアルコールが原因だったのです。こうなると本当にTGが原因かは疑わしいと思います。実際に外来の患者さんで，時々TG1,000mg/dl程度まで上昇する人を見ることがありますが，必ずしも膵炎を起こしていません。アルコールが原因でTGが結果として挙がっているのではと思っています。

薬剤性は，本当に様々な薬剤が原因としてリストされています。面白いのは H_2 ブロッカーで，胃酸を抑えることで膵酵素の分泌が抑えられるという理屈のもと，しばしば膵炎の治療薬として使用されてきた薬剤です（実際には，胃潰瘍の予防には必要だが，膵炎自体の治療効果は明らかでないことが証明されているのですが）。利尿剤なんかもリストアップされています。実際のところ，薬剤として関与が明確なものとそうでないものがあり，再チャレンジにて因果関係が証明されているものは一部で，詳細な検証結果が2007年に報告されていて参考になります[4]。

　しばしば，誤解されているのは胆石性でしょう。総胆管の中に石が詰まると，これと吻合がある膵管を閉塞するために急性膵炎が起こると考えられています。しかし，実際には総胆管には必ずしも石の存在がなくても，胆嚢内に結石があれば，通常急性膵炎の原因は胆石とみなすのです。というのも，現在のように画像診断が発達していない時代には，膵炎の原因を総胆管までくまなく探すということはしていなかったし，**腹部エコーなどで30％以下，造影CTでも70％程度しか総胆管結石を探知できません**。また，特発性とされた中に胆石ならぬ胆砂（biliary sludge）が最大で74％に発見されたという報告もあります[5]。胆石の存在は実際にはこういった微細な結石である胆砂の存在も示唆しており，胆嚢炎や膵炎は実際にはこれが原因で起こることが示されています。

2．診断のゲシュタルト

　型通りの急性膵炎の診断基準は，上腹部痛と，膵酵素の上昇（血清アミラーゼ，リパーゼ），画像的な膵の炎症所見の3つのうち2つを満たすこととなっています。採血とCTを撮っていれば診断はできそうに思いがちですが，アミラーゼは唾液由来の上昇や，マクロアミラーゼ血症，急性腸炎，腸閉塞などの腸の疾患でも上昇することが知られており，特異性に問題があります。一方，膵炎を起こしていても上昇しないという事例が，特に慢性膵炎を合併している

アルコール性の患者などで知られています。特異性という意味ではリパーゼが有用ですが，多くの病院ではリパーゼが院内検査で測定できないため，重要な時期に診断に寄与しないという問題があります。ちなみに当院では頻度が多いため院内検査となっていますので大変助かります。

　画像は造影 CT が有用ですが，膵周囲の脂肪織の CT 値上昇があるとわかりよいが，慢性膵炎の一型である自己免疫性膵炎に見られる"halo"[6]や，十二指腸穿孔や胃潰瘍の穿通（背側に破れる）などでも，紛らわしい所見に見えることがあります。

　つまり，画像と採血で簡単に診断！　とやっても8割くらいは良いのですが，時々誤診をします。私は，さらりと書かれた上腹部痛の位置，個人的には腹部の診察が重要と思っています[7]。高山（こうやま）の圧痛点の確認が重要です。これは，図1に示すように剣状突起と臍を結ぶ線の中点のレベルで，左腹直筋の外側を椎体よりに圧迫すると起こる圧痛です。CT を撮影するときに是非注意して見てほしいのですが，この圧痛点の奥には胃があり，その奥に

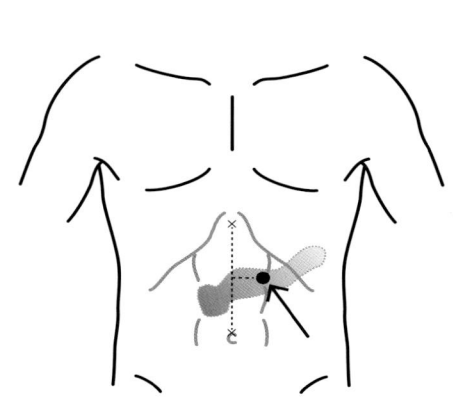

剣状突起と臍の中点を結ぶ線の垂線上で腹直筋の側方での圧痛を確認。

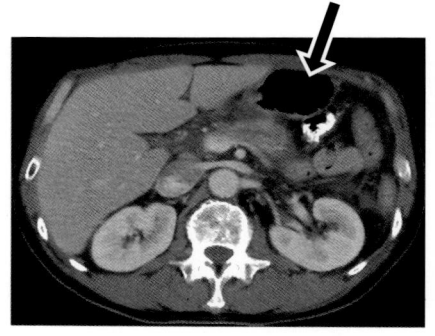

腹直筋の上から押さえると，抵抗があるので，筋腹を避けて圧迫すると良い。
膵臓体部は胃の背面にあり，椎体で押し挟むように圧する（→の方向）。
よりやりやすくするために，右側に傾いて椎体と膵臓が一直線に並ぶ方向で上から真っ直ぐに圧迫するのも良い。

図1　高山の圧痛点

は計ったように膵臓が存在しています．病歴でアルコール飲酒，もしくは脂っこい物を食べた後に，高山圧痛点が陽性ならほぼ急性膵炎と診断したくなります．それでは独りよがりな誤診を招くので，ここに血液検査やCTの所見をおまけで確認というのが診断の正当なプロセスだと思っています．

3．診断のデギュスタシオン

　先述の診断基準には，3つの項目の検討以外に，他の疾患を除外するということが書かれています．実際に誤診したことがあるのは，十二指腸潰瘍穿孔例で，アミラーゼ上昇，上腹部痛，膵周囲の炎症の波及と全ての所見がそろっていた例でした．唯一free airが肝門部にあったことが決め手となりました．こういう場合は，先述の高山圧痛点が最強点ではなく，正中よりやや右が痛いという特徴があります．ただし，膵炎でも膵頭部側に強い炎症をきたすgroove pancreatitisというパターンがあります．区別には膵炎をきたす誘因が何だったかという病歴上の脈絡が重要です．他には急性下痢症で上腹部痛を訴える患者の中で，アミラーゼが上昇することがあり間違えることがあります．この誤診は結局治るので良いのですが，必要がない入院をさせてしまう結果となるので患者としてはどうでしょうか？

　画像上の解釈で頭を悩ますこともあります．急性膵炎は確定しても，以前に起こした合併症として膵臓内に仮性嚢胞ができている場合などです．これは嚢胞性腫瘍の鑑別が重要です．ちなみに"仮性"と付く理由は，円柱上皮に覆われる真性嚢胞とは異なり，炎症への反応の結果，線維細胞などが裏打ちしているからです．急性膵炎の特徴である膵酵素による自己融解の結果，膵管から漏れ出た膵液の溜まりが見えているので，この膵管との交通があるかが鍵です．この仮性嚢胞の壁を構成する新生血管を，膵液が融解して仮性動脈瘤を作り破裂するのが，稀な消化管出血の原因であるhemosuccus pancreaticusです．内視鏡でVater乳頭から出血しているのが特徴的です．

また，これとは異なり充実性に見える腫瘤形成性膵炎というのもあります。これは膵癌との区別が問題となることがあり，癌だと経過観察している間に転移して死に至ります。こういうのは超音波内視鏡下に生検をして欲しい症例ですが，針が細いと検体不良で診断が確定しないことがあることも注意を要します。慢性膵炎の亜型である，自己免疫性膵炎の中にも腫瘤形成するパターンがあり[6]，生検しなければ区別はできないとされています。

参考文献

1) White H. An Outstanding ISS/SIC Surgeon : George Grey Turner. World J Surg 2003 ; 27 : 511-513.
2) Fisher JM, Gardner TB. The "golden hours" of management in acute pancreatitis. Am J Gastroenterol 2012 ; 107 : 11461-1150.
3) Khoo TK, Vege SS, Abu-Lebdeh HS et al. Acute Pancreatitis in Primary Hyperparathyroidism : A Population-Based Study. J Clin Endocrinol Metab 2009 : 94 : 2115-2118.
4) Badalov N, Baradarian R, Iswara K et al. Drug-induced acute pancreatitis: an evidence-based review. Clin Gastroenterol Hepatol 2007 ; 5 : 648-661.
5) Ko CW, Sekijima JH, Lee SP. Biliary sludge. Ann Intern Med 1999 ; 130 : 301-311.
6) Dinkelberg DL, Sahani D, Desphpande V et al. Autoimmune pancreatitis. N Engl J Med 2006 ; 355 : 2670-2676.
7) 安部宗顕，原　泰寛，若杉英之ら．腹部触診・腰背部叩打痛について．治療 1971 ; 53 : 757-763.

閉鎖孔ヘルニア

OBTURATOR HERNIA

（窪田忠夫）

　閉鎖孔ヘルニアは教科書では「ヘルニア」の項に記載されています。それは間違っていないのですが，いわゆる「出っぱる」というヘルニアの症状を呈することはなく，**臨床的には「腸閉塞」の形をとります**。閉鎖孔はレントゲンでみると大きな孔ですが，この孔は膜で覆われているため実際に閉鎖動静脈と閉鎖神経が通る孔は小指の先くらいしかありません[1]（図1）。ここに小腸が嵌頓して有症状化します。

　頻度としては300～500床くらいの中規模の地域中核病院では，ソケイヘルニアが小児／成人合わせて年間100～200症例くらいとすると，これに比べて閉鎖孔ヘルニアは2年に1回くらいです。似たような疾患である大腿ヘルニアよりは少ないです。

　報告では全ヘルニアの＜0.1％との記載があります[2]が，それだと5年に1例くらいの頻度になってしまうので，それよりは多いのでは？　といった印象

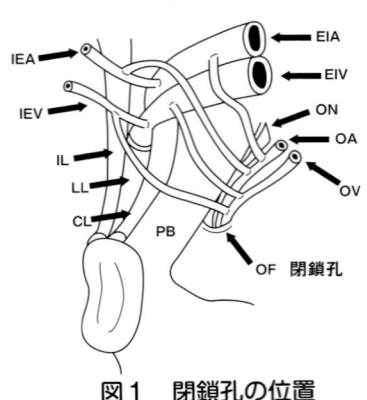

図1　閉鎖孔の位置

(Losanoff JE, Richman BW, Jones JW. Obturator hernia. J Am Coll Surg 2002 ; 194 : 657-663)

です。ただし，私の場合高齢者が多い地域（ようするに田舎）での経験が多いので高齢者の病気であるこのような疾患はすでにバイアスがかかっているかもしれません。

いずれにせよ，一定頻度で目にする疾患なので長年救急に携わる仕事をしていればすごく珍しい疾患という印象はなくなってしまい「また来た？」ってな感じになります。

さて，じゃあこの閉鎖孔ヘルニアが実際にどのように病院にやってくるかというと…，「88歳女性，施設入所中。昨夜から嘔吐が何度かあったため救急外来を受診」なんて感じです。腹痛は軽度から中程度の間欠痛で，強い腹痛を訴えるケースはあまり経験しないです。また，認知症がすすんでいてご本人が十分に訴えられないというパターンも最近は珍しくないですね。この場合，痛くないのか痛いと言えないのかもよくわかりません。

身体所見をとると，腹部はやや膨満していて，腸雑音は聴取できることが多いです。ただ，絞扼性腸閉塞のような「キンキン」といった高い音は聞こえず，吐いちゃった後なら逆に低下しているかもしれません。圧痛や反跳痛ははっきりせず，筋性防御もありません。

レントゲンをとるとこんな感じです（図2）。たぶんこれを見た人の多くが

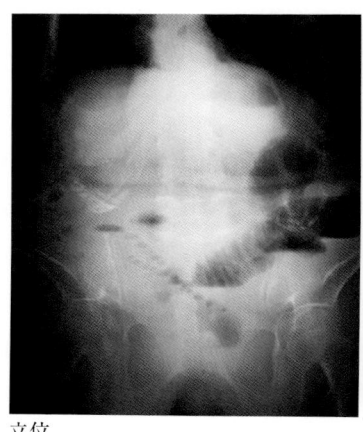

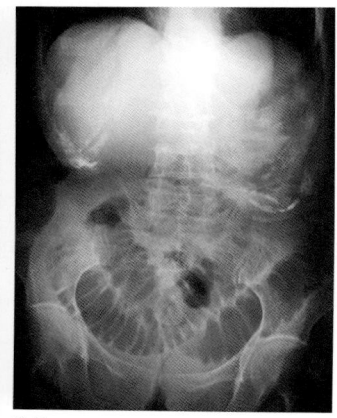

立位　　　　　　　臥位

図2　腹部X線

一言で「イレウス！」と叫び？　胃管あるいはイレウス管を挿入されて入院となります。有症状の閉鎖孔ヘルニアの90％に腸閉塞症状がある[3]とのことなので，この疾患の頻度を考えれば，経験するならまず腸閉塞としてやってくると考えていいと思いますよ。そしてここが，この疾患のその後の経過を決める最大のターニングポイントとなります。ソケイヘルニアのカントンであればよほどメンタルに問題ないかぎりソケイ部に強い痛みがあり，その部が膨隆しているので診断は容易です。ところが，閉鎖孔ヘルニアでは通常その部（閉鎖孔）に強い自発痛はありません。すなわち腹痛はあってもそれは腸閉塞の痛みなので胃管を入れてドレナージが効けば，一端は落ち着いてしまいます。あくまでひとまずですけどね。こうして「イレウス」→「胃管＆ドレナージ」と診断方針がつき，入院して経過観察となれば悪循環の完成です。「イレウスで入院して胃管入れてるんですけど全然よくなりませーん」とか，「イレウスで入院していたひとがショックになったんですけど！」として外科にコンサルトされることが珍しくないです。そんなとき手術をすると，嵌頓した小腸がすでに壊死をしていて部分切除せざるを得ないです。また，手術をするにしても腸切除が加わるだけではすみません。ヘルニア門を修復にするにあたって，閉鎖孔は他のヘルニアと違って自己組織での閉鎖が難しいヘルニアです。といって腸切除後にメッシュを使用することは異物感染の危険が高まる観点からためらわれます。高齢者に多いためか，嵌頓閉鎖孔ヘルニアの死亡率は25％との報告もあります[4]。

　では，こうならないために先のターニングポイントに戻ると，要するに「イレウス」の鑑別ということになります。この文章に目を通した人は今日からまず「イレウス」という言葉を診断に用いるのを止めましょう。こんな病名はありません。この言葉，非常に曖昧模糊とした表現で，先のようなレントゲンを見るとついなんとなく使ってしまいがちです。でも実際何がお腹の中で起きているのかには言及していません。熱があるとか，あるいは胸水が溜まってい

るという程度の意味しかないです。「レントゲンでニボーがあるのでイレウスです」などとよく言いますが，イレウスが腸閉塞の意味ならば大嘘ですね。ニボー（鏡面形成）が意味するところは「腸内に液体と気体があってかつ地球に重力がある」ってことくらいで，その先の腸管が詰まっているかどうかなど分かりません。日本でイレウスというとよく「機械的イレウス」「機能的イレウス」などという分類がまことしやかに記載されたり，その中にはいわゆる腸閉塞から，消化管穿孔，腸管壊死など，さまざまな疾患が記載されています。これでは，**イレウスと名付ける意味などほとんどなく「お腹に病気がある」**と言ってるのと同じです。ちなみに欧米では「腸閉塞」と「イレウス」は別物と定義されています[5]。小腸は正常では（食後をのぞけば）ガスレスです。しかし，腹腔内に炎症があれば二次的に拡張することは珍しくないので，小腸が拡張しているだけではその原因疾患がなんであるかは分かりません。一方，「腸閉塞（ここでは小腸閉塞）」とは？　と言われれば「小腸の一部の内腔が閉塞している状態」と解せます。小腸の内腔が閉塞するとどうなるかというと…，閉部部位より肛門側の便やガスが蠕動により排泄されてしまいます。症状としては，排便排ガスがない，レントゲンでは大腸ガスが消失するということになります。よく大腸ガスの由来が腸内細菌のガス産生と誤解している人がいますが，ガスのほとんどは上流から，すなわち嚥下した空気です。

　「イレウス」の鑑別の第一段階は「腸閉塞か否か」の区別を明確にすることです。先のレントゲン（☞図２）では小腸ガスは目立ちますが，大腸ガスははっきりしません。つまり「腸閉塞」を強く示唆します（決してニボーがあるからではありません）。その視点に立ってもう一度病歴に戻りましょう。嘔吐があるか？　あるならその性状は？（腸閉塞の場合には吐物は腸内容なので，胆汁の混じった大量の液体です。吐き気だけが強かったり，食物残査ばかりの吐瀉物は腸閉塞を示唆しません）排便排ガスはあるか？　腹痛は明らかな間欠痛か？　以上をクリアすればまず第一段階として「腸閉塞」にたどり着きます。

これらの所見を満たさないのであれば，安易にイレウスと言わずに，虫垂炎ではないか？　消化管穿孔ではないか？　急性膵炎ではないか？　と具体的な腹腔内病変を念頭に診察をすすめる必要があります。
　第二段階としては「腸閉塞の原因（etiology）」の検索です。腸閉塞のうちもっとも頻度が多いのは術後の癒着性腸閉塞であり全体の3分の2を占めます[6]。病歴では「腹部手術の既往の有無」，身体所見では術瘢痕の有無をチェックすることが重要です。高齢者では昔の手術は"時効"になっているのか？　「手術はしてない」と言うことも稀ではないです。若者と違って手術瘢痕は相当わかり難く，皺にしか見えないこともあるので注意が必要です。もし手術歴がないのであれば，ヘルニアは有力な候補です。頻度は全腸閉塞の10％[1]と少なくありません。患者さんのパンツをしっかりおろしてソケイヘルニアや大腿ヘルニアを確認する必要があります。あれば"硬いしこり"として触れます。もしこれらや臍ヘルニアなどの腹壁ヘルニアもなかったら？　年齢と体型をもう一度見直しましょう。"skinny old lady hernia"[1]とあるとおり，閉鎖孔ヘルニアは痩せた高齢女性の疾患です。前にも記しましたが，稀な疾患は「典型例」として当たることがほとんどです。関連しないとの意見[7]もありますが，多産婦人に多いヘルニアと言われていますので子供の数を聞くことも重要です。ここでふと思い出す（べき）なのが，かの有名なHowship Romberg徴候です。大腿内側の閉鎖神経領域の痛みがあるかないかを聴取します。感度は25〜50％[8]ということですが，**腸閉塞で足が痛くなる疾患など他にないので，あれば有力な診断根拠となるでしょう**。Howship Romberg signよりもHannington-Kiff sign（内転筋反射の消失）のほうが感度が高い[9]との報告がありますが，神経所見の取り方に習熟していないと難しい気もします。それより，もっと簡単で確実なのが"触診"です。閉鎖孔ヘルニアはその位置からヘルニアそのものを体表面から触れるのは困難と思われがちですが，実はほとんどのケースでしっかり触れます[1]。だって症例はガリガリに痩せた人ばかりで

すから。ソケイ靭帯の下で大腿裂孔から恥骨下にしっかりとした硬い膨隆があります。自発痛はなくともヘルニアには圧痛はあり，もしエコーが得意なら，この部にプローベを当てれば周囲に液貯留を伴った腸管が描画されるの（図3）で確信できるでしょう。

もっとも最近は，診察の時点で十分な鑑別のないままに，腹痛だから，イレ

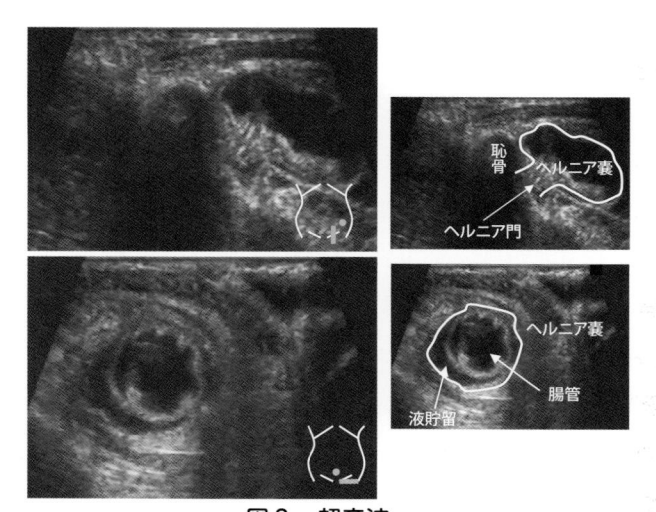

図3　超音波
上：恥骨に垂直な断面，下：恥骨下でこれに平行な断面。

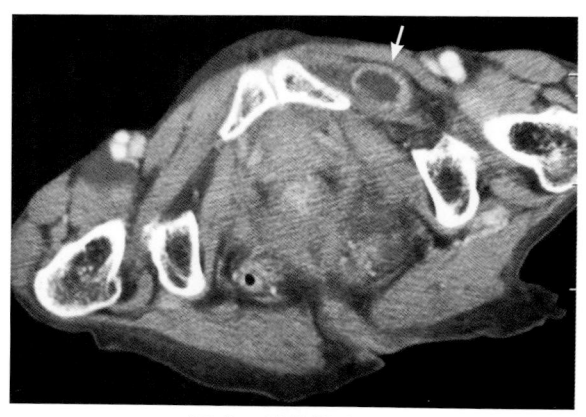

図4　骨盤部CT
矢印に左閉鎖孔ヘルニア認める。

ウスだからといってCTが撮影されたりするので，これで見つかるケースも多いですね（図4）．でも腹部CTの読影に慣れている人ならともかく，図4の画像を見て分かるとおり比較的小さな所見なので，慣れていない人は見逃す危険もあります．そうすると「CTで分かってたのになんで見逃した！」なんてことにもなりかねないのでかえってあだになるかもしれません．

閉鎖孔ヘルニアは一見して分かる疾患ではないですが，正しい病歴と診察があればそれだけで十分診断可能な疾患ですので，いわゆる「イレウス」「腸閉塞」とされる中からぜひ鑑別できるようにしてください．

最後に余談ですが，嵌頓ソケイヘルニアはその部位の痛みで来院するのに，なんで嵌頓閉鎖孔ヘルニアは腸閉塞になるまで来院しないのか？　という点についてです．罹患者が高齢ということで痛いに鈍い，気付きにくい，と説明される場合もありますが，そうではないですね．両者の違いはヘルニア門の大きさの違いです．ソケイヘルニアは比較的門が大きい（示指2本くらい）ので，ある程度の長さの小腸が腸間膜ごと嵌頓してその部の腸管が緊満すると同時に虚血になります．一方，閉鎖孔ヘルニアは門が小さい（小指1本くらい）ので，腸間膜対側の腸壁の一部だけがはさみこまれることがほとんどです．腸ってやつは面白いもので，切ったり押したりしてもそんなに痛くないのに，中身がパンパンになったり血管を遮断したりするとすごく痛がります（腸が痛がる訳じゃないけど）．こうした違いを理解しておくと，病歴の解釈や身体所見の取り方にも役に立つと思います．

参考文献

1) Losanoff JE, Richman BW, Jones JW. Obturator hernia. J Am Coll Surg 2002 ; 194 : 657-663.
2) Thomas R, Michael H, John T. Spigelian, Lumbar, and Obturator Herniation. Cameron. CURRENT SURGICAL THERAPY. 9th. Philadelphia 2008 : 580-581.
3) Cali RL, Pitsch RM, Blatchford GJ et al. Rare pelvic floor hernias : report of a case and review of the literature. Dis Colon Rectum 1992 ; 35 : 604-612.

4) Bergstein JM, Condon RE. Obturator hernia: current diagnosis and treatment. Surgery 1996 ; 119 : 133.
5) Chandra Prakash. ACUTE INTESTINSL PSEUDO OBSTERUCTION (ILEUS). The Washington Manual of Medical Therapeutics, 32nd edition, St. Louis, 2007 ; 456-466.
6) Kendrick ML. Partial small bowel obstruction: clinical issues and recent technical advances. Abdom Imaging 2009 ; 34 : 329.
7) Veeckmans G, Hermans P, Wyffels G, Hubens A. CT-scan diagnosis of bilateral obturator hernias in a patient with chronic chylous ascites. Hepato-Gastroenterology 1993 ; 40 : 131-133.
8) Tchupertlowsky S, Losanoff J, Kjyossev K. Bilateral obturator hernia : a new technique and a new prosthetic material for repair case report and review of the literature. Surgery 1995 ; 117 : 109-112.
9) Naude G, Bongard E. Obturator hernia is an unsuspected diagnosis. Am J Surg 1997 ; 174 : 72-75.

… DIVERTICULITIS OF COLON

大腸憩室炎

（西垂水和隆）

　憩室炎という病気がこれほど多いとは，研修医時代には思っていませんでした。ゆっくりとした症状であり，ご飯も食べられることが多いために救急を受診するよりも外来で診ることが多く，ほとんどが入院しなくても治癒するため，救急外来が主な研修医時代には，あまり出会わなかったからだと思います。

　大腸憩室自体の頻度は高く，年齢とともに増加し，日本人の40歳以下で16～22％，80歳以上では42～60％にみられます[1]。大部分は無症状で経過しますが，15～20％で軽度の腹痛などを起こし，5％位の人が憩室炎を起こします[2]。欧米人に多く，日本人にはあまりみられませんでしたが，最近は増加しています。都市部の人に多く，食事の欧米化，とくに食物繊維摂取量の減少と密接な関係にあると考えられています。その他，肥満，便秘，低活動，喫煙，NSAIDsの常用などとも関連があるとされています[3]。欧米では"左側の虫垂炎"といわれるように95％が左側にあるS状結腸か下行結腸にできますが[4]，日本人では右側の上行結腸に多くみられます。しかし，食事の欧米化や高齢化に伴い，日本でも左側憩室の頻度が増加しており，最近のデータでは右側憩室の頻度は50％となっています。しかしこれも年齢によって異なり，30歳代ではほとんど右側のみですが，70歳を超えると右側に加えて左側憩室が増加し，61％が両側型になるようです[1]。男女比は1：4で若干男性に多い傾向で，虫垂炎と同じ比率です。

　実際どれくらい遭遇するかというと，私たちの200床クラスの一般病院の総合内科外来で年間20例くらい経験します。消化器科に直接受診する人もいる

でしょうから，月に2〜3例くらいの印象です．最近一年間のデータからすると虫垂炎の1/2くらいです．

高齢者に多い疾患という印象ですが，自験例では80%くらいが65歳以下であり，結果的に右側憩室炎が多くなっています．

憩室炎を起こす原因についてはよくわかっていません．大腸憩室の場合，腸壁の筋層の弱くなっている部分から腸粘膜がとび出す仮性憩室がほとんどですが，風船を膨らましたようにくびれがあるために，内圧が上がりやすく，そこに詰まった便中の細菌が過剰増殖して引き延ばされた粘膜から侵入したり，腸管壁が穿孔して感染を起こすと考えられています[3]．

憩室炎のゲシュタルトは3つあると思います．まず最も典型的なもので，これが90%くらいを占めると思いますが，2〜3日以上前からの局在する腹痛で，痛みは間欠的だが，疝痛ではなく，結構食事はとれている．微熱はあるが下痢はなく，触診では虫垂炎よりも圧痛部位が広いというものです．2つ目は憩室炎から瘻孔ができて，瘻孔先の症状が強く出るもの．最後は非常にまれですが，フリーに穿孔して腹膜炎まで起こすものや，膿瘍を形成して外科的処置が必要になるものです．

典型例の場合，日本では右側憩室が多いために虫垂炎かどうかで悩みます．実際当院での最近の結腸憩室炎の連続20例を検討してみると，90%が右側に起こっており（以下自験例として紹介します），特に若年者ほど右側に多く，虫垂炎の頻度もまた若年成人に多いことから，虫垂炎との鑑別が最も問題になるので，以下にその違いを述べます．

まずは症状発現から来院までの時間（病悩期間）ですが，非穿孔性虫垂炎の場合平均24時間以内に来院するのに対し[5]，憩室炎では2〜3日以上経過してから来院することが多く，これは腹痛の程度や随伴症状があまり強くないことによります．また憩室炎の腹痛は，最初から病変部位に痛みがあることが多く，虫垂炎で有名な"心窩部から右下腹部に移動する腹痛"（虫垂炎での頻度

64%)[6] はあまりみられず，20％くらい（自験例）です。痛みの性質は虫垂炎のような持続痛のこともありますが，間欠的に強弱のある痛みのことが多く，いわゆる疝痛のような規則的な波とは異なり，便通の異常もあまりみられないところが，腸炎との鑑別になります。海外の文献ではひどい便秘になることが多いとされていますが，ほとんど経験しません[4]。食欲低下や悪心・嘔吐も虫垂炎では68％にみられますが[6]，憩室炎ではほとんどの場合で食事がとれています（自験例では90％で食欲普通）。発熱に関しては平熱から40℃を超えるものまでありますが，虫垂炎と同様に高熱の際には穿孔や膿瘍形成を考えます。

　身体所見では虫垂炎の場合，突き詰めて行くと指一本で最強点を表現できる point tender が定められることが多いのですが，憩室炎では圧痛の範囲は広めです。また，本人の自発的な腹痛よりも圧痛の程度が強いことが多く，一見不明熱のような感じで来院して，圧痛で気がつくという場合もあります。押されて初めて結構痛いな，と本人が自覚することも多いです。腹膜刺激兆候も虫垂炎よりは乏しいです。虫垂はいろいろな方向を向くので，骨盤内や盲腸背側，結腸外側などに向かっている場合は，憩室炎と同じように腹膜刺激兆候や point tender がみられないことがあります。

　下血は憩室炎と同時に起こることはまれとされており，腹痛も発熱もなく下血する，単独の憩室出血であることがほとんどです。

　右側憩室炎では上記のように虫垂炎との鑑別が最も重要ですが，その他は婦人科疾患，腎・泌尿器科疾患，大腸腫瘍，腸炎，炎症性腸疾患などが挙げられます。

　婦人科疾患としては付属器炎などが，腹痛のある割に食事もとれるという点では非常に似ているのですが，やはり圧痛部位はかなり下であり（下着のラインより下），両側の圧痛であったり，帯下の増加や性交痛などで鑑別します。

　腎・泌尿器疾患として，尿管結石や腎盂腎炎，精巣上体炎などが鑑別として挙げられます。腹痛では乳頭から膝までの疾患を考えるという大原則があるの

で，かならず泌尿器疾患も考えます．なかなか排石しない尿管結石の場合，数日持続し，食欲が落ちない限局した腹痛として憩室炎と鑑別になると思います．その場合腹部の圧痛はあまり強くないはずですが，画像でないと否定しきれないケースがあります．憩室炎の炎症が膀胱に及ぶと，無菌性の膀胱炎を起こすので，膀胱炎の症状があったとしても泌尿器疾患とは言い切れず，悩ましいところです．

　腸炎は最も頻度が高く，すぐに診断をつけてしまいがちですが，下痢がない場合での診断は慎重になるべきです．小腸に強い腸炎では下痢はなくてもよく，腹痛は強く，迷走神経反射も起こしやすくて救急車で来ることも多いのですが，明らかに疝痛（波のある周期的な痛み）になり，部位も臍周囲であるところが，憩室炎とは異なります．大腸に強い腸炎では片側に痛みが片寄ることもありますが，多くの場合下痢の程度が強く，腹痛を伴う日数も長くありません．しかし時々憩室もないのに上行結腸の限局的な腸炎を起こすものがあり，これは鑑別できません．治癒後に大腸内視鏡を行って，何もないことが確認されてから腸炎の診断になります．

　炎症性腸疾患では特に回盲部の限局性腸炎を起こすことがあり，初診では鑑別は困難だと思われ，やはり内視鏡や画像検査が必要になります．大腸癌については，画像上憩室炎のように見えることがあり，内視鏡検査が必要になります．

　瘻孔を形成する場合は，ほとんど瘻孔先の臓器の症状で発見されます．瘻孔先は膀胱が65%，膣瘻が25%とされており，瘻孔そのものを起こす頻度は憩室症患者の5%以下で，日本での頻度はさらに低いとされています[7]．膀胱瘻の場合，尿の糞臭，繰り返す尿路感染，難治性尿路感染，グラム染色でいろいろな菌が（便のスメアのように）見える，気尿症（排尿時に空気が出てくる）などの臨床像です．圧倒的に高齢者に多く，自覚症状よりも家族やナースからの尿臭異常の報告で疑ったり，尿のグラム染色で気がつくというパターンがほと

んどです。腸管膀胱瘻というと悪性疾患を考えますが，頻度的には憩室炎が最多の原因のようです[8]。膣瘻では帯下の糞臭が診断のきっかけになります。瘻孔を起こす前に明らかな憩室炎の病歴などはなく，瘻孔ができてから初めて憩室の診断がつくことも多いようです。その他では胆嚢や，虫垂，卵管などいろいろな部位と瘻孔をつくるようですが，経験がないので，どうやって診断がつくのかわかりません。とりあえず憩室を持つ人の腹部疾患では常に瘻孔も鑑別にあげておくことは大切と思われます。

憩室炎で穿孔を起こしても，多くの場合限局的な炎症や軽度の膿瘍となり，保存的加療で治癒します。しかし，特に診断までに時間を要した例などでは明らかな膿瘍を形成してきたり，また稀には腹腔内にフリーエアーを伴う汎発性腹膜炎を起こすこともあります。腹膜炎を起こしている例は過去に1例しか経験がありませんが，明らかに重篤感がありました。膿瘍の場合は消耗感がありますが，炎症反応などのデータがひどい割にはけろっとしていることが多い印象です。

憩室自体の存在を見る最も感度の良い検査は注腸造影検査で，大腸内視鏡では半分くらいの憩室を見逃す可能性もあります。しかし憩室炎を起こしている時には造影剤漏出や穿孔の可能性があるため，ほとんどの場合腹部CTや超音波検査で診断します。特にCTでの憩室炎の診断の感度は94％，特異度99％と良好である上に，その他の疾患との鑑別もできるため，ほとんどの場合CTが選ばれていると思います。ただし，超音波検査でも感度92％，特異度90％と遜色がないため，積極的にまず行うべきだと思います[6]。

憩室炎を保存的に加療した後に，4～6週後くらいに大腸内視鏡を行うことが勧められています。これは憩室炎の3～5％で大腸癌由来のものがあるからのようです。

身体所見で疑って次に行うのは画像検査であるため，血液検査はその他の疾患の除外の意味くらいしかなく，白血球や炎症反応の上昇がみられる程度です。

参考文献

1) 石川 信, 加藤 順. 大腸憩室疾患—日本における最近の傾向. 日本大腸肛門病会誌 2008 ; 61 : 1010-1014.
2) Salzman H, Lillie D. Diverticular disease : diagnosis and treatment. American family Physician 2005 ; 72: 1229-1234.
3) Jacobs DO. Diverticulitis. N Engl J Med 2007 ; 357 : 2057-2066.
4) Touzios JG, Dozois EJ. Diverticulosis and Acute Diverticulitis. Gastroenterol Clin N Am 2009 ; 38 : 513-525.
5) 那須啓一. 急性虫垂炎のより良い治療法を求めて. 日本腹部救急医学会雑誌 2011 ; 31 (7) : 967-968.
6) Wagner JM et al. Does This Patient Have Appendicitis? JAMA 1996 ; 276 (19) : 1589-1594.
7) 浦川雅巳, 花崎和弘, 吉澤徳彦他：憩室炎に伴う S 状結腸膀胱瘻の 1 例 本邦報告 119 例の文献的検討. 消外 2007 ; 30 : 249-256.
8) Larsen A et al. Diagnosis and treatment of enterovesical fistula. Eur Urol 1996 ; l29 : 318-321.

肝硬変

CIRRHOSIS

(植西憲達)

　肝硬変は僕みたいに総合診療をやっているとしょっちゅう見る疾患です。大抵原因はウイルス性かアルコール性です。それもそのはずで，現在日本に20～25万人くらい肝硬変患者がいると言われていて，日本の肝硬変の60～65％がC型肝炎，15％がB型肝炎によるものです。アルコールは10％でということは，8～9割がウイルスもしくはアルコール性となります[1]。残りは栄養の取り過ぎによる非アルコール性脂肪性肝炎から肝硬変へ移行したもの，原発性胆汁性肝硬変，自己免疫性肝炎から肝硬変へ移行したような自己免疫性のもの，非常に稀にウィルソン病やヘモクロマトーシスによるものがあります。

　肝硬変は発症というよりも，原因はなんであれ慢性進行性の肝疾患の終末的な状態です。慢性肝疾患や過去にB型肝炎やC型肝炎と診断されている患者が多いです。ただ，慢性肝疾患では無症状な場合が多く，病院にはじめて受診した時にはすでに肝硬変の状態となっている患者も少なくありません。

　肝硬変でみられる症候の原因は大きく3つです。肝臓での代謝・解毒作用の障害，蛋白や凝固因子合成障害による症状，門脈圧亢進症状です（表1）。そして，肝硬変が進行する程に当然ですが症状や所見がはっきりしてきます。どの段階で患者が受診するかによって病歴・身体所見からの診断の難易度は当然変わります。

　無症状の場合はそもそも患者は受診しませんし，もともとの慢性肝疾患でのフォローで血液検査や画像検査で肝硬変になってきたという以外は見つかりようがありません。

表1 肝硬変でみられる症状

代謝・解毒作用の障害	合成障害	門脈圧亢進
かゆみ 毛細血管拡張 クモ状血管腫 手掌紅斑 女性化乳房 恥毛・腋毛の減少 爪の変化 紙幣状皮膚 精巣萎縮 肝性口臭 黄疸 肝性脳症	下腿浮腫・腹水 出血傾向	下腿浮腫・腹水 脾腫 胃・食道静脈瘤 内痔核 メドゥーサの頭

　初期症状は全身倦怠感，食欲不振など鑑別をしぼるにはパッとしない症状で受診することが多いです。当然，慢性感染症，悪性腫瘍，内分泌疾患，うつなどの精神疾患など鑑別すべき疾患は多数あります。既往歴，家族歴，曝露歴，生活歴が重要です。肝炎の既往，過去に輸血している，家族の肝疾患，毎日3合の日本酒相当以上のアルコール多飲，刺青，違法静注薬物（日本では少ないですが），不特定多数のsex partnerなんかは慢性肝疾患ではないかと思わせる病歴です。

　肝硬変の所見では皮膚や体表の変化が一番情報が多いので，日頃から患者の皮膚や爪をしっかり観察する癖をつけることは大事だと思います。

　肝硬変の程度が初期でも比較的頻度が高くみられる症候は皮膚のかゆみと毛細血管拡張（特に顔面）です[2]。顔面の毛細血管拡張は肝硬変患者ではよく見ますが，感度は82%とやはり他の症候の中では最も高いようです[3]。まあ，それでも82%。見た目の皮膚に全く問題ない肝硬変患者は時々見るのでうなずけます。

　さらに進むとよくみられる症候はクモ状血管腫，手掌紅斑，爪の変化，女性化乳房の現象です。毛細血管の拡張や女性化乳房は肝硬変ではエストロゲンの

代謝が障害されるために起こるのではないかと考えられているようです。

　クモ状血管腫はなぜか顔面や上半身（特に胸部）でみられることがほとんどで，僕も下半身にクモ状血管腫があるのを見たことがありません。

　肝硬変でよくみられる爪の変化はバチ指とTerry's nailです。Terry's nailは爪の遠位端が赤褐色を呈し，近位部は白色を呈し，半月が消失します．他に心不全，糖尿病，甲状腺機能亢進症，加齢で認められる所見です[4]。爪の変化は結構いろいろな手がかりを教えてくれるのでふだんから見る癖をつけるといいと思います。

　さて，皮膚所見で黄疸，出血傾向による紫斑，メドゥーサの頭（門脈圧亢進による側副血行路のため臍から外に向かって広がるような腹壁の静脈怒張）がみられれば肝硬変はかなり進行していると言えます。

　さて皮膚以外の所見ももちろん重要です。肝臓自体を触診で辺縁が硬いという所見がないかを見にいきます。脾腫の有無はないかを確認します。腹水や下腿浮腫，内痔核がないかを確認します。肝硬変が進行していると肝性口臭といってネズミ臭とか腐ったにんにくと卵のような臭いとか言われるような，いやな口臭がします。

　また肝性脳症は重要です。羽ばたき振戦は有名ですが，初期は過眠や不眠や睡眠のパターンの異常や多幸的かと思ったらうつなどだけであらわれます。さらに進むと意識レベルの低下であらわれたり，眼振，失調，固縮，半身麻痺などの神経巣症候もあらわれるので脳梗塞や他の脳器質的疾患も鑑別に考える必要があります[5]。この段階の患者では慢性的な低栄養の患者が多く，**必ずウェルニッケ脳症の可能性も考え，ビタミンB₁の投与を行うようにしましょう。**

　血液検査は役立ちます。といっても総合判断が必要です。

　パターンがあります。

　まずは肝胆道系の酵素。AST有意の軽度の上昇，ALP，γGTPの軽度上昇（ただしアルコール性は結構高値）となることが多いです。

そして，脾腫のせいで血小板が減少します。白血球（好中球減少），貧血もみられます．

アルブミンは低下し，グロブリンは増加していることがあります。中にはグロブリンがかなり高値となり連銭形成をする場合もあります。著明なIgGが上昇している場合は自己免疫性の機序を考えましょう。原発性胆汁性肝硬変ではIgMの上昇がみられます。低アルブミンは肝硬変の進行とともに低下していきます。

アルブミン以外に肝硬変の進行を思わせる血液検査があります。それは，ビリルビン上昇，PT延長，低Na血症です。これらがあると肝硬変はかなり進行していると思わなければなりません。

エコーで表面や内部が粗い感じがあり，さらに脾腫があればほぼ間違いないな，と思います。右葉が小さくなり，左葉の肥大がみられる傾向にあります。進行している場合は脾静脈や側副静脈の拡張像，腹水がよくみられます。**一緒に肝細胞癌がないか探すことも忘れてはいけません。**

参考文献

1) 日本消化器病学会ホームページ: http://www.jsge.or.jp/cgi-bin/yohgo/index.cgi?type=50on&pk=D70. 平成24年4月30日にアクセス
2) Niederau C, Lange S, Frühauf M et al. Cutaneous signs of liver disease: Value for prognosis of severe fibrosis and cirrhosis. Liver Int 2008 May ; 28(5) : 659-666.
3) de Bruyn G, Graviss EA. A systematic review of the diagnostic accuracy of physical examination for the detection of cirrhosis. BMC Med Inform Decis Mak 2001 ; 1 : 6.
4) Bickley LS, Szilagyi PG：第5章　皮膚，毛，爪．ベイツ診察法．メディカル・サイエンス・インターナショナル，2008 ; 121-151.
5) Blei AT, Córdoba J. Practice Parameters Committee of the American College of Gastroenterology. Hepatic Encephalopathy. Am J Gastroenterol 2001 ; 96 (7) : 1968-1976.

AFFERENT LOOP SYNDROME

輸入脚症候群

(窪田忠夫)

　胃手術の再建法によっては，肛門へつながる腸管（輸出脚：efferent loop）と十二指腸へつながる腸管（輸入脚：afferent loop）の2系統が生じます。輸入脚は十二指腸液（すなわち胆汁と膵液）を胃もしくは小腸へ流す導管としての役割を担いますが，この胃もしくは小腸へ流入する部位に閉塞をきたすことによって発生するのが輸入脚症候群（Afferent loop syndrome）です。慢性のものと急性のものがあり，ここでは臨床的により重要な急性輸入脚症候群についての話をします。

　言葉で説明するとちょっと分かり難いので図1で示します。図1aが胃切除術後ビルロートⅡ法再建，bがこれにブラウン吻合を加えたものです。aの場合ならば空腸と胃の吻合部が，bの場合ならばブラウン吻合の部が閉塞すると輸入脚症候群となります（c・d），つまり腸閉塞の一型です。頻度的には胃切除後のビルロートⅡ法再建に多いとされていますが，輸入脚を有する再建法ならばなんでも起こり得るので，胃全的術後のRoux-Y法でも可能性があります。なぜ詰まるのか？　というと癒着などにより腸管がキンクする，吻合部が次第に狭窄するなどが考えられますが，その他にもRoux-YやビルロートⅡ法にブラウン吻合を加えた場合などは腸間膜の隙間（欠損部）に輸入脚側のループが入り込んで絞扼することもあります。

　この疾患の初期の報告は20世紀半ばくらいです[1, 2]。胃切除術が始まったのは19世紀末から20世紀初頭（ビルロートがビルロートⅡ法を発表したのが1882年）ですが，初期の手術は無事終わりましたが患者さんは亡くなりました

…なんてのが多いですから，20世紀に入って麻酔や輸液，輸血等の技術が進歩し胃切除術がある程度安全に行える状態になった時から報告されている古典的な術後晩期合併症であると言えます。

頻度は幽門側胃切除後で1％に発症するとの報告[3]がありますが，感覚的には相当珍しい疾患ですね。**救急病院に務めていても何年に一度しか目にすることはないと思います。**かつては胃十二指腸潰瘍に対して胃切除術がさかんに行われた時代がありましたが，H_2ブロッカーの登場とともに胃切除術そのものが劇的に減少し，これにともなって輸入脚症候群の症例も減ったとのことです[4]。とは言え，依然として日本は胃癌と胃切除術の多い国ですので，知っていて損はないです。

前置きが長くなりましたがこの輸入脚症候群，どのように来院するかと言いますと，胃の手術の既往のある人の「強い腹痛」です。それこそ顔をしかめて

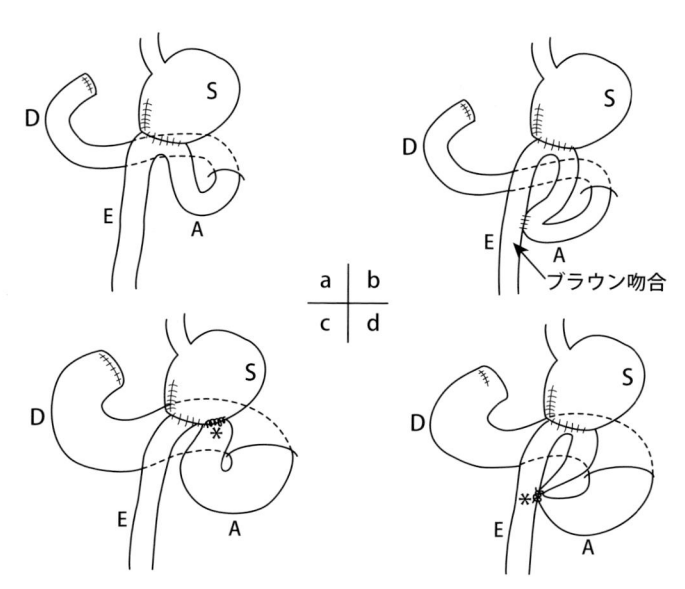

図1 ＊部で閉塞をきたした輸入脚症候群

a. ビルロートⅡ型　b. ビルロートⅡ型ブラウン吻合あり　c, d. それぞれa, bが輸入脚症候群をきたしたもの。S：胃　D：十二指腸　A：輸入脚　E：輸出脚

「うんうん」唸ったり，冷や汗かいて救急車で担ぎ込まれるような感じです。罹患部は十二指腸ですので背部痛も伴いますが，これはこちらから聴取しないとはっきりしないかもしれません。嘔吐はあっても，どちらかと言うと消化器症状からではなく強い痛みのためと思われます。と言うのも，腸閉塞の一型と言いましたが，輸入脚症候群では口から肛門までの腸管にはどこにも閉塞はないのです。なんだか禅問答みたいですが，図1のc，dを見てみると，詰まっているのは十二指腸断端から胃空腸吻合部あるいは空腸空腸吻合部（ブラウン吻合）までの腸管で，この部分は食物を通すためではなく，十二指腸からの胆汁と膵液のみを流すためだけの導管として機能しています。つまり胃の内容物が空腸やその先に流れるルートは確保されているのです。

　腸閉塞でありながら腸閉塞の症状を呈さない，これがこの疾患のまず最初のピットフォールです。強い痛みは急性にはじまる持続痛であり，典型的な腸閉塞のような間欠痛を示しません。先に示したように繰り返す嘔吐はなく，吐瀉物に胆汁が混じっていないのが特徴です。排便排ガスの消失もはっきりしないでしょう。通常の腸閉塞と違って食べ物がどこかに詰まるわけではないので，食歴は影響しません。身体所見では，痛みの部位はどちらかと言うと上腹部の全般で局在性に乏しく，圧痛も全般的にあるものの「ここ！」という場所がはっきりしないです。発症から長時間（数日とか）を経ていなければ反跳痛や筋性防御などの腹膜刺激症状はないです。レントゲンは非特異的で一例を出すとこんな感じです（図2）。ガスレスであることと，全体的にX線透過性が低下していますが，みんなの好きな？「ニボー」は見えません。

　腹膜刺激症状もなく，レントゲンでも小腸拡張像など派手な所見がないとなれば，とりあえず安静と絶飲食で様子見ようか？　となってしまいそうですが…もう一度図1c，dを見てみましょう。輸入脚の片側は十二指腸断端です。もう一方は胃もしくは空腸吻合部で閉塞しています。そしてここに胆汁と膵液が止まらずに流れ込むのです。両方合わせて1日に1〜2リットルは出ます。

状況としては細長い風船に空気を入れ続けているのと同じで，このまま時間が経ってゆけばいつか…「ボン！」とは鳴らないまでも破裂することになり，そうなれば救命は非常に困難となります。治療としてはこうなる前に手術で閉塞部位を解除するのが一般的です。部分的に切除して再吻合術を要することが多いです。つまり，輸入脚症候群はれっきとした腸閉塞でしかも緊急手術を要するclosed loop obstructionであり，適切なタイミングで診断しないと死んでしまう（かもしれない）疾患なのです。死亡率は57％との報告もあり，心筋梗塞（約30％）の倍近さです。どうです，なんとなく言葉は知ってた輸入脚症候群から大分イメージ変わったんじゃないですか？

　診断の過程としては基本的に稀な疾患ですのでcommon diseaseを除外してゆくことになります。まず強い腹痛ということで，初診に当たった方が真っ先に念頭に浮かぶのは「消化管穿孔」と思われます。ただ，突然発症でないことと身体所見にて腹膜刺激症状がないこと，加えて胸部立位X線にてフリーエアを認めないことから上部消化管穿孔を積極的に疑う証拠はありません。下部消化管穿孔ではレントゲンでフリーエアを認めないことも珍しくなく，頻度的に多いS状結腸穿孔では，穿孔が遊離腹腔内ではなく腸間膜内にとどまった

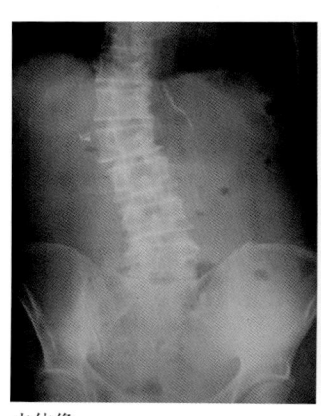

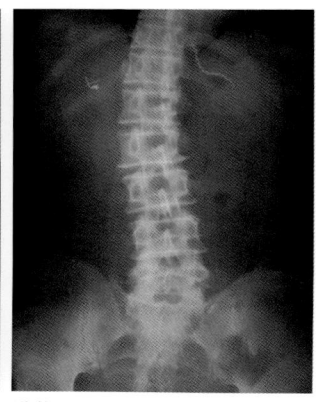

立位像　　　　　　　臥位

図2　輸入脚症候群の腹部X線
全体的にガスレスでX線透過性が低下している。

り，周囲臓器にパッキングされることにより腹腔内への漏れがブロックされることがあります。こういう時は腹膜刺激症状が出にくいので似たような症状所見となる場合もあります。ただ，病変部が限局しているので強く痛む部位は腹部全般ではなく下腹部である点が異なります。同様に，胆石／急性胆嚢炎や急性虫垂炎といった局在した臓器の疾患も痛みの部位の広がりから鑑別は容易と思われます。また，昔の胃の手術であれば胆嚢は摘出されていることも多いです。

　強い上腹部痛として次に考えるのは急性膵炎です。急な発症の持続する強い上腹部痛，吐き気はあっても繰り返す嘔吐はない，背部痛も伴う…すべて急性膵炎に矛盾しない病歴です。そこで血清アミラーゼ値を調べると，なんと上昇しているのですよ，輸入脚症候群では。つまり，輸入脚が closed loop となって流出路がないために膵液は行き場を失います。このため膵管を通じて膵臓に圧が加わりアミラーゼ値の上昇をきたします。二次的な急性膵炎との見方もできます。それなら同様に閉塞性黄疸になって結膜の黄染や血清ビリルビン値も上昇するのでは？　と思いますが，胆道系の方が胆嚢や胆管（膵管に比べて長く太く本数も多い）がリザーバーとなり閉塞に対する許容力が大きいので初期には閉塞性黄疸は通常ないです。では画像的に膵炎を確認してみようということになり撮影された腹部 CT を見てみると（図3）膵周囲には（予想通り？）

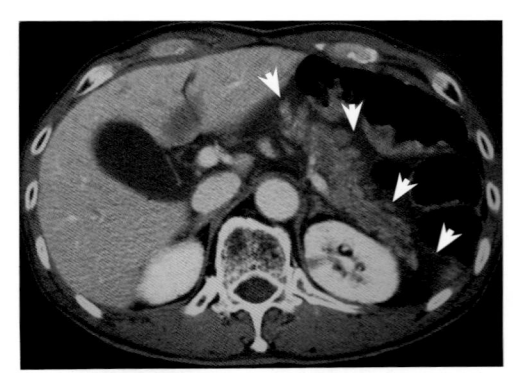

図3　輸入脚症候群の腹部 CT（図2と別症例）
矢頭部に膵周囲液貯留を認める。

液貯留を認めており「急性膵炎」の診断が完成！　です。入院してサポーティブ治療をしようということになります。そしてここが 2 番目にして最大のピットフォール，実際に初診時に膵炎と診断され治療が遅れたという報告もあります[5]。このまま時間が経ってしまうと，いつか輸入脚が破れて取り返しのつかないことになってしまいます。

　落とし穴に嵌らないためにはまず何と言っても胃手術後にこういったことが起こりうると言う知識があり，その上で手術歴とその内容を正確に把握するように努めるに限ります。「昔十二指腸潰瘍で手術した」というのは胃切除術を意味しているかもしれません。胃切除をしても再建がビルロート I 法（輸入脚ではない）ならば起きません。身体所見では輸入脚症候群も急性膵炎を併発している場合もあるので，純粋な膵炎との区別はつかないでしょう。ただ，膵炎

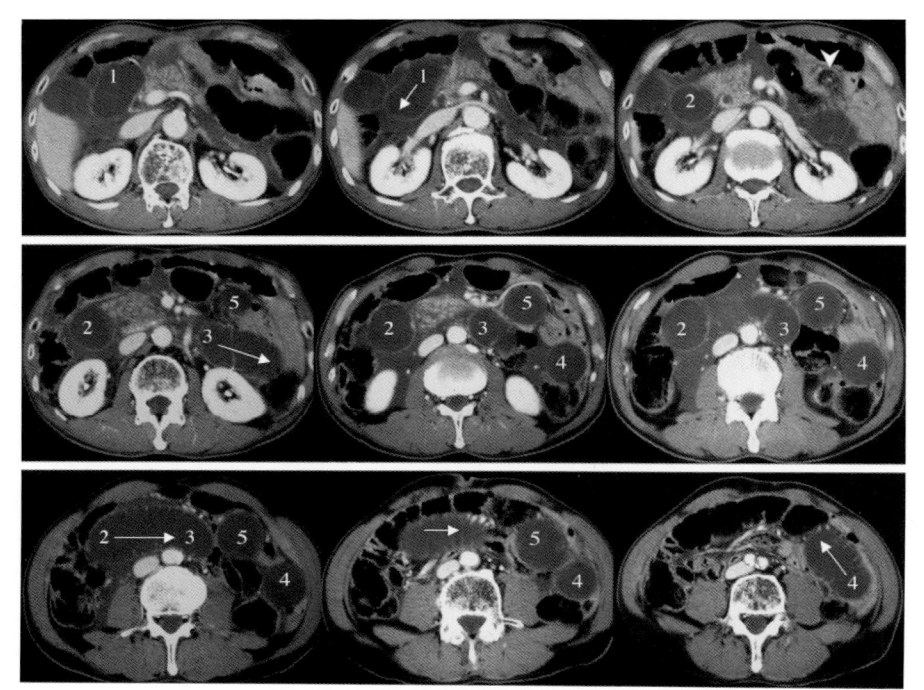

図 4　腹部 CT（図 3 と同症例）
1：十二指腸断端，1〜5 までが拡張した輸入脚，矢頭に閉塞部位を示す．

の誘因となるアルコール摂取や胆石などの原因（etiology）がはっきりしない点が異なります。急性膵炎ではそのetiologyを考えることが重要で，はっきりしない時に安易に「特発性」とするのはよくありません。Idiopathic などというと聞こえが良いですが，ようするに「よくわからん」といっているのと差はないです。急性膵炎を念頭にした場合，多くは入院時に腹部CTが撮影されると思います。もちろん膵炎としての所見（膵周囲の液貯留）はあるのですが，それ以上に小腸の拡張像が目立つはずです（図4）。ここでも，はじめから急性膵炎しか念頭になければ拡張した小腸像を単に「急性膵炎にともなう麻痺性イレウス」として流してしまう可能性があります。これが3番目にして最後のピットフォールです。

　図4を見ると拡張した小腸には全くガスが含まれていません。これが腹部単純X線で小腸ガスが目立たず，ガスレスかつ全体的にX線透過性が低下する意味です。丹念にこの腸管を追ってゆくと「1」の十二指腸断端から「5」にたどり着き，出口のない盲端，すなわち"closed loop"であることが分かります。もしうろ覚えでも「胃切除後→輸入脚症候群＝腸閉塞」という知識があれば，ここで初めてこれらが線で結ばれることになるでしょう。

　他に重要な鑑別疾患を挙げるとすれば，腹部所見が乏しい割に痛みが強い，なおかつ持続痛という点で上腸間膜動脈閉塞症も鑑別に挙がるかもしれません。ただ発症様式が突然ではないこと，基礎疾患として心房細動や動脈硬化症がともなわないかぎり強く疑うといった感じではないです。急性腸管虚血症のうち上腸間膜静脈血栓症（深部静脈血栓症の一型）は突然発症ではない持続痛で初期には腹膜刺激症状も出にくいですから，症状と所見は類似していると言えます。背部痛がないこと，痛みの程度は輸入脚症候群の方が強い（であろう）こと，手術の既往がないこと（偶然ある場合もあるかもしれませんが，稀な疾患に稀な状況を重ねるのはよい鑑別法とは思えません）などから鑑別してゆきます。静脈血栓は肥満体型の人に多いですが，胃の手術をされている人はほと

んど痩せ形ばかりなのも異なります。

　知識として知っていて先のピットフォールに嵌らなければ，初めてでも診断できる疾患です（どうせ1人の医師が1回当たるかどうかくらいです）。今までなんとなく聞いてた手術の既往を術式まで詳しく聞いてみたくなってきましたか？

参考文献

1) Roux G, Pedoussaut R, Marchal G.　Afferent loop syndrome of gastrectomized subjects. Lyon Chir 1950 ; 45 : 773-780.
2) Wells C, Welbourn R. Post-gastrectomy syndromes; a study in applied physiology. Br Med J 1951 ; 1 : 546-554.
3) Vettoretto N, Pettinato G, Romessis M　et al. Laparoscopy in afferent loop obstruction presenting as acute pancreatitis. JSLS 2006 ; 10 : 270-274.
4) Paimela H, Tuompo PK, Perakyl T　et al. Peptic ulcer surgery during the H2-receptor antagonist era : a population-based epidemiological study of ulcer surgery in Helsinki from 1972 to 1987. Br J Surg 1991 ; 78 : 28-31.
5) Young R, Roach H, Finch-Jones M. More than pancreatitis?. Br J Radiol 2006 ; 79 : 858-859.

菊池病

（徳田安春）

　菊池病は1972年に菊池と藤本によって最初に記載された，原因不明の良性のリンパ節炎です。Kikuchi-Fujimoto disease，あるいは発症のしかた（数日単位の亜急性）から亜急性壊死性リンパ節炎（Subacute necrotizing lymphadenitis）とも呼ばれます。確定診断には病理が必要となり，特徴的な病理所見から，組織球性壊死性リンパ節炎（Histiocytic necrotizing lymphadenitis）とも呼ばれています。日本人でよくみられますが，欧米人ではまれな疾患です。そのため，「大リーガー医」と呼ばれるような欧米人指導医でもあまり経験したことがないようで，来日してこの病気の患者をみるとたいへんめずらしがることが多いのです[1]。日本ではよくみる疾患であり，総合内科系で経験豊富な医師ならば10例以上みたことがあるでしょう。逆にいうと，この疾患を10例以上みていないという医師は総合内科系の経験はまだ不足しているともいえるでしょう。

　若い女性に多くみられますが，最近の報告の中には男女比はほとんどないとするものもあります[2]。印象としては，男性の場合には，鑑別に苦慮してリンパ節生検が行われることが多くなり，「組織診断で確定された」症例シリーズでは男性の割合が多くなっているのではないかと思っています。主要な症状としては，頸部リンパ節の腫脹と著明な圧痛，発熱であります。ときにみられる症状には，発疹，関節痛，などがあります。**ゲシュタルト的には，若い女性で全身状態がよく，頸部リンパ節の著明な圧痛と発熱が特徴です。**たいていは「抗菌薬をいろいろ投与しても熱が下がりません」という感じで，総合内科あ

ての紹介で登場してくることが多いです．咽頭痛や咳などの上気道炎症状を欠きます．ただし，頭痛をみる場合，無菌性髄膜炎の合併に注意する必要があります．

　血液検査では，末梢血白血球（主として好中球）の減少とLDHの軽度上昇などがありますが，特異的な検査所見は乏しいです．可溶性IL2レセプターやフェリチンは軽度〜高度上昇することあり，やはり特異的でありません．もっとも，フェリチンは，成人スチル氏病との鑑別と，血球貪食症候群の合併を疑う場合に有用な検査ではあります．逆に，可溶性IL2レセプターの測定が役に立ったというケースはあまりなく，これほど特異性の乏しい検査でよく測定されるものも珍しいです．

　伝染性単核球症との鑑別のポイントは次のような点が挙げられます．まず，EBV感染症では，先行する咽頭痛があり，WBCは上昇して（リンパ球＋異型リンパ球＞35％），リンパ節腫脹はあるがそれほど圧痛はありません[3]．CMV感染症は咽頭痛を欠き，WBCは低下することが多いので紛らわしいのですが，やはりリンパ節腫脹にそれほど圧痛はありません．トキソプラズマも同様です．注意すべきは，急性HIV感染症であり，sexual historyで疑わしければ，血清HIV-RNAをチェックするべきでしょう．

　リンパ節腫脹に圧痛がある場合に鑑別診断として問題となるのは，猫ひっかき病です．猫ひっかき病も，やはり若年者に多くみられますが，猫に接触した病歴と，リンパ節腫脹が腋窩や鼠径部に多いということが挙げられます．ただし，頭部で猫に接触した場合には，頸部リンパ節腫脹で登場してくるので，鑑別困難であれば生検が必要になります．そのほか重要な疾患として，化膿性リンパ節炎があります．リンパ節の所属還流領域に原発炎症巣（歯周囲炎，蜂窩織炎，膿瘍など）が認められることと，化膿性病変ですから，圧痛がかなりひどいことが挙げられます．

　NSAIDなどの保存的な治療で自然軽快するので，「組織診断」で確定せず

に，臨床診断で保存的に経過をみられてそのまま治癒する場合も多くあります．症状が強い場合には，少量のステロイド剤が投与されることもありますが，その場合には，結核や悪性リンパ腫を除外したあとに投与したほうが安全でしょう．すなわち，ステロイド剤を「菊池病疑い」患者に投与する場合には，「組織診断」で確定しておいてからがよいと考えます．ステロイド剤投与で，結核の場合には症状が増悪する可能性があり，悪性リンパ腫では中途半端に効果が出てしまい，そのあとで再燃する可能性があるからです．

「結核や悪性リンパ腫，癌などが疑われる場合には生検せよ」ということになりますが，これはサットンの法則（Sutton's Law）からも導かれます．サットンの法則の由来である英国人 Willie "the Actor" Sutton (1901～1980) は，何度も銀行強盗を行って逮捕されましたが，変装が得意なので脱獄を繰り返し（そのため Actor ともいわれました），そのたびに銀行強盗を繰り返していました．ジャーナリストの取材で，なぜ「銀行に」泥棒に入るのかという質問に対し，「なぜならそこにお金があるからさ（Because that's where the money is）」と答えたそうです．臨床推論でもよく引用されており，特に原因不明の臓器障害で当該臓器の生検を行う適応を考える際によく引用されています．

ただし，生検は侵襲的な検査であり，合併症もあります．頸部リンパ節生検では副神経損傷の頻度が多いです．できるだけ適応は慎重に判断したいものです．すなわち，リンパ節腫脹を呈する症例において，リンパ節生検の適応に関してしばしばその判断が困難なことがあります．リンパ節生検の適応の有無を予測できるモデルがあれば有用と思われます．以前われわれは，ギリシャの Vassilakopoulos らの判別モデルを用いて，リンパ節生検の適応の有無について，そのモデルの有用性を検討しましたのでここで紹介したいと思います．沖縄県立中部病院で経験した，平均年齢44歳（15～90歳）の151人（女性99人，男性52人）中，約4分の1の症例で，リンパ節生検の適応があるものと判断されました．年齢，腫脹したリンパ節のサイズ，圧痛の有無，硬さ，部位，お

よび全身掻痒感の有無などより作成された Vassilakopoulos の判別モデルで良好なテスト特性（ROC 曲線下面積約 0.9）を得ることができました。このように，リンパ節生検の適応決定において，基本的な臨床所見を組み合わせた判別モデルを利用することが有用であるものと思われます[4]。このモデルからいえることは，リンパ節腫脹を主訴に受診して来る患者に対し以下の項目を認める場合には，その係数をかけて加算し，Z＞1 の場合にリンパ節生検を考慮したほうがよいということです（表 1）。

表 1 リンパ節生検の必要性予測モデル

[式] A score $Z = 5a - 5b + 4c + 4d + 3e + 2f - 6$

1) 年齢：$a=0$（≦40 歳）または $a=1$（＞40 歳）
2) 触診で圧痛：$b=0$（無いとき）または 1（有るとき）
3) 最大リンパ節の面積：$c=0$（＜1.0 cm^2）または 1（1.0-3.99 cm^2）または 2（4.0-8.99 cm^2）または 3（≧9.0 cm）
4) 全身掻痒感：$d=1$（有るとき）または 0（無いとき）
5) 鎖骨上リンパ節腫脹：$e=1$（有るとき）または 0（無いとき）
6) リンパ節の硬さ：$f=1$（硬いとき）and 0（硬くないとき）

[判定]
　Z score ≧ 1：リンパ節生検を考慮したほうがよい
　Z score ＜ 1：リンパ節生検せずにフォロー

臨床予測モデルはゲシュタルト診断に匹敵することもあるので侮ってはならない。たとえば肺塞栓症の臨床予測モデルでは，特異度については臨床予測モデルが高い[5]。

参考文献

1) Hadano Y, Dhaliwal G, Saint S et al. Mapping out the diagnosis. J Hosp Med 2011 Mar；6（3）：167-1670. Review. PMID：21387553.
2) 中村 造，今村顕史，柳澤如樹，他：菊池病 69 例の臨床的検討（都立駒込病院感染症科）：感染症誌 2009；83：363-368.
3) Wolf DM, Friedrichs I, Toma AG. Lymphocyte-white blood cell count ratio：a quickly available screening tool to differentiate acute purulent tonsillitis from glandular fever. Arch Otolaryngol Head Neck Surg 2007 Jan；133（1）：61-64. PMID：17224526

4) Tokuda Y, Kishaba Y, Kato J et al. Assessing the validity of a model to identify patients for lymph node biopsy. Medicine (Baltimore) 2003 Nov ; 82 (6) : 414-418.
5) Lucassen W, Geersing GJ, Erkens PM et al. Clinical decision rules for excluding pulmonary embolism: a meta-analysis. Ann Intern Med 2011 Oct 4 ; 155 (7) : 448-460. Review. PMID : 21969343.

MULTIPLE MYELOMA

多発性骨髄腫

(田中孝正)

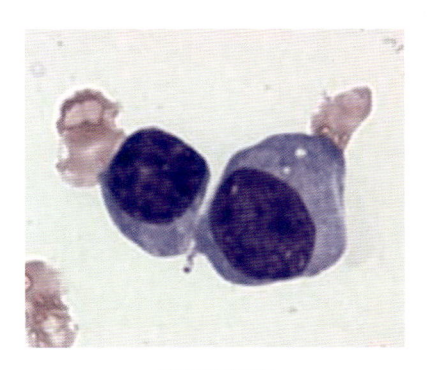

骨髄腫細胞

1．はじめに

　多発性骨髄腫は形質細胞の悪性腫瘍であり全悪性腫瘍の1％，血液悪性腫瘍の10％を占める比較的頻度の高い疾患です。一般的には高齢者の病気として認識されており，発症平均年齢は65～70歳程度とされますが，稀なケースとして20代発症も報告がないわけではないので注意は必要です。とは言えやはり60歳以上が圧倒的に多いというのが実際でしょう。

　腫瘍細胞から産生されるモノクローナルな免疫グロブリンをM蛋白と呼びます。実際の病態はM蛋白だけでなく，ストローマ細胞や種々のサイトカインが関係した複雑な機序があるのですが，診断とは離れるので成書を参考にして頂きたいと思います。疾患の定義は意外と複雑であり，ここでは**表1**のInternational Myeloma Working Group（IMWG）の骨髄腫診断基準を参考とし，中でも症候性骨髄腫と非分泌型骨髄腫を取り扱い，後に示す鑑別診断の話

ではその他の無症候性骨髄腫も含めてお話しします[1]。骨髄に腫瘍細胞が存在することと，臓器障害があることがポイントで，注意すべきは「M蛋白を認める＝骨髄腫」ではないということです。血清免疫電気泳動でのM蛋白や尿中Bence Jones蛋白が認められなくても非分泌型骨髄腫は存在するし，M蛋白が検出されてもその量が少なく，臓器障害がなければ多発性骨髄腫とは言いません。

では臓器障害とは何か？　ある程度記憶しておく必要もあるので「CRABO」とでも覚えておくとよいでしょう。CRABとはhyperCalcemia（高カルシウム血症），Renal failure（腎不全），Anemia（貧血），Bone lesion（骨病変）のことを指します。その他（Others）として過粘稠症候群，アミロイドーシス，年2回以上の細菌感染があります。それでは診断に至る過程に移りましょう。

表1　International Myeloma Working Group（IMWG）の骨髄腫診断基準[1]

monoclonal gammopathy of undetermined significance(MGUS) 意義不明単クローン性ガンマグロブリン血症	1. 血清M蛋白＜3g/dL 2. 骨髄におけるクローナルな形質細胞の比率＜10% 3. 臓器障害がないこと 4. 他のB細胞増殖性疾患が否定されること
asymptomatic myeloma (smoldering multiple myeloma) 無症候性骨髄腫	1. 血清M蛋白≧3g/dL 　および/または 2. 骨髄におけるクローナルな形質細胞の比率≧10% 3. 臓器障害がないこと
symptomatic multiple myeloma 症候性骨髄腫	1. 血清および/または尿にM蛋白を検出 2. 骨髄におけるクローナルな形質細胞の増加あるいは形質細胞腫 3. 臓器障害の存在
non-secretary myeloma 非分泌型骨髄腫	1. 血清および尿にM蛋白を（免疫固定法により）検出しない 2. 骨髄におけるクローナルな形質細胞の比率≧10%，または形質細胞腫 3. 臓器障害の存在
solitary plasmacytoma of bone 骨の孤立性形質細胞腫	1. 血清および尿にM蛋白を検出しない（少量はありうる） 2. 正常骨髄 3. 臓器障害がないこと 4. クローナルな形質細胞の増加によるただ1カ所の骨破壊 5. 病変部位以外は正常な全身骨所見（X線像およびMRI）
extramedullary plasmacytoma 髄外性形質細胞腫	1. 血清および尿にM蛋白を検出しない（少量はありうる） 2. 正常骨髄 3. 臓器障害がないこと 4. クローナルな形質細胞による髄外腫瘍 5. 正常な全身骨所見

2. 病歴・身体所見

　その病歴は多様であり，受診契機も様々です。よくある症状は体の痛み（65%）や倦怠感（50%）などです[2]。実際には腰痛など骨病変による体の痛みで整形外科に受診して内科へ紹介されたり，腎機能の悪化で紹介されたりすることが多いようです。採血でグロブリン量（総蛋白−アルブミン）が多いことで紹介してくれる開業医の先生もいます。腰痛で整形外科に受診するものの圧迫骨折は骨粗鬆症によるものとして治療を受けて，骨折を繰り返すというケースもあります。悪性腫瘍は発熱の原因としてよく挙げられますが，多発性骨髄腫で発熱はむしろ少ないと言われています。**格言として「三つのNO」を挙げておきましょう。**「no fever, no splenomegaly, no elevated alkaline phosphatase」つまり「**発熱なし，脾腫なし，高ALP血症なし**」ということです。悪性腫瘍であれば発熱はよくありますが多発性骨髄腫では認めない，血液悪性腫瘍では脾腫は多いが多発性骨髄腫では認めない，骨転移を起こす癌ではALPが高くなることもよくあるが多発性骨髄腫では認めない，ということです。この三つが必ず揃うとは言えませんが臨床的には確かに当てはまる例が多く覚えておいて損はないでしょう。逆にこの「三つのNO」があれば骨髄腫以外に説明する疾患がないか検索する手がかりにもなります。

　高齢・外傷のない多発骨折と言えばピンとくるわけですが，倦怠感などの主訴で来院することもあるし，貧血，腎機能障害，高カルシウム血症などで紹介されるケースも多い，というのがゲシュタルトでしょうか。

　身体所見に関して，残念ながら多発性骨髄腫に特徴的と言えるほどのものはありません。ですが骨髄腫に関わる臓器障害は多数あり，アミロイドーシスを合併したりすれば更に病態は複雑になります。最初にしっかりと評価しておく必要はあるでしょう。骨に関して，体重のかかる脊椎の圧迫骨折以外にも長管骨や肋骨で溶骨による病的骨折は認められるため，圧痛点の把握はしっかりしておくべきでしょう。

3. 検　査

　一般的な採血（血算，生化学），尿検査に加えて，蛋白分画，免疫グロブリン，血清および尿の蛋白電気泳動，骨髄穿刺，レントゲン（頭蓋骨，脊椎，胸部，骨盤，長管骨など）を行います[3]。M蛋白によるグロブリンの増加や前述のCRABOと呼ばれる臓器障害があるかどうかをチェックします。ただし一般的な採血で貧血は65％程度認めますが，高カルシウム血症や腎機能障害は20％程度しかありません[2]。骨髄腫っぽくても血中でM蛋白が確認できない時はまず尿中Bence Jones蛋白を見ます。これは免疫グロブリン軽鎖で，尿中へ排泄されてしまうため血中で確認することが難しく，かつ尿定性検査では蛋白陰性となるので注意が必要です。そして，骨髄スメア像では形質細胞が多数（多くは10％以上）存在するはずですが，実は骨髄の中でもばらつきがあるので形質細胞だらけのところもあればスカスカなところもありますので標本の評価には注意が必要です。

　ここまでが従来の検査で，今後はfree light chain（FLC）にも注目する必要があります。これは遊離軽鎖グロブリンのことで，M蛋白が血中にも尿中にも確認できないけれど，その他臓器障害など見るとどうも骨髄腫じゃないか？という時に役に立ちます。軽鎖のhidden surface（重鎖と結合している時は

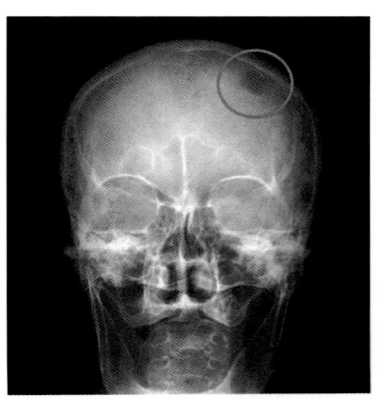

図1　頭蓋骨レントゲン写真（打ち抜き像）

隠れている表面）に対するポリクローナル抗体を用いたイムノアッセイ系の検査であり，免疫電気泳動では検出できない軽鎖を精度よく検出できます。非分泌型骨髄腫は骨髄腫細胞があってもＭ蛋白を産生しないというもので骨髄腫全体の3％を占めます。実はこれら非分泌型と呼ばれるものの中でも6割程度はFLCを検出でき，そのκ/λ比が異常（κかλがＭ蛋白として異常に増える）であるということがわかっています。Ｍ蛋白がなくても骨髄腫を疑うならばFLCの提出もして下さい。

溶骨病変はまずレントゲンを見て評価します。頭蓋骨では有名なpunched out lesion（打ち抜き像）がありますが，その他でも見られることはあります（図1）。体重を支える脊椎に関しては圧迫骨折していることが多くあり，これはレントゲンですぐわかります。圧迫骨折していなくても骨髄腫細胞のたくさんいる脊椎MRIをとってみるとどうなるでしょうか？　通常高齢者の脊椎は造血能が低下して脂肪に置き換わっていますので，T2強調画像で見ると脊椎は若年者と比較してhigh intensityとなります。ところが骨髄腫の場合，骨髄腫細胞が骨髄に多数いることを受けて，ぱっと見で脊椎は一般的な高齢者と比較してlow intensityに見えます。Intensityで言えば高齢者ではなく若い人に近い印象で

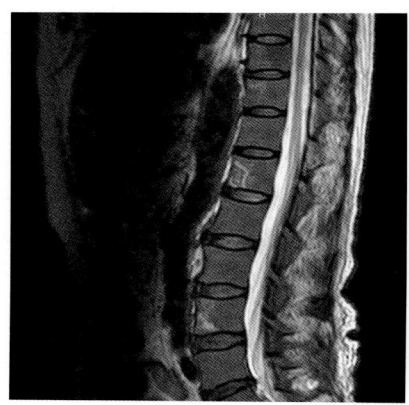

図2　脊椎 MRI T2 強調画像
（65歳，女性。骨髄腫浸潤ありの脊椎）

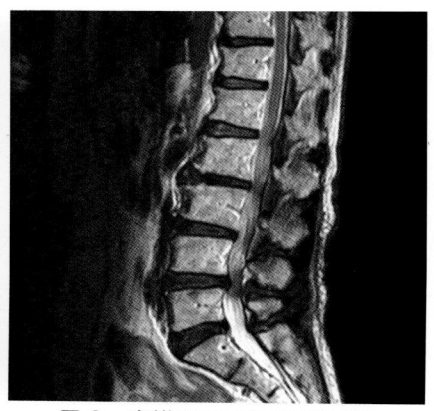

図3　脊椎 MRI T2 強調画像
（75歳，女性。骨髄腫ではない脊椎）

すが，これが異常なんですね（図2が異常，通常の高齢者は図3）。その他にも免疫固定法，フローサイトメトリー，染色体検査…と言い出せばきりがありませんが，最初の診断という意味では必要ないので割愛します。

4. 鑑別診断・予後

　それでは鑑別診断について触れていきます。M蛋白を認めた場合，やや逆説的ですが骨髄腫ではない可能性を検討して下さい。表1にある意義不明単クローン性ガンマグロブリン血症（monoclonal gammopathy of undetermined significance：MGUS）や，Waldenström macrogloburinemia（WM），POEMS症候群ではそれぞれM蛋白が認められますが，MGUSはその時点で病的意義はなく，WMはリンパ形質細胞リンパ腫という別の病気であり，POEMS症候群は頭文字が示す特徴的な所見（Polyneuropathy, Organomegaly, Endocrinopathy, M protein, Skin changes）があります。また，骨病変で言えば他の癌の骨転移が問題となり，溶骨という観点では腎癌，乳癌，非小細胞肺癌などが鑑別に挙がります。これら固形癌がないか検討し，M蛋白が検出されなければ非分泌型骨髄腫も疑うという順番になります。

　最後に骨髄腫の予後に関しても気になるところです。International Staging System（ISS）という分類があり，血清のアルブミンとβ_2ミクログロブリンの値でstage I～IIIに分けるのですが，一番軽いとされるstage Iでも最初の化学療法からの生存期間は62か月という報告があります[4]。平均的には3～4年程度の生存期間であると考えたほうがよく，手術で完治！　といかないため，残念ながら今も不治の病です。しかし現在，新規免疫調整薬など続々と開発・臨床応用され，生存期間の延長も期待されるので，しっかりと診断から治療へもっていきたいものです。

参考文献

1) The international Myeloma Working Grop : Br J Haematol 2003 ; 121 : 749.
2) Rhee FV, Anaissie E, Angtuaco E et al. CHAPTER109 MYELOMA. K Kaushansky et al. Williams Hematology 8th edition. McGraw-Hill, 2010 : 1645.
3) Palumbo A, Anderson K. Multiple Myeloma. N Engl J Med 2011 ; 364 : 1046-1060.
4) Greipp PR, San Miguel J, Durie BG et al. International staging system for multiple myeloma. J Clin Oncol 2005 ; 23 : 3412.

EOSINOPHILIC ANGIOEDEMA

好酸球性血管浮腫

(清田雅智)

　好酸球性血管浮腫というのは，稀な疾患でしょう。疫学的な頻度は示されておらず，症例報告があるのみですが，日本人では少なくとも60例以上は報告されています。通常の診療ではあまりみないはずです。ところが，私自身3人の患者さんを外来で診る機会があり印象が深い疾患です。

1．疾患を知るきっかけ

　最初の患者さんは，著明な好酸球増多症の鑑別の依頼があった22歳の女性でした。下腿浮腫を主訴に受診したので，女性特有のエストロゲンが関係する浮腫かもしれないと思っていました。足が腫れるために歩くと痛いという症状でした。診てみると，パーンと張ったような浮腫で，下腿のみにありました。圧迫するとpittingはあまり出なくて，かといってmyxedemaのような硬さとは違うような，何とも表現しにくいような浮腫だったのが，非常に印象深く残っていました。当時はこの疾患を知らなかったため診断をつけることができなかったのですが，好酸球絶対数が12,000/μlもあったため，急性白血病のような血液悪性腫瘍を心配していました。しかし，患者さんを診察してみると，この両膝下の浮腫がある以外には特に異常は見当たらず，原因検索を2週間くらい外来で行っているうちに，無治療ですっかり良くなってしまいました。これだけ著明な好酸球上昇があれば，当地ではあまり遭遇しないのですが寄生虫疾患なども考慮する必要があります。肺，腹部臓器，リンパ節などには異常はなく，薬も使わないうちに良くなっていました。原因は良くわからないままで

したが，まあ良いかという感じで診ていた症例でした．それくらい患者さんは元気なのでした．

ところがそれから数年経ってから，とある学会の講演会で症例シリーズを聞いていた際に，両手足の浮腫をきたす若い女性の鑑別疾患としてこの疾患が取り上げられていました．その演者の先生も，知っていると簡単に診断できると思われるが，知られていないだけで意外といるのではないかと仰っていました．繰り返す人もいるとされているというのも聞かされました．そこで先述の患者さんを思い出して，再度コンタクトをしてみて確認したのですが，以後同様の症状はなかったことがわかりました．このエピソードがきっかけでこの疾患に興味を持ち文献を徹底的に調べました．

1例目から3年後くらいに第2例目が，開業医の先生から紹介されました．38歳の女性で，9月下旬に両下肢の浮腫が出現したため，深部静脈血栓症（何故だか不明ですが）と診断されてワーファリンを投与されていたそうです．その2週後には両手の指がむくむとのことで，紹介された開業医を受診しました．採血をするとWBC 18,800/μl好酸球69％だったため，精査のために紹介となりました．本人を見ると，手足のむくみを除き，元気そうに見えます．その日は忙しい外来日でしたので，病歴と身体所見を取った後10分後には再来予約をして処方もなくお帰りいただきました．患者さんには1984年のNEJMのGleichの文献[1]を見せて，「英文で恐縮だがこの文献に書かれている症状とあなたの症状は全く同じに見えるので，非常に珍しい病気だが自然に治るとされている．根気よく経過観察させてほしい」とお願いしました．後に聞いてみると，患者さんは原因不明でわからないとされていたので，たったそれだけでしたが安心されたそうです．写真で示すように浮腫は1週間後に改善し1か月で好酸球増多症も正常化しました．再発のフォローのため6か月経過観察をしましたが，その後は何もなくフォローを終了しました．

ところが，2例目の患者さんに会って1か月が経ったとき，なんとその患者

さんの知り合いが，自分と全く同じような症状があるので診てもらえないかと言い出しました．そんな珍しい病気が，1か月に2回も来るというのはちょっと話ができすぎていると思ったのですが，37歳女性でやはり両手と両下腿の浮腫があります．採血をすると，WBC 16,750/μl 好酸球58.5％でした！ 全く一緒でした．無治療で，やはり1か月後には症状消失．半年フォローしてもやはり再発はありませんでした．これが私のこの疾患との出会いです．

　さて，私はそもそも好酸球上昇ほど人を悩ますデータはないと思っています．好酸球増多症の原因精査は，正直なところ苦手意識があります．多くの医師は好酸球＝アレルギーと考えがちだと思いますが，アレルギー疾患ではおおむね30％程度しか上昇しないとされています．つまりアレルギーの診断は詳細な病歴にこそ答えがあり，好酸球増多症自体は感度が低すぎて参考程度の所見でしょう．好酸球増多症自体は，血管内の好酸球が多いことを示していますが，組織内に好酸球が浸潤（血管壁に付着して組織に入るような marginated poolが増えている）する疾患でも，血管内（＝採血でみている circulating pool）の数字が必ずしも高くないという現象がありうるのです．しかし，図1に示すように絶対数が10,000を超えれば，おおむね考えるべき疾患がしぼられると思います．

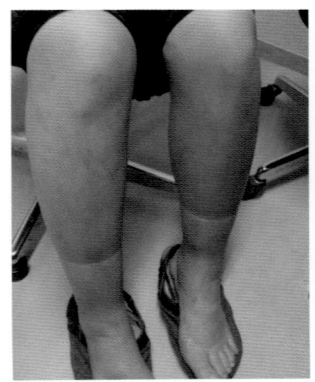

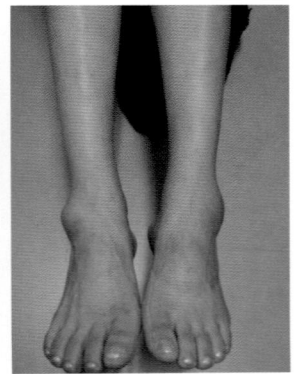

図1 Nonepisodic angioedema associated with eosinophilia（NEAE）（38歳，女性）
初診 → 無治療 → 1週間後

2．好酸球性血管浮腫とは？

　1984年にMayo clinicのGerald J. Gleich等が，再発性の発熱と蕁麻疹と血管浮腫を繰り返す4人の患者を報告した，Episodic angioedema associated with eosinophiliaと名付けられた疾患です。報告者の名をとってGleich syndromeとも呼ばれています。若年者に起こり，眼瞼周囲の血管浮腫，蕁麻疹，四肢の浮腫，体重増加などがあり，末梢血の好酸球の著明な上昇が特徴で，IgMが上昇するという特徴があるとしていました。おおむね1か月程度で改善しますが，繰り返すことがあります。特に後遺症もなく自然軽快することが多く，症状が強い場合にもステロイドの使用で速やかに反応する予後良好の疾患です。本邦では，1986年に千葉大学の木村等による報告を契機に，症例報告が続いていました。1998年に東北大学のChikamaらにより，本邦のものはGleich syndromeの亜型ではないかとのことで，Nonepisodic angioedema associated with eosinophiliaという疾患概念が提唱されました[2]。これは，Gleichらの報告と比べて，圧倒的に若い女性に多く，夏から秋の発症が多い，下肢を主とした四肢に限局することが多い，皮疹も1/3の症例にしかみられない，IgMの上昇を伴わない，再発をしないで単回で終わることが多い，といった特徴があることが示されています[2]。その後の報告を見てみると，単施設からの報告では，2003年の都立駒込病院の報告が8例（男性2名，女性6名：平均28.3±3.3歳）[3]，聖路加国際病院で，2003年から2008年の65か月の間で，11例（男性2名，女性9名：22〜41歳）の報告[4]，日赤医療センターで，2006年から2010年の60か月で11例（すべて女性：23〜38歳）[5]が報告されています。

　好酸球絶対値は，ほとんどが5,000以上著明な好酸球の上昇がみられていて，調べた範囲では最大64,000といった極めて異常な数値をとっている例もありました。病名にもあるように好酸球をみておくことが重要で，機械分類でも良いので検査値をみる際に癖をつけるようにすると見落とさないと思います。この病気はそれほど多い訳ではないとは思いますが，自然に良くなっているた

めに意外と気づかれていないのではないかと考えます。

3. 診断のゲシュタルト

　20〜30歳代の女性の浮腫で，特に誘因もなく下腿±手の浮腫があり，関節腫脹を伴わず，熱感も乏しいやや硬めの浮腫があればこの病気を疑いましょう。採血を行って好酸球が上昇していたら，ほぼ確定！　というのがこの疾患のイメージです。1〜2か月で改善しますので，その間は薬剤なしで基本的には見てみるのをお勧めします。浮腫は好酸球の浸潤があることが様々な症例で証明されていますので，必ずしも生検は必要ないかと思います。もしかすると再発例があるかもしれませんので，症状があるときの採血時にはIgMを測定してみても良いと思います。特に男性例では考慮したいところです。基本的には50歳以上の症例報告はありませんので，年齢は非常に重要なファクターだと思います。

4. 診断のデギュスタシオン

　好酸球だけでしぼろうとすると，いくつか落とし穴があるように思えます。最大の鑑別点は，好酸球増多症候群（hypereosinophilic syndrome：HES）でしょう。①好酸球1,500以上が，1か月以上の間隔を空けて2回以上，もしくは組織内の好酸球の証明，②好酸球による臓器障害，③他の疾患の除外によって診断されます。これはさらに，特発性HES，反応性HES_R，腫瘍性HES_N，というのに分かれます。これらは臓器障害が出てきますので，皮膚以外に異常が出ることが問題ですし，特に心臓への障害が心配な病気です。私はステロイドを使用しつつ，半年フォローして皮膚原発のT細胞性白血病が出てきた症例を経験したことがあり，この病気は怖い印象を持っています。寄生虫疾患では，広東住血線虫，犬回虫などを疑うそうですが，正直みたことがなく，よくわかりません。好酸球が10,000近くなる病気では，Churg-Strauss症候群があ

表1 好酸球増多症の鑑別疾患

好酸球の程度	疾患	頻度
高度（＞10,000）	－特発性好酸球増多症候群（HES）	稀
	特発性HES	
	腫瘍性HES	
	反応性HES	
	－好酸球性血管浮腫	稀
	－Churg-Strauss症候群	稀
高度（＞5,000 cell/μl）	－寄生虫疾患	多い
	－薬剤性	一般的ではない
	－腫瘍：好酸球性白血病, CML	稀
	－好酸球性筋膜炎	稀
	－炎症性腸疾患	稀
	－好酸球性腸炎	稀
	－Churg-Strauss症候群	稀
	－特発性好酸球増多症候群（HES）*	稀
	－Hyper-IgE症候群	稀
中等度（1,500～5,000 cell/μl）	－寄生虫疾患	多い
	－慢性骨髄性白血病	稀
	－リンパ腫（特にHodgkinリンパ腫）	一般的ではない
	－好酸球性腸炎	稀
	－Churg-Strauss症候群	稀
	－アトピー性皮膚炎	一般的ではない
	－副腎不全	稀
軽度（500～1,500 cell/μl）	－アレルギー性鼻炎	多い
	－アトピー性皮膚炎	特に小児では多い
	－喘息	多い
	－薬剤性	一般的ではない
	－Langerhans cell histiocytosis	稀
	－関節リウマチ	稀
	－固形腫瘍	稀
	－好酸球性腸炎	稀
	－炎症性腸疾患	稀
どのパターンも取りうる	－血管浮腫/蕁麻疹	多い

*HES : hypereosinophilic syndrome
（Williams Manual of Hematology 6th edition. p.199を参考に作成）

りますが，通常血管炎の結果として，発熱が起こったり，呼吸器症状を伴ったり，下肢には出血斑を伴っているということで区別が可能でしょう．好酸球がそこまでは高くないかもしれませんが，上昇していて下腿浮腫がある場合には，好酸球性筋膜炎（Shulman syndrome）は考慮が必要でしょう．しかし，この病気だと浮腫以上に痛みが強く出ていると思われます．同様に好酸球性蜂窩織炎（Wells syndrome）も単なる浮腫だけではない痛みや紅斑が強く出るでしょうから鑑別は簡単だと思います．

参考文献

1) Gleich GJ, Schroeter AL, Marcoux JP et al. Episodic angioedema associated with eosinophilia. N Engl J Med 1984 ; 310 : 1621-1626.
2) Chikama R, Hosokawa M, Miyazawa T et al. Nonepisodic angioedema associated with eosinophilia : reportof 4 cases an dreiew of 33 young female patients reported in Japan. Dermatology 1998
3) 塩澤文隆，猪熊重子，岡崎優子等．好酸球性血管浮腫8例の検討．アレルギー 2003 ; 382.
4) 山口賢一，清水久徳，上地英司等．好酸球増多症における反復性好酸球性血管浮腫の頻度とその臨床的特徴．アレルギー 2009, 411.
5) Nakachi S, Inokuma S. Eleven cases of angioedema with eosinophilia treated in a single hospital in Japan. Allergology International 2012 ; 61 : 259-267.

SRH

Spontaneous retroperitoneal hemorrhage (SRH)

(清田雅智)

　SRHを通常みることは稀ですが，敢えてこの項を選んでみたのは遭遇すると恐らく多くの医師が判断に悩むと想像するからです。後腹膜の出血は通常は，外傷や手術の際の血管損傷などで気づかれる病態です。多くは出血源を精査するために撮られる造影CTを行う際に診断されるでしょう。しかし，外傷を伴わずに自然に出血する病態がありSRHと呼ばれています。CTが導入される以前は，出血源がよく分からない出血性ショックとして認識されていたかもしれません。私個人はこの10年以内に経験することが時々あり，その都度原因検索に苦慮した記憶があります。ほとんどは文献的には症例報告レベルなため，正確な疫学は分かっていませんが，当科でこの5年で6例程度経験して

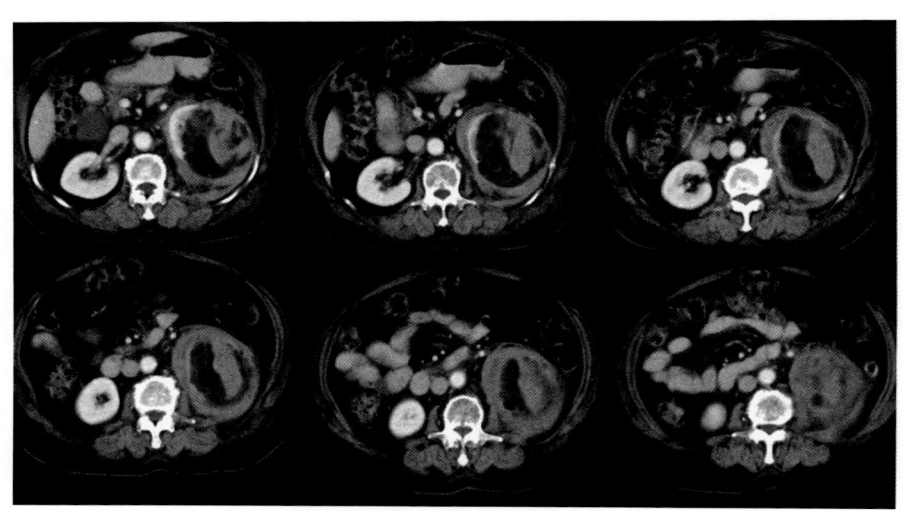

図1　血管筋脂肪腫による出血症例（78歳，女性）
腎臓内に脂肪成分を伴う腫瘍性病変があり，その中から出血している。

いますので，症例の集まるような病院では年に1回程度はみるのではないだろうかと思っています。実際に CT で診断したとして，どの診療科がみるべきかといった割り振りは大変だろうと察しています。特に出血コントロールは付いたとして，その原因をどのように見極めるのかは結構困難だからです。原因が分からないことから，そもそもどのような治療をすべきかといった問題もわかりにくいし，どの診療科がマネージすべきなのかということでも問題になるでしょう。そういう意味で，自身の経験を敷衍して，この疾患の概念を明らかにしてみたいと思います。

1. どのような疾患が原因となるのか？

a. Wunderlich syndrome

　私が最初に出会ったのは，図1の症例でした。全く外傷の病歴のない78歳の女性が，突然発症の左側腹部痛を主訴に，ショックに近い状態で受診しました。心房細動のためにワーファリンを飲んでいて PT − INR が少し延長していたため，医原性の凝固異常に伴う出血というふれこみで入院しました。しかしよく見ると，左腎には脂肪成分が多い腫瘍の存在が疑われます。この患者さんは，ワーファリンを一時中止しただけで自然止血しました。一旦退院した数か月後に，左腎摘出術が行われました。結果的には腎臓の血管筋脂肪腫（Angiomyolipoma：AML）という良性腫瘍から出血したという症例でした。こういう Gerota 筋膜の近辺に外傷を伴わずに自然出血するのを Wunderlich syndrome といいます[1]。1856年に Carl Reinhold August Wunderlich（1815-1877）が，外傷に伴わない腎周囲の自然出血をした症例を報告したことに由来し，①急性腰腹部痛，②腫瘤触知，③低容量性ショックがこの疾患の三徴です。実際には1700年より動脈瘤などから出血していた症例が散在していたことが確認されています[1]。ちなみに余談ですが，この Wunderlich は25,000人の腋窩温を100万データ集めて，正常体温を華氏98.6度，摂氏37度とし

た人でもあり，あまり知られていないかもしれませんが，当時の高名な医師の1人でした．Wunderlich syndromeの症例を纏めたものをみてみると，これを起こす主な原因は，約60％で腫瘍が原因となっており，良性腫瘍（AML 29.1%），悪性腫瘍（腎癌26.1%），血管病変（結節性多発動脈炎12.1%），感染症（腎膿瘍，感染性動脈瘤）などがありますが，約20％は原因が不明です[2]．AMLは原因が特定できるものでは最多の原因です．AMLは更に考える必要があるのが合併症の存在です．AMLの約20％には結節性硬化症（Tuberous Sclerosis：TS）を合併しており，逆にTSからみると，50％はAMLを合併しその場合両側性に起こることが多いという特徴があります．興味深いのは，TSを合併しないAMLの80％は提示しているような女性に起こっていることです．他には再発性気胸などを伴う疾患である，リンパ脈管筋腫症（Lymphangiomyomatosis：LAM）でAML合併のSRHの症例をみたことがあります．更に稀な疾患ですが，Birt-Hogg-Dubé syndromeという，肺の囊胞性疾患により再発性気胸を起こす疾患で，腎癌やAMLを合併するという遺伝性疾患の存在もあります．そういう意味では，腎臓だけをみるのではなく，一見関連のなさそうな肺の病変にも着目する必要がありそうです．

さて一般にAMLは腫瘍サイズが4cm以上を超えるとこのような出血を起こしやすくなります．それは腫瘍内に未熟な血管からできる動脈瘤から破綻するためと考えられており，三重大学からの報告でこの動脈瘤が5mmを超えると出血リスクが上がることが示されていて手術を検討する目安になると思われます[3]．

b. Segmental arterial mediolysis (SAM)

図2は58歳の特に既往がない女性が，突然の腹痛と出血にて発症した症例です．血管造影にて血管の異常な拡張像があったため，異常血管からの出血であることが推察されます．結節性多発動脈炎のような血管炎のときにも似たような血管の異常がありますが，血管炎症候群のような病歴はないということが特徴で，当初は正直何が原因だかよく分かりませんでした．こういう場合に

SAMという珍しい疾患の存在があるかもしれません。1976年にSlavinらが、出血性ショックや急性腹症で発症する中に、病理的には動脈硬化や血管炎の所見に乏しい症例があることを報告して以来、徐々に認識されてきています。日本でもおおよそ60例程度の報告があっています。動脈瘤破裂をした症例で、病理的にみてみると拡張した動脈瘤壁内に中膜が島状に残存（medial island）し、炎症性変化が乏しいのが特徴です。推測されている発生機序は、中膜の平滑筋細胞の水泡化で中膜の融解が起こり、内膜が断裂して動脈壁の解離が起こるため、外膜が拡張して動脈瘤を形成するとされています。60歳前後に起こり、やや男性に多いとされている謎の病気です。罹患血管は、結腸動脈、胃動脈、胃大網動脈、膵十二指腸動脈、腎動脈などが破裂例で報告されているので[4]、後腹膜だけではなく、原因不明の腹腔内出血として来ることもあります。出血は自然に止まることもあり、また血管造影で拡張していた血管が自然に元に戻る例も報告されています。報告例は血管塞栓術や罹患血管のある臓器を切除して治療をしていました。

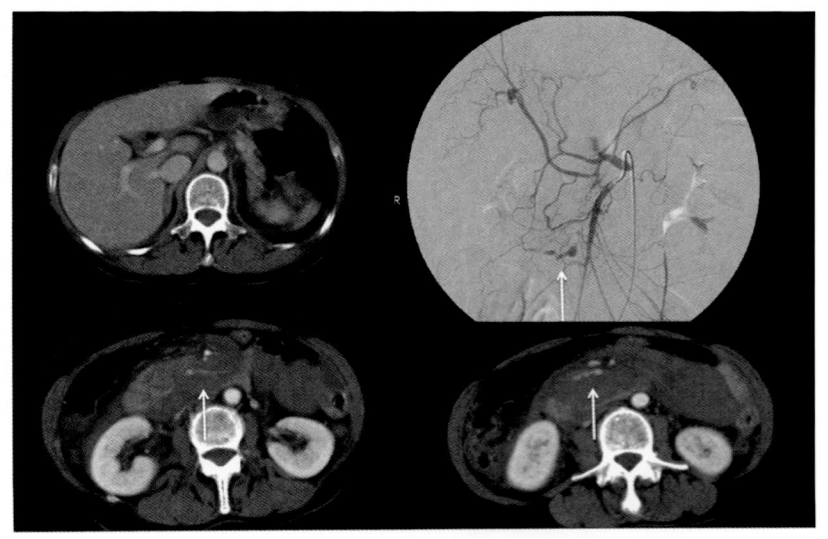

図2　Segmental arterial mediolysisによる後腹膜出血（58歳、女性）
矢印は数珠状に拡張した動脈。

c. Ehlers-Danlos syndrome type Ⅳ（血管型エーラーズ・ダンロス症候群）

　これまた稀な病気ですが，図3のような出血性ショックで運ばれてきた50歳女性がいました。入院後安静により止血して社会復帰しています。全身の血管を調べましたがSAMのような異常血管は見当たりませんでした。この人では，病歴が重要なポイントになり，父親が同様に外傷によらない腹腔内出血のため死亡していました。更に本人は妊娠前の25歳から両側下肢静脈瘤があり，しばしば少し物にあたっただけで出血斑ができるという病歴がありました。血圧計を用いて中間血圧で上腕を5分間圧迫したところ（Rumpel-Leede test），2分程度で明らかに出血斑が無数に出現し，血管脆弱性がありそうでした。血管型という亜型があり1998年の診断基準（Am J Med Gene 77：31-37）より vascular Ehlers-Danlos syndrome と臨床的に診断しました。検査だけでは診断が困難で，付随する既往歴や家族歴が重要であった症例でした。そもそもこの症例の存在を知ったのは，とある症例検討会に出席した際に聞いたものですが，膠原病内科の専門家もそうそうみることはないそうです。

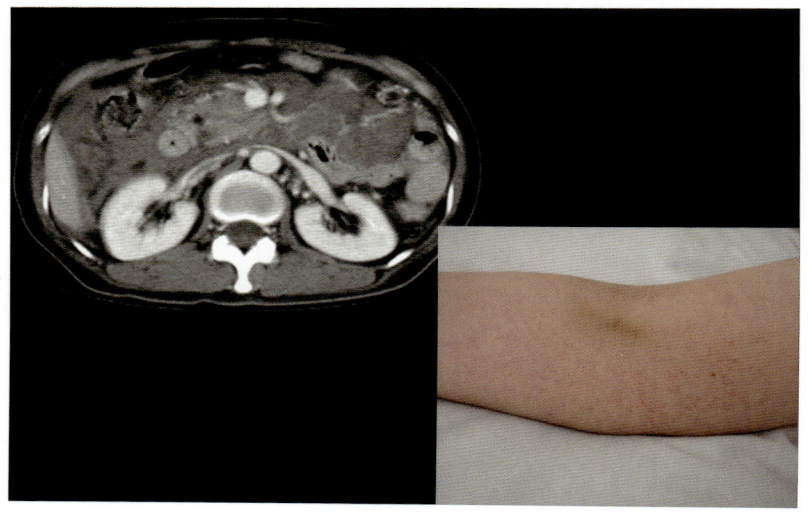

図3　Ehlers-Danlos syndrome による後腹膜出血（50歳，女性）
Rumpel-Leede test が陽性。

2．診断のゲシュタルト

　この疾患は臨床医の鑑別疾患の広さを問う疾患なのだろうと思っています。まずは凝固異常に関わりがあるのかどうかを確認することが，最初のステップでしょう。というのは，血小板機能低下で起こる出血斑などと比べると，凝固異常のプレゼンテーションは筋肉内出血が起こります。凝固異常の原因は，薬剤のことは考慮する必要があります。Mayo clinic で 2000 年から 2007 年までの 8 年間で調べた報告によると 89 例のうち 66％ 程度は抗凝固療法を受けていたとしています[5]。更にいうと，凝固異常がこのように明確でない場合は，凝固因子の枯渇か，凝固因子を阻害する抗体を持つような病態かを区別するために 50：50 mixing test* というのを行う必要があるかもしれません。全身性に筋肉内出血をして FPP を輸血しても止血できなかった二人の患者さんがいました。このテストにて，後天性の凝固抑制因子の存在を確認できました。結果は，第Ⅷ因子抗体，第Ⅹ因子抗体でした。

　凝固異常が関係ないとすると，手術的な介入や血管止血術を必要としているのかの判断が必要になります。最初はショック状態で来るかもしれませんが，輸液をしてみると案外バイタルが安定することが多い印象を持ちます。恐らく後腹膜は，腹腔内と比べると比較的出血するスペースが膜に覆われているために，ある程度の出血があると圧迫することで止血してしまうためだろうと察しています。SAM は血管造影を確認することが重要ですが，数日以内に血管異常がみえなくなる症例もありそうですので，恐らく出血している日には一度確認できた方が良いだろうと私は思っています。

　むしろ恐らく多くの人が経験する可能性があるのは，心臓カテーテル検査などの血管造影の後に腸腰筋に出血をする病態ではないかと思います。恐らくは

＊患者血漿と正常血漿を 50％ずつで混ぜて凝固時間（PT，APTT など）を測定する。凝固因子の欠乏の場合，正常血漿にて凝固時間はほぼ正常化するが，阻害因子がある場合は補正されない。凝固抑制因子の存在を確認するスクリーニング検査。

検査時に鼠径部の穿刺する際に腸腰筋を傷つけて，ヘパリン等の抗凝固療法をするので起こると思います．厳密にはこれは医原性であり SRH とは異なりますが，こういう検査の術後に出血性ショックになるときに覚えておきたい病態です．

3．診断のデギュスタシオン

　SRH は稀な疾患群の除外を迫られるのですが，多くは動脈系の出血に注目して血管造影などで確認をすると思います．ところが動脈系ではない静脈系に問題を起こすものがあります．一例が May-Thurner syndrome です．深部静脈血栓症 80％は下肢のヒラメ筋から発生するのですが，これとは異なり，左総腸骨静脈が右総腸骨動脈の圧迫により近位側に起こるものです．これが破綻すると静脈性に大量出血します[6]．**静脈出血は忘れがちですので要注意でしょう．**

参考文献

1) Polkey HJ, Vynalek WJ. Spontaneous nontraumatic perirenal and renal hematomas, An experimental and clinical study. Arch Surg 1933 ; 26 : 196-218.
2) Zhang JQ, Fielding JR, Zou KH. Etiology of spontaneous perirenal hemorrhage: A meta-analysis. J Urol 2002 ; 167 : 1593-1596
3) Yamakado K, Tanaka N, Nakagawa T, et al. Renal angiomyolipoma: Relationships between tumor size, aneurysm formation, and rupture. Radiology 2002 ; 225 : 78-82.
4) Inada K, Maeda M, Ikeda T. Segmental arterial mediolysis: Unrecognized cases culled from cases of ruptured aneurysm of abdominal visceral arteries reported in the Japanese literature. Path Res Pract 2007 ; 203 : 771-778.
5) Sunga KL, Vellolio MF, Gilmore RM, et al. Spontaneous Retroperitoneal Hematoma: etiology, characteristics, management, and outcome. J Emerg Med 2012 ; 43 : e157-161.
6) Kim YH, Ko SM, Kim HT. Spontaneous rupture of the left common iliac vein associated with May-Thurner syndrome: successful management with surgery and placement of an edovascsular stent. Br J Radiol 2007 ; 80 : e176-179.

… PSEUDOGOUT

偽痛風

（須藤　博）

　ピロリン酸カルシウム（CPPD：calcium pyrophosphate dihydrate）が滑液中や関節組織に沈着する疾患で，痛風性関節炎によく似た急性の単関節炎を起こすために"偽痛風"と呼ばれます。痛風が圧倒的に男性に多いのに対して，偽痛風は65歳以上の高齢の女性に多い疾患です。偽痛風は，整形外科の先生によればコモンな疾患で日常的に見かけるそうですが，内科医がみると認識されないで，原因不明の疾患になってしまうことがあります。またCPPD結晶の沈着は高齢者には高頻度にみられますが，その大部分は無症状であると考えられます[1]。

　臨床的に私達が遭遇するのは，2つのパターンがあるように思います。

　まず1つめは，高齢者の発熱で熱源がはっきりしない「いわゆる」不明熱のような状態。ところが詳細に診察すると急性の単関節炎を認めるというパターンです。この場合は，この症状がきっかけで来院する場合もあれば，入院中に起こる場合もあります。

　私が個人的に「退院熱あるいは転院熱」とひそかに呼んでいる現象があります。これは高齢者が尿路感染症や肺炎で入院してきて，治療が一段落してようやく自宅や施設に戻る相談をしているとき，または退院が決まったときに，突然熱を出すというパターンです。「やっと退院が決まった！」と喜んだのもつかの間，「何で熱がでるの!?」とがっくりくるわけですね。何らかのイベント（肺炎などの感染や外傷など）が誘因になって偽痛風の発作を起こすというのは知

られているようです。実際，先日何人かの内科医の友人と話していて「肺炎や尿路感染症で入院した高齢者が，退院前に発熱することがあり，その原因がしばしば偽痛風である」ということは，皆さんしばしば経験しているようです。ですから，他科に入院していた高齢女性が，よくわからない発熱で内科コンサルトの依頼をうけて，見に行くと足首が腫れていて触れると温かく，動かすと痛がる。以前に膝が痛くなったことはないか，聞いてみると何度かあったという。それで以前は近所の整形外科にもかかっていた・・なんていうのはホントによくあるパターンです。慣れてくると高齢者の肺炎の治療中の経過に，再び発熱があったら「膝の関節とかはどう？」などという会話がレジデントの間で交わされるようになります。あるいは回診時に，質問される前に「ちなみに膝や足首の関節には異常ありませんでした」などときちんと先回りしてプレゼンしてくれたりします。いわば「退院熱」の重要な原疾患のひとつは，偽痛風というわけです。

　診断は，関節液でピロリン酸カルシウムの結晶を確認することです。膝関節にぷっくり関節液が溜まっていれば，関節液採取は私も自分でやりますが，自信がなければ整形外科の先生にお願いしましょう。それ以外の部位の関節穿刺は難しいので整形外科の先生にお願いします。しかし穿刺そのものが発作を誘発することもあるので，ちょっと迷うことがあります。急性単関節炎のもう1つの重要な鑑別診断に化膿性関節炎があるので，疑ったら原則穿刺としておいた方がいいですね。関節液の外観は白っぽいやや混濁した粘稠な液体です。明らかな膿性であれば化膿性関節炎と考えます。もちろん関節液のグラム染色と培養は必須です。次に細胞数と結晶の確認のための検査ですが，簡便には自分で検査室に行って鏡検してみることをお勧めします。臨床検査室がある病院では，検査技師さんにお願いすればたいてい親切に教えてくれます。

　痛風の尿酸結晶と偽痛風のピロリン酸カルシウムの結晶は，慣れれば関節液

を1滴スライドグラスにたらして光学顕微鏡の強拡大でみても区別することができます。尿酸結晶は，いかにも痛そうな尖った形をしていて（図1右），ピロリン酸カルシウムは，多角形あるいは直方体でちょうどタバコのような形をしています（図1左）。どちらも白血球に貪食されて，ちょうど白血球が結晶によって串刺しにされているように見えることがあります。**CPPD結晶は進入禁止マーク，尿酸結晶はダンゴ三兄弟（古いか…）**と覚えています。正確を期するためには偏光顕微鏡で確認します。鋭敏色検板を用いて「負の複屈折性を確認する」というと難しく聞こえますが実は簡単です。顕微鏡にセットしたγ板回転レバーを動かしてみると，γ軸と結晶の角度によって黄色に見えたり青色に見えたりします（赤いバックに黄色や青色に見える結晶は何度見てもとても美しくて見とれるほどです）。尿酸結晶とピロリン酸カルシウムの結晶では，ちょうど見え方が逆になります（図2）。

急性単関節炎の鑑別診断は，外傷を除くと結晶誘発性関節炎（つまり偽痛風と痛風）か化膿性関節炎が主な2つです。直接関節液を採取できないときには，偽痛風である間接的な証拠を集めることになります。具体的には，偽痛風

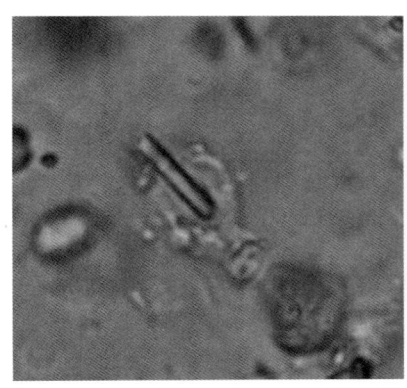

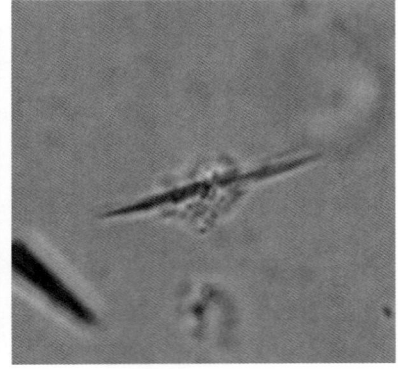

図1 CPPD結晶と尿酸結晶（光学顕微鏡）
CPPD結晶（左）は短冊形をしており，尿酸結晶は痛そうな針状（右）です。
白血球に貪食された形から，CPPD結晶は"進入禁止マーク"，尿酸結晶は"ダンゴ三兄弟"と覚えましょう。

のときにしばしば見られる特徴的な部位での石灰化の有無を確認することです。たとえば，膝関節の半月板（図3），手関節の三角靱帯，恥骨結合部などに石灰化が見られることがあります。

痛風はほぼ男性の疾患であるのに対して，偽痛風は高齢女性に多いことが参考にはなりますが，厳密には，関節液鏡検が必要であることには変わりがありません。幸い，化膿性関節炎でなければどちらも非ステロイド系抗炎症薬

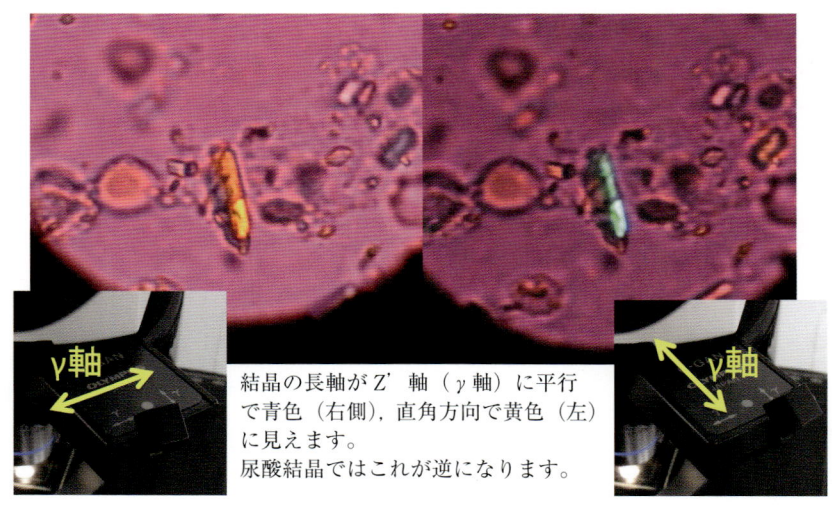

結晶の長軸がZ'軸（γ軸）に平行で青色（右側），直角方向で黄色（左）に見えます。
尿酸結晶ではこれが逆になります。

図2　鋭敏色検板を用いた偏光顕微鏡検査

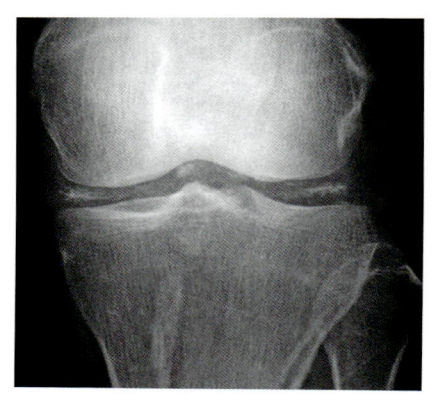

図3　膝関節　半月板の石灰化

(NSIADs)を腎機能に注意して投与することになります。

　検査上は，明らかに尿酸が高ければ痛風を示唆しますが，白血球やCRPの上昇は普通に見られるので，これだけでは感染症と区別することはできません。

　さて，2つ目のパターンは次のようなものです。偽痛風の特殊なタイプですが，実は高齢者ではそれほど稀な疾患ではありません。CPPD結晶が頸椎に沈着して頸部痛，両肩の痛みなど，まるでリウマチ性多発筋痛症（PMR）と間違うような経過をとる環軸関節偽痛風（Crowned dens syndrome：CDS）という病態があります。以下にその典型的な経過を示しますが，診察したときの私の思考過程をそのまま再現してみましょう。

症例：診察時の再現

80歳，女性。主訴は「持続する微熱」。

　高血圧で近医で加療中であったが，10日前に悪寒を伴う発熱と関節痛があるとのことで近医を受診。アセトアミノフェン処方で経過観察されていたが，37～38℃の発熱を繰り返すため同院を再診。尿検査で白血球を認めたため尿路感染としてニューキノロン系抗菌薬で治療開始された。2日前にグラム陰性桿菌が陽性と確認されたが，発熱が持続するため紹介され来院。

　紹介状の内容を読んだ時点では，まだまだ具体的な疾患は頭に浮かばなかった。まずは，患者さんから話を聴く。
「6～7年前から高血圧にて○○先生に通院。10日前に38.5℃の発熱あり，首筋に痛みを自覚した。寝ていて起き上がるのが大変になった」
　この段階で，高齢女性の発熱，首筋の痛み→頸部の痛みという組み合わせからPMRかCDSがすぐに思い浮かぶ。
　すかさず，「コップの水を飲むのは大変ではないですか？」と訊ねると，「コップの水を飲むのも大変」とのこと（頸部の前後屈に障害があるのは確認で

そうなると，もう少し具体的な症状をひとつひとつ確認する。もちろんPMRとCDSを考慮して，頸部，近位筋の症状の有無を聴いてゆく。
・起床時に起き上がるのに20〜30分かかる。(これはPMRっぽい)
・ふとんから頭を持ち上げられない。(CDSっぽい)
・後頭部から肩にかけての痛みがひどい。寝返りも困難。トイレからの立ち上がりも大変になった。(これはどちらでもいい。立ち上がり困難はPMRっぽいか)
・上記の症状は，いずれも発熱があった10日前から起こるようになり，次第に増強(比較的急性の発症で，これもどちらでもいい)
　○○クリニックを受診。インフル陰性。カロナール，ニューキノロン系抗菌薬処方されるも，37〜38℃の発熱が持続するため紹介となった。
　さらに続けて確認。
・頭痛は多少あってもひどいものはない。嘔気なし。(側頭動脈炎の線は低いか)
・食欲はやや低下，食事の途中で疲れることはない。(顎跛行はない)
・視力の変化はない。(眼症状もない)。
・嚥下時の痛みはない。(咽後膿瘍はたぶんないと思うけど)
　次に，偽痛風を示唆する他の症状はないか確認。
　「以前に，膝とか痛むことはありませんでした？」
・以前から右膝が痛むことはあったとのこと。
　病歴の最初の方で，PMRかな？　と思ったが，首を回すと特に痛いというところからCDSだろうとあたりをつけて，病歴で症状をひとつひとつ確認していった。過去に膝の痛みもあったということで，偽痛風だろうとほぼ確信する。頭痛もないし，おそらく側頭動脈炎の可能性は，たぶんないなあと思った。
　身体所見は‥‥血圧120/80，一見したところ，それほどsickな感じはない。受診時，発熱はなし。眼球結膜に，貧血，黄疸はない。点状出血なし。瞳孔

は，対光反射は正常でMarcus Gunn瞳孔の所見なし。浅側頭動脈の拍動は左右とも良好で圧痛なし。頸部のリンパ節腫脹なし。頸部は回してもらうと，痛みのため正面から左右とも45°くらいまでしか回せない。前後屈も，途中で痛みがあって真上までは動かせない。呼吸音，心音に異常はない。上肢の挙上は痛みのため制限があり水平程度までしかできない。四肢は，両手の手背に軽度の腫脹があるが，MCP関節にはっきりした圧痛なし。

両手の腫脹を見たときに，おや？　と思う。偽痛風では普通腫れないなあ，PMRの可能性はやっぱり少し残るかなあと思った。この段階では，たぶんCDSで，PMRは一応鑑別診断には残ると考えた。そうすると，行う検査は，血算，生化学，CRP，血沈，一応，PMRの（除外）診断のために，抗核抗体とRFは出しておく。膝のXRで石灰化を確認すること，両手のXRもオーダー。そして頸椎C1/C2関節のCTも行う。

検査結果がもどると，予想通り。膝関節に石灰化があり，頸椎のCTでは，軸椎のdens周囲に典型的な石灰化があった（図4）。決まり。血液検査では，白血球8,280/mm³，CRP13.3mg/dl，血沈50mm/時。ところが，生化学でCrが1.2mg/dlと軽度上昇している。う〜ん，普通のNSAIDsは使いにくいなあ・・・この年齢の女性で1.2mg/dlはちょっと普通にNSAIDsを処方するの

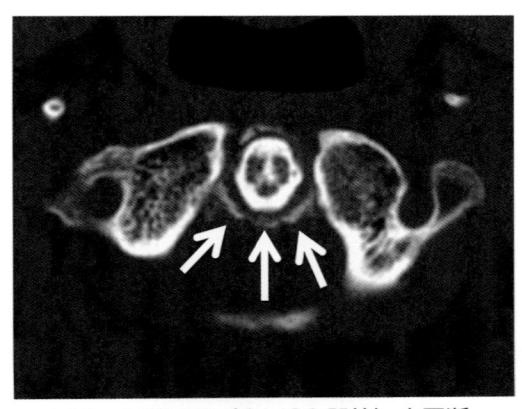

図4　頸椎CT（C1/C2関節）水平断
軸椎周囲に石灰化が見える。

はためらわれる。弱気になった，スリンダクを出すことにした。十分水分摂取して，尿を出すようにしておいて下さいねと念を押して1週間後に再診とした。

1週間後‥‥「大分，よくなりました」でも完全に症状がなくなった訳ではなさそう‥‥手の腫れはかなりひいた。頸部もかなり回せるようになった。しかし‥‥血液検査をみると，う～ん，Crが1.4mg/dlと腎機能は少し悪化している。困った。NSAIDsをもっと使うわけにはいかなくなった。どうしようかな‥‥CDSでステロイドは確か効くはずだよな…少なくとも炎症を抑えるには腎機能を考えると短期で使う分には無難だな。PSL10mgを処方することにして，さらに1週間後に再診とした。

で，さらに1週間後。診察室に，患者さんはにこにこしながら入ってこられた。「もう何ともなくなりました！」
首も普通に完全に回るようになった。起き上がるのも何ともない。実際に首を回してもらうと，左右ともに真横まで向けて初診時がいかに動かせなかったがよくわかる。腎機能も大丈夫。PSLはすぱっと切ってもいいような気がするが，ちょっとテーパーして中止にすることに。また何かあったら来て下さいということにした。ただし，PMRの線は完全に否定できないので，ひょっとしてPSLを中止したあとで，もっと時間が経ってから症状がぶり返すことがあるかもしれないので，そのときにはもう一度来て下さいと説明しておく。

....

とまあ，こんな感じでしょうか（これはほぼ実際の症例の通りです）。実際に，Crowned dens syndrome（環軸関節偽痛風）は，PMRや側頭動脈炎，さらに髄膜炎と非常によく似た臨床像をとることが知られており[2]，私自身も側頭動脈生検まで行ってしまったことがあります[3]。ですから，逆にいえば「高齢者のfocusがはっきりしない発熱で，頸部から肩にかけての痛み」を訴えてき

た患者さんでは，上記の一連の疾患をセットで思い浮かべて，それぞれの症状をひとつひとつ確認した上で検査を追加して鑑別してゆけばいいと思います．

参考文献

1) Becker MA et al : Clinical manifestations and diagnosis of calcium pyrophosphate crystal deposition disease. In : UpToDate, Schumacher HR(ed), UpToDate, Waltham, MA, 2012
2) Aouba A et al : Crowned dens syndrome misdiagnosed as polymyalgia rhuematica, giant cell arteritis, meningitis or spondylitis: an analysis of eight cases. Rheumatology 2004 ; 43 : 1508.
3) 須藤 博. Zebra Cards J-(1) 日内会誌 2008 ; 97 : 466-470.

CROWNED DENS SYNDROME

Crowned dens syndrome (CDS)

（高田俊彦・生坂政臣）

　関節周囲の結合組織にピロリン酸カルシウム二水和物 calcium pyrophosphate dihydrate（CPPD）が沈着することを CPPD 結晶沈着症といいます。前章（偽痛風）にあるように，CPPD 結晶沈着症による膝，肩，手，足などの急性関節炎を偽痛風といいますが，これが第2頸椎である軸椎の歯状突起周囲に起きた場合を Crowned dens syndrome（CDS）といいます。

　CDS は偽痛風と同様，高齢者，特に女性で多く認められます。発熱や高度の炎症反応を認める点も偽痛風と同様ですが，CDS では急性に発症する頸部痛が特徴です。この頸部痛，概して激痛を呈します。軸椎は環椎と環軸関節（図1）を形成しており，この関節は頸部の回旋運動を担っています。そのため，**頸部痛は回旋運動で特に強く認められます。このことは後述する他疾患との鑑別に役立ちますので，特に強調しておきたいところです。**頸椎 CT における歯状突起周囲の石灰化（図2）が診断の根拠となりますが，この CT 所見は，偽痛風の X 線所見と同様，無症候性に認めることもありますので，必ずしも

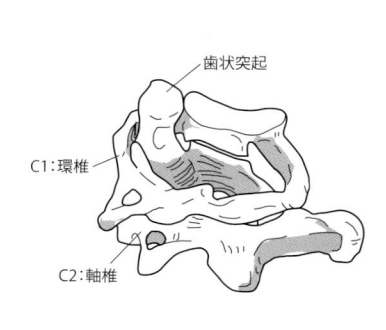

図1　環軸関節

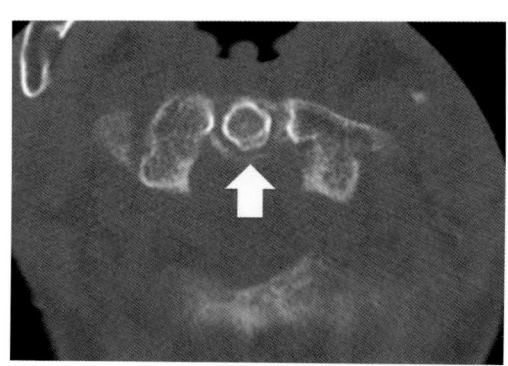

図2　CDS CT 所見
歯状突起周囲の石灰化を認める。

CT所見＝確定診断ではないことにご注意下さい。臨床症状と併せて考える必要があります。

ここで症例を２つ呈示します。

症例1

70代，男性。ADLは自立。

ある朝，目が覚めたら首が痛くて起き上がれなくなり，救急搬送となった。意識清明，38℃台の発熱があり，その他のバイタルサインは安定している。頸部は前後屈でも軽度の疼痛があるが，左右の回旋で激痛を認める。

このケースは典型的で，訴えもはっきりしていてわかりやすいのでCDSを知っていれば，それほど難しくないかもしれません。発熱を伴う，回旋運動で優位の頸部痛であり，CTで軸椎歯状突起周囲の石灰化を認め，CDSの診断となりました。NSAIDsの処方のみで軽快しました。

症例2

80代，女性。ADLは寝たきり。もともと認知症あり。

５日前から発熱，意識障害を認めた。尿路感染症の診断で入院となり，抗菌薬投与を行っているが改善を認めないためコンサルト。

よくあるプレゼンテーションです。こういう時は何か手がかりになる症状がないのか，じっくり探すことから始めます。不明熱だから…と，丁寧な診察抜きに，CTなどの検査に安易に走るのは感心しません。看護記録を見ると，体位交換の際に"痛い！ 痛い！"と叫ぶ，とありました。患者さんを診察すると，もともとの認知症に加えて，発熱のせいか，ぼーっとしていて，詳細な問診は難しそうです。ご家族に確認しても，発熱前よりも意識の状態が悪い様

子。"どこか痛いですか？"と聞くと，"全部！"とおっしゃいます。やはり痛みの訴えがありそうです。丁寧に全身を診察すると，全部痛いというものの，四肢に関節炎の所見である熱感，腫脹はなく，他動的に四肢を動かしても痛がりません。頸部を前後屈させると，"痛い！"とおっしゃいます。左右に回旋させると（優しく愛護的に行います），"痛い！ 痛い〜！！"とおっしゃり，可動域制限を認めます。明らかに回旋運動優位に制限されており，CDSを疑いました。CTで石灰化を確認し，NSAIDsで改善を得ました。このように，CDSの患者さんはご高齢の方が多く，自分の症状をはっきりと表現できないことも多いです。また発熱に伴って全身状態が悪化，意識レベルが低下することもあり，より訴えが不明瞭になってしまいます。高齢者の不明熱，よくわからないけど何か痛がっている，こんな時は化膿性関節炎，腸腰筋膿瘍，椎体炎，偽痛風，悪性腫瘍，特に骨転移，リウマチ性多発筋痛症，側頭動脈炎などが鑑別に挙がりますが，CDSも鑑別に入れて，痛みが頸部，特に回旋での誘発がないか確認しましょう。

　ちなみに，この症例のように，発熱に頸部痛，意識障害を伴った場合，髄膜炎との鑑別が問題になりますが，髄膜炎であれば項部硬直のために頸部の運動は前屈優位に制限されます。これは，回旋中心に制限されるCDSとの鑑別点になりますが，実際にはどの運動も制限されていて，どれが優位なのかはっきりしない場合もあります。ショック状態であったり，悪寒戦慄を認めるような場合には髄膜炎の可能性を高めに見積もる必要がありますが，そういった所見に乏しく，両者の鑑別に迷うような場面に時折り遭遇します。その場合はためらわずに腰椎穿刺を施行するべきでしょう。NSAIDsで軽快する良性疾患のCDSを優先して，致命的になりうる髄膜炎の診断を遅らせてはなりません。

　その他にもCDSは様々な疾患との鑑別が問題になります。頸部痛を呈する疾患の鑑別では，頸部のどの運動が障害されるかに注目します。CDSでは回旋，髄膜炎では前屈優位に制限されるという話をしましたが，後屈が制限される疾患に

ついて考えてみたいと思います．咽後膿瘍では，後咽頭腔に膿瘍が形成されますが，後屈によって同部位の圧が高まるため後屈制限を呈します．また嚥下時痛，開口障害，流涎なども特徴的です．頸椎の椎体炎から椎体前方に膿瘍を形成した場合も同様のプレゼンテーションを呈しますが，この場合は脊髄や神経根の圧迫による神経症状を伴うことがあります．また，これらと同様の症状を呈するものとして，石灰沈着性頸長筋腱炎があります．椎体前面にある頸長筋腱にCPPDが沈着し，炎症が起きることが原因です．急激に発症する頸部痛は，特に後屈で強く，椎体前面〜咽頭後壁に炎症をきたすため嚥下時痛を認めます．NSAIDsで軽快する良性疾患ですが，重症疾患である咽後膿瘍と臨床症状における共通点が多く，両者の鑑別は難しいことが多いです．臨床症状での違いとしては，咽後膿瘍では通常，数日の単位で発症しますが，石灰沈着性頸長筋腱炎では他のCPPD結晶沈着症と同様，かなり急激に発症してくることが挙げられます．また，頸長筋腱炎で気道狭窄をきたす程の状態になることは考えづらく，sniffing positionを認めるなど，気道狭窄を疑う所見がある場合は咽後膿瘍の可能性を優先するべきでしょう．画像上の鑑別点としては，石灰沈着性頸長筋腱炎であればC1-2レベルの椎体前面に石灰化を認めること，椎体前面〜咽頭後壁に滲出液貯留を認めることはあるが咽後膿瘍と違って造影CTでのring enhancementを認めないこと，周囲

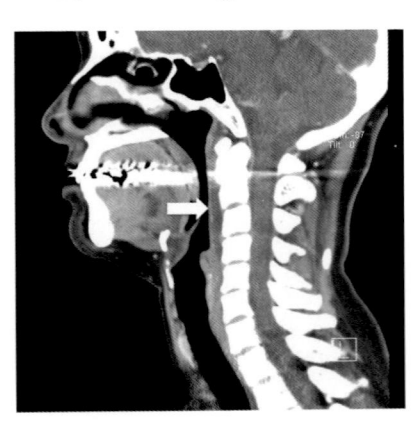

図3 石灰沈着性頸長筋腱炎 CT所見
椎体前面に液体貯留を認める．
(画像提供：旭中央病院 宇田和宏氏，東京ベイ浦安市川医療センター 舩越 拓氏)

にリンパ節腫脹を認めないこと，などが鑑別点とされています[1]（図3）。また，破傷風も頸部痛，嚥下時痛，開口障害をきたしますので，これらとの鑑別に挙がります。ただし破傷風では，頸部の運動制限は侵される筋肉にもよりますが，過伸展位をとり，前屈制限を認めることが多い印象です。

　その他，リウマチ性多発筋痛症（他章190頁参照）は，60歳以上の高齢者に多く，頸部，肩，臀部を中心とした疼痛とこわばりを呈する疾患です。CDSでは頸部痛に両肩の痛みを伴うことがありますが，膝や足関節の関節炎を併発しない限りは，下肢の疼痛を伴わない点でPMRとの鑑別が可能です。また，CDSで下顎痛を訴えることもあるそうで，その場合には側頭動脈炎との鑑別が問題になります[2]。ただし，CDSでは頸部の回旋に伴う激痛は必発であり，これは側頭動脈炎での説明は難しいでしょう。

　CDSは，知らないと疑うのも難しいですが，知っていると鑑別に挙げるべき場面は結構あります。明らかに頸部の回旋運動で痛みを訴える場合はもちろんですが，高齢の患者さん，不明熱，よくわからないけど何か痛がっている，このような場合にもCDSを鑑別として挙げ，どこを痛がっているのか，首の回旋で痛みが出るのではないか，丁寧に確認することが大切です。診断さえつけば，NSAIDsの内服で劇的に良くなる疾患ですので，適切なピックアップが重要です。

参考文献

1) Razon RV, Nasir A, Wu GS et al. Retropharyngeal Calcific Tendonitis : Report of Two Cases. J Am Board Fam Med 2009 ; 22(1) : 84.
2) Aouba A, Vuillemin-Bodaghi V, Mutschler C et al. Crowned dens syndrome misdiagnosed as polymyalgia rheumatica, giant cell arteritis, meningitis or spondylitis: an analysis of eight cases. Rheumatology (Oxford) 2004 ; 43(12) : 1508.

慢性髄膜炎

CHRONIC MENINGITIS

(市來征仁)

　慢性髄膜炎は，4週間以上にわたり，発熱，頭痛などの症状が緩徐に進行する疾患と定義されています。急性髄膜炎の代表疾患である細菌性髄膜炎は，発熱，頭痛出現後，数時間〜数日で意識障害，神経巣症状，痙攣へ進行しますが，頭痛，微熱，項部硬直，認知機能障害などが数週から数か月の単位で消退を繰り返しながら緩徐に増悪し，脳神経麻痺や片麻痺などの神経巣症状，傾眠，昏迷，昏睡などの意識障害に進行していきます。

　慢性髄膜炎の頻度ですが，神経サルコイドーシスは，サルコイドーシス患者（有病率7.5〜9.3/10万人，罹患率0.7/10万人[1]）の5〜15%に発症し[2]，神経Beçhet病は，Beçhet病（有病者数18,000人程度，年間発症者1,000人程度[1]）の10%に起こると言われています[3]。神経梅毒を含む晩期梅毒が年間41例[4]，結核性髄膜炎年間162例[5]，クリプトコッカス髄膜炎年間116例[6]（1992年。クリプトコッカス髄膜炎としてのわが国の疫学データがなく，推計150人程度？）となっています。病床数200床の総合内科では，1例遭遇するかどうかの頻度の低い疾患で，当院でも年間1，2例です。

　鑑別疾患として，多様な疾患があげられますが，感染症（結核性髄膜炎，クリプトコッカス髄膜脳炎，神経梅毒）腫瘍（癌性髄膜症），自己免疫疾患（サルコイドーシス，Behçet病）しか経験したことがありません。癌性髄膜症は，悪性腫瘍で加療中の例が，サルコイドーシスや神経Behçet病も基本的に診断のついている例が，神経兆候をきたすという経過になるため，ここでは一般臨床医が最も遭遇する可能性が高い感染症，なかでも結核性髄膜炎とクリプトコッ

カス髄膜炎について述べたいと思います。以下に慢性髄膜炎の鑑別疾患を載せます（表1）。

表1　慢性髄膜炎の鑑別疾患

真菌	・クリプトコッカス症 ・コクシジオイデス症 ・ヒストプラズマ症 ・カンジダ症 ・スポロトリコーシス（まれ）	・ブラストマイコーシス（まれ） ・糸状菌（まれ）：スケドスポリウム アスペルギルス, クラドフィアロフォラと他の黒色糸状菌
細菌	・結核 ・梅毒 ・ライム病	・放線菌（傍髄膜）まれ ・ノカルジア症（脳膿瘍合併） ・ブルセラ症（まれ）
寄生虫	・アカントアメーバ症 ・嚢虫症	・広東住血線虫
ウイルス	・X-連鎖無γ-グロブリン血症患者のエコーウイルス髄膜脳炎	
脳外科	・シャント感染	・人工物感染
腫瘍	・びまん性神経膠腫症	・癌性髄膜症（無性リンパ腫含む）
その他	・サルコイドーシス ・Vogt-小柳-原田病	・ベーチェット病

（Mandell, Douglas, and Bennett's Principles and Practice of Infectious Diseases, 7th ed.
; 2009 Churchill Livingstone, An imprint of Chapter 86 – Chronic Meningitisy より）

　結核性髄膜炎は，診断が難しい病気です。病歴で結核既往のある例は20%，他臓器に病巣を認めることは少数です。
　2～3週間の間欠性の微熱・頭痛，倦怠感などで緩徐に発症（前駆期）し，髄膜刺激兆候，遷延性頭痛，嘔吐，性格変化，意識障害や，脳神経麻痺や片麻痺（髄膜炎期）をきたします。その後，急激に進行し，昏睡，痙攣をきたし（麻痺期），無治療では大多数が，死亡します。来院時，特に初期であれば，項部硬直はないかもしれません。

結核菌感染初期に髄膜に血行性に播種された結核菌によって生じると考えられていて，軟膜下〜脳室上衣下に小さな乾酪病巣を形成します．この病巣がくも膜下腔に達すると脳底部を中心とした髄膜炎が生じ（頭痛，脳神経麻痺），それによる脳室圧排で水頭症をきたします（認知機能障害，意識障害）．また，浸出物が髄膜の血管に進入すると，血管炎などで脳梗塞をきたします（片麻痺や意識障害）．なかには，数か月〜数年にわたり緩徐に進行する認知機能障害をきたす例や脳炎様に発症する例など多彩な病状を呈します．HIV，免疫抑制状態，アルコール，糖尿病などが危険因子と言われます．

　間欠的な微熱・頭痛，全身倦怠感といった非特異的な症状が持続した後に，神経巣症状や意識障害が出現，進行していき，意識障害が出てからでは手遅れというイメージでしょう．

　当院でも上記のような典型的な経過（微熱，頭痛⇒意識障害）で来院し，翌日には昏睡に陥った例がありました．

　次頁表2に結核性髄膜炎の受診時の臨床徴候を載せます．

　クリプトコッカス髄膜炎も同様の経過をとります．鳥類の糞・野菜・土中の真菌を吸入し，肺に一次感染巣を作り（大多数が自然治癒），血流に侵入します．その後，脳や髄膜に播種し，くも膜下腔に沿って進展すると言われています．肺病変は診断時にはみられない例が多く，HIVや臓器移植，血液疾患，免疫抑制例などの免疫抑制状態にある例が多いのも特徴です．

　非HIV感染クリプトコッカス髄膜炎自験20例では，約半数は，頭痛，微熱で近医受診し，画像検査されるも異常なく，経過を見ているうちに精神症状や意識障害，難聴，構音障害，眼球運動障害などの脳神経麻痺，片麻痺が出現しています．これが典型的な経過です．

　やはり難しいのは，いろいろな症状を呈することです．不穏が出現した例や不明熱，元気がない，食欲低下という主訴で受診している例もあります．また，reversible dementiaの一つと言われているのですが，自験例でも老健

表2 結核性髄膜炎患者受診時の臨床所見

	頻度／範囲
症候	
・頭痛	50 - 80%
・発熱	60 - 95%
・嘔吐	30 - 60%
・羞明	5 - 10%
・食欲低下／体重減少	60 - 80%
臨床徴候	
・項部硬直	40 - 80%
・錯乱	10 - 30%
・昏睡	30 - 60%
・脳神経麻痺	30 - 50%
Ⅵ　外転神経	30 - 40%
Ⅲ　動眼神経	5 - 15%
Ⅶ　顔面神経	10 - 20%
・片麻痺	10 - 20%
・対麻痺	5 - 10%
・けいれん：小児	50%
成人	5%
脳脊髄液	
・清明な外観	80 - 90%
・初圧＞25cm H_2O	50%
・細胞数（× 10^3/ml）	5 - 1000
好中球	10 - 70%
リンパ球	30 - 90%
・蛋白	0.45 - 3.0[a]
・乳酸	5.0 - 10.0
・髄液／血清糖比＜0.5	95%

[a] Cerebrospinal protein can be > 10 g/l in those with spinal block.

(Thwaites G, Fisher M, Hemingway C, et. al British Infection Society guidelines for the diagnosis and treatment of tuberculosis of the central nervous system in adults and children. J. infect. 2009 Sep ; 59（3）: 167-187. より)

に亜急性の認知機能低下で入所していた例もありました。受診時に，発熱を85%，頭痛80%，項部硬直75%，JCS10以上の意識障害を45%で認めました。自験例は，上記のいずれかの異常を認めておりました。治療開始までの期間は平均，1.8か月と長く，診断の困難さをうかがわせます。

基礎疾患を14例で認め，ステロイド使用が7例，ATLが2例，HTLV-1キャリアーが2例，他の血液疾患2例と続きます。一般に言われていますが，免疫抑制状態の患者の発症が多いのが特徴です。危険因子のない例が6例（30%）ありました。それは過去の報告と同程度です。危険因子のない例では，鳥類などとの濃厚な曝露により，大量の真菌が侵入した場合に発症すると言われています。上述のように肺病変を認めた例は2例（10%）のみでした。

症状経過は，ほぼ結核性髄膜炎と同じですが，より免疫抑制例に発症しやすいというイメージでしょう。

次頁表3に自験例20例の臨床徴候を載せます。

鑑別ですが，まずは，慢性髄膜炎を疑うことから始めなくてはならないと思います。疑わないかぎり，診断は困難です。

頭痛，発熱の後，意識障害や，脳神経麻痺といった典型例であれば，髄膜脳炎を考えると思います。

亜急性〜慢性経過の微熱・頭痛，精神症状，認知機能障害，不明熱，元気がない，食欲低下などを主訴に受診する例でも必ず，治療可能な慢性髄膜炎を鑑別疾患にあげることが重要だと思います。そうすることで，軽い項部硬直や麻痺などの所見を見逃さないでしょう。腰椎穿刺の閾値も下げることができると思います。

間欠性の微熱，頭痛だけの時点で鑑別としてあげるのが予後を大きく変えるため非常に重要です。

頭痛の性状，過去に同様の症状がなかったか，関連する症状，既往歴，生活歴などをまずはしっかり問診し，身体所見をとることが必要です。海外旅

表3 非HIVクリプトコッカス髄膜炎自験20例

臨床所見	
平均年齢	67歳(30-91歳)
男女比	9:11
治療までの期間	1.83ヶ月(0.5-6)
鳥類との接触	20%
発熱	85%
頭痛	90%
項部硬直	75%
意識障害(JCS: Ⅱ-10以上)	45%

検査所見	
白血球数 (/μl)	8424(1170-16000)
CRP値 (mg/dl)	2.45(0-17.5)
髄液圧	25.5(13-55)cmH$_2$O
髄液細胞数	255(8-1030)/mm^3
髄液蛋白	178(40-582)mg/dl
髄液/血清糖比	0.25(0.02-0.51)
墨汁染色陽性	60%
髄液抗原陽性	100%
培養陽性	100%
水頭症	60%
脳血管炎	65%

(市來征仁ら，Non-HIVクリプトコッカス髄膜炎における予後決定因子の臨床的検討
日本神経学会学術大会プログラム・抄録集　2011 ; 52 : 271 より)

行は？（ライム病）鳥類との接触は？　（クリプトコッカス）結核の既往や結核の曝露は？　免疫抑制剤の内服は？　（クリプトコッカス，結核）目や皮膚の症状は？（サルコイドーシス，Behçet，結核），リンパ節腫脹（結核，サルコイドーシス，悪性腫瘍）などもヒントになるかもしれません。

　過去の症例では，十分に問診してみると，歩行がおかしい，喋りにくい，複視がある，物忘れがあるといった異常に気づいている場合があります。そういう場合は，髄液を採取したり，画像を撮ったりしたくなりますね。そういう症状が何もない場合は，大変です。

　経過より，血管障害や急性髄膜炎は否定されるでしょう。器質性頭痛（偏頭痛，群発頭痛など）で微熱を伴うことはありません。副鼻腔炎は，微熱，頭痛をきたしますが，多くは，二峰性の経過を示し，鼻閉感，咽頭痛，鼻水などの症状があり，頭痛は頚部前屈で増悪することが多いでしょう。問診の時点で鑑別可能ではないでしょうか。

　微熱に伴う頭痛であると判断した場合，不明熱として全身疾患を考えること

になるでしょう。慢性髄膜炎の場合，発症数日以内で医療機関を受診することはありませんので，通常の細菌感染ではないと考えるはずです。通常の細菌感染は発症2日以内に受診することが多く，無治療であれば，一方向に急速に悪化します。亜急性〜慢性経過の感染症，自己免疫疾患，悪性腫瘍を鑑別にあげていくことになります。そこから，身体所見を取っていきます。項部硬直は，この時点では，ない例も多数います（全症例で40〜80％陽性）。Jolt試験が陰性であれば，意識清明な急性髄膜炎は除外できると言われていますが，慢性髄膜炎の場合は不明です。

軽い麻痺や脳神経麻痺などがあった場合は，慢性髄膜炎を疑わなくてはなりません。身体所見に異常がない場合や，他に鑑別疾患がない場合は，常に慢性髄膜炎も鑑別に残しておきましょう。そうすることで，髄液採取，画像へと進めます。ちなみに血液検査は，全く参考になりません。炎症反応も軽度上昇程度です。

慢性髄膜炎を疑った場合，髄液検査や頭部造影MRIなどで診断をつけています。

感染性慢性髄膜炎の場合，髄液圧上昇，リンパ球優位の細胞数増加，蛋白増加，糖低下をきたします。非感染性では糖低下はないと言われています。結核性髄膜炎では，糖＜45mg/dlを80％に認めるとされています。

細菌学的には，1回の塗抹検査では37％のみ陽性，4回連続で採取することで，陽性率が87％に上がると言われています。10〜15mlの髄液で検査したり，遠沈をかけたりすることで陽性率は上がると言われています[7]。培養の感度は，1回で30％，3回で90％ですが，2週間以上時間がかかります。

Tb-PCRは，感度58％ 特異度98％[8]**と否定するには感度が低く，陰性であっても，否定できません。**

髄液ADAの有用性も言われており，カットオフ値を15.5 U/Lとした場合の感度75％，特異度93％[9]，カットオフ値を11.39 U/Lとした場合の感度82％，

特異度83% と言われています[10]。**ADA 4以下であれば，結核性髄膜炎の可能性は低いとする報告もあります**[11]。結核性髄膜炎の頻度の高い地域では有用だと思われますが，わが国では，評価に慎重になるべきでしょう（自験例でもウイルス性髄膜炎で20前後に上昇した例が3例ほどありましたが，症状の改善とともに，正常化しました）。

2段階のPCRを行うNested PCRは感度90%以上，特異度100%と[12]有用と言われていますが，施行できる施設が限られていて，多数例での検討も必要な状況です。今後は，こちらが主流になっていくと思われます。ツベルクリン反応やQFT-Tbは診断には役に立ちません。胸部X線写真異常も，約50%のみと言われており，あまり役に立ちません。胸腹部CTで他臓器の所見を見つけることで，診断のヒントになるかもしれません。

結核性脈絡膜炎は特異的と言われていますが，頻度は低く，あればもうけぐらいの感じで，見てみるのも一つの方法かもしれません。疑ったら，スッポンのように繰り返し髄液を採取しましょう。それでも，結核の診断も，否定もできず，治療を先行しなければならないこともあります。

クリプトコッカス髄膜炎でも同様な所見になります。墨汁染色の感度はHIV 75%，非HIV 50%と低いのですが，手軽にできる検査なので，是非行ってください。培養は90%以上で陽性。10～15mlの髄液で検出率が向上すると言われています。髄液中のクリプトコッカス抗原が感度90%以上で，陰性であれば，クリプトコッカス髄膜炎の可能性は低いと考えます。血清クリプトコッカス抗原も菌量の多いHIV例では感度が高く有用なのですが，非HIV例では感度が若干低く，陰性でも完全に除外できません。髄液が採取できない状況では有用でしょう。

自験例では，墨汁染色が60%，培養，髄液クリプトコッカス抗原は100%陽性でした。結核性髄膜炎より，診断に苦慮しないかもしれません。髄液検査も細胞数正常の例や蛋白正常の例，糖正常の例がありましたが，いずれかの異常

はありました。髄液が全く正常であれば，可能性は低いと考えてよいと思います。頭部MRIでは，結核性髄膜炎もクリプトコッカス髄膜炎も同様に，脳底部軟膜の造影効果を伴う肥厚，梗塞や水頭症，造影効果を伴う腫瘤などの所見を認めると言われています。そのような所見を認めた場合，慢性髄膜炎の可能性がぐっと高くなります。

　初期には頭部MRIが正常のことも多く（結核性髄膜炎の30%が正常と言われています），正常例のほうが当然ながら予後良好と言われています。クリプトコッカス髄膜炎自験例では4例（20%）は，ほぼ正常で,初期の症例であったため，予後良好でした。この時点で髄液検査で見つける必要があるのです。

　どうしても診断困難な場合，髄膜の生検が必要になるかもしれませんし，抗結核薬を開始する必要があるかもしれません。

　亜急性〜慢性経過の微熱・頭痛，精神症状，認知機能障害，元気がない，不明熱などを主訴に受診する症例では，必ず，慢性髄膜炎を鑑別疾患にあげておくことが最も重要な心構えであると思います。そうすることで髄液検査や頭部造影MRIへ進むことができます。慢性髄膜炎の症例に，よく分からないからステロイドなんて，もってのほかですね。自験例では使われていた症例があるんです。反面教師にしなくてはなりませんね。

参考文献
1) 難病情報センターホームページ http://www.nanbyou.or.jp
2) Hoisma E, FabeC, Drent M et al. Neurosarcoidosis: clinical dilemma Lancet Neurol. 2004 ; 7 : 397.
3) Al-Araji A, Kidd DP. Neuro-Behçet's disease: epidemiology, clinical characteristics, and management. Lancet Neurol 2009 ; 8 : 192.
4) 国立感染症研究所ホームページ http://www.nih.go.jp
5) 公益財団法人結核予防会結核研究所　疫学情報センターホームページ http://www.jata.or.jp/rit/ekigaku/

6) 大野秀明. 中枢神経系真菌症における最近の動向. 最新医学 2011 ; 65 (5) : 997.
7) Kennedy DH, Fallon RJ. Tuberculous meningitis. JAMA 1979 ; 241 : 264.
8) Pai M, Flores LL, Pai N et al. Diagnostic accuracy of nucleic acid amplification tests for tuberculous meningitis: a systematic review and meta-analysis. Lancet Infect Dis 2003 ; 3 : 633.
9) Chotmongkol V, Teerajetgul Y, Yodwut C. Cerebrospinal fluid adenosine deaminase activity for the diagnosis of tuberculous meningitis in adults. Southeast Asian J Trop Med Public Health 2006 ; 37 (5) : 948.
10) Kashyap RS, Kainthla RP, Mudaliar AV et al. Cerebrospinal fluid adenosine deaminase activity: a complimentary tool in the early diagnosis of tuberculous meningitis. Cerebrospinal Fluid Res 2006 ; 3 : 5.
11) Tuon FF, Higashino HR, Lopes MI et al. Adenosine deaminase and tuberculous meningitis a systematic review with meta-analysis. Scand J Infect Dis 2010 ; 42 : 198.
12) Thwaites G, Fisher M, Hemingway C et al. British Infection Society guidelines for the diagnosis and treatment of tuberculosis of the central nervous system in adults and children. J Infect 2009 ; 59 (3) : 167.

リウマチ性多発筋痛症

POLYMYALGIA RHEUMATICA

(須藤　博)

　リウマチ性多発筋痛症（PMR）は，50歳以上の高齢者に発症する頸部，肩や上腕，大腿などの近位筋主体の筋肉痛やこわばりをきたす原因不明の炎症性疾患です。年齢層は70歳から80歳にピークがあるとされています。実際に私自身の経験でも平均は70代だと思います。男女比は1：2～3と女性がやや多いようです。近隣の先生方から高齢者に原因がはっきりしない発熱，あるいは何となく具合が悪いのだが原因がはっきりしないという訴えの患者が紹介されてきたときには，まず最初に頭に浮かべます。基本的には50歳以下では，考える必要はありません[1]。

　発生率は，50歳以上の133人に1人という報告があります[2]が，10万人あたりに換算すると750人くらいになります。これはぴんとこない数字ですが，私が勤務する病院は，高齢者が非常に多いためそれほど稀な疾患という感じはしません。年に2～3例程度見かけるような印象です。

　高齢者が「体中が痛い」あるいはそれに類する**訴えで受診したときには，念頭におくと良い**と思います。通常，どこかが痛むときには患者は「○○が痛い」と部位を示すことが多いのですが，PMRで頸部，肩，腰，足が痛む時には部位を特定せずに「体中が痛む」としばしば表現します。個人的には，この表現はPMRの患者の訴えとして比較的特徴的ではないかと考えています。ただ訴え方には，かなりバリエーションがあるので，患者の言葉が実際に何を意味するのかをしっかり確認することが大切です。具体的には，頸部，肩から上肢帯，腰（背中ということもある），足（これはよく聞くと大腿の近位側を示すこ

とが多い）に痛みがあり，朝に強いこわばりを自覚します．このため「起床時に起き上がるのに30分位かかる」という表現をします．また近位筋，特に体幹部の筋肉痛のため，たいてい「寝返りを打つのが大変」で「トイレから立ち上がるのに苦労する」と表現します．

　症状の発症は，比較的急性あるいは突然の発症で元気だったのに，急に歩きにくくなったという訴え方をすることが多いように思います．例えば，
- ・孫と出かけた帰りに地下鉄の階段を下りていて筋肉痛を感じた
- ・フラダンス教室に通っていたが，ある日筋肉痛をひどく感じた．その日以降だんだん痛みが強くなって歩けなくなり，ついには寝たきりのようになった．

といった感じで，興味深いことに発症の日付を患者が覚えていることも稀ではありません．

　さらに患者の訴えそのものが，はっきりしないことがあり「何となく体調が悪い」という症状でかかりつけ医を受診して，著明な炎症反応上昇を発見されて紹介されてくるというパターンも経験します．感染症コンサルタントの青木眞先生が「不明熱診療の難しさは，その発熱を不明熱であると認識できないときに難しくなる」と言われていますが，それと同じような感じです．つまり，高齢者が何となくだるい，動けないといった不定愁訴のような症状で受診した場合に，それが「首，肩，腰，足」の痛みが原因かもしれないと認識できた瞬間に診断を思いつくことになります．

　しかし逆の見方をすると，その気で見ると具合が悪い高齢患者は何でもPMRに見えてしまうので，自分はこの疾患かな，と思ったときには，どちらかというとなるべく診断を否定しようとする方向で考えることが多いです．

　いくつかの診断基準がありますが，確定的なものはありません．次のような臨床症状を認める場合にリウマチ性多発筋痛症を考えます．
　① 1か月以上続く，首，肩，骨盤周囲のうち2つの部位の両側性の痛みとこ

わばり
② 1時間以上の朝のこわばり（手）
③ 発症後初めての赤沈値が40 mm/hr以上
④ プレドニゾロン20mg以下で劇的な改善
⑤ その他のリウマチ疾患が除外できること
⑥ 50歳以上であること
⑦ 血沈が40mm/hrであること

基本的には，除外診断であり類似の疾患をひとつひとつ除外していく作業が必要になります。

ベッドサイドで，仰臥位の患者さんに起き上がってもらうと体幹部の筋肉痛のため時間がかかります。多くの患者さんは，まず横向きになりベッド柵に手をかけてゆっくりと起き上がる動作をとります（図1）。何とか起き上がって，ベッドに腰掛けた患者さんに後ろから呼びかけると，頸部が回せないためこちらを向くことができないので，しばしば身体ごとこちらを向ける動作をとります。立ち上がってもらうと，両膝に手をついて立ち上がる動作をすることが多いです。また両肩から上肢にかけての痛みが強いため「バンザイ」の姿勢

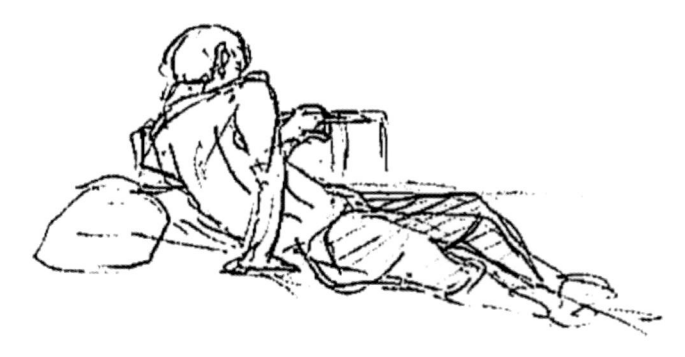

図1　PRM患者が起き上がる様子
ある学生さんが，リウマチ性多発筋痛症の患者がベッドから起き上がる様子を記録した動画を見て書いてくれたイラスト。患者の特徴を非常によくとらえている。

をさせると，痛みのため途中で顔をしかめて上肢を完全には挙上できなくなります（図2）。このように自覚的な痛みが著明であるのに対して，身体所見上は原則として関節などには異常を認めず，他覚所見に乏しいことが特徴の一つです。関節の発赤・腫脹などを認めることは稀です。時に手足に著明な浮腫をきたすことがあり，特に手背に強い浮腫をきたすとグローブのような手になります（図3）。このような所見を認めたときには，RS3PE症候群（Remitting seronegative symmetirical synovitis with pitting edema）や早期の関節リウマチとの鑑別が問題となります。RS3PE症候群は，悪性腫瘍に合併することが

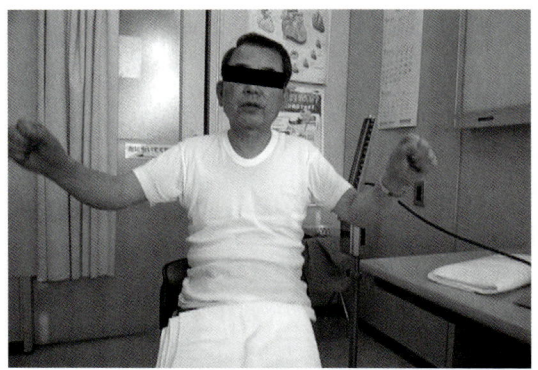

図2　リウマチ性多発筋痛症の上肢挙上困難

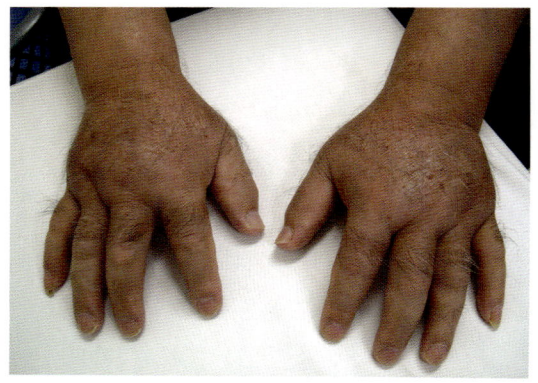

図3　手背の著明な腫脹
RS3PE症候群，早期関節リウマチ，リウマチ性多発筋痛症，いずれの可能性もある。この患者は，経過を追っていくうちに関節リウマチと判明した。

あり，少量のステロイドが著効するPMR類似の疾患です．末梢に腫脹が強いPMRの区別は難しいです．私も正直，その区別はわかりません．また早期の関節リウマチもリウマチ因子，抗CCP抗体陰性だと鑑別は困難で，経過観察にてようやく鑑別できることもあります．

　検査上は，これと言って疾患に特異的な異常はありません．非特異的に炎症反応が高値をとります．とは言っても血沈が著明に亢進するのが，特徴的と言えるかもしれません．通常は50mm/hr以上で疾患を考える際のカットオフと考えますが，100mm/hrを超えることが珍しくありません．ここまで血沈が亢進する疾患は，そうそうないので逆に100mm/hrを超えた場合には，PMRの可能性を考えてもいいかもしれません．しかし逆に，血沈が正常の症例もあるので難しいところです．ちなみに血沈が100mm/hrを超える疾患は，1）結核，悪性腫瘍（多発性骨髄腫など），2）リウマチ性多発筋痛症，側頭動脈炎，3）血管炎症候群，4）化膿性脊椎炎，骨髄炎，感染性心内膜炎，5）亜急性甲状腺炎，などを覚えておくとよいでしょう．それ以外に見られる検査異常は，ALPの高値で胆道系疾患を疑うほど著明に上昇することがあります．症状が長く続くと，慢性炎症性疾患に伴って貧血が出現します．また炎症反応の高値が持続すると，アルブミンが低下してくることもしばしば経験します．

　さきも述べたように，高齢者が身体のどこかが痛いと訴えて，診察上はあまりはっきりした異常を認めず，血液検査では著明な炎症反応の上昇を伴っている，このような臨床像（ゲシュタルト）では，PMRを思いつくことは，慣れると難しくありませんが，**逆にPMRに非常によく似た症状をきたす疾患がいくつかあるので注意が必要です**．私はこれらを「なんちゃってPMR」とひそかに呼んでいます．PMRを診断として考えた時には，同時にこれらの疾患の可能性を考えて否定することにしています．いわゆるなんちゃってPMRは

- 環軸関節偽痛風
- 乳癌など悪性腫瘍による全身骨転移
- 前立腺炎
- 咽後膿瘍

などで，個人的にはこれに加えて腸球菌菌血症，亜急性甲状腺炎などがPMR様の臨床像をとり驚いたことがあります．特に環軸関節偽痛風（Crowned dens syndrome：CDS）は，ピロリン酸カルシウム（CPPD）が軸椎歯状突起の周囲に沈着して起こる疾患で，PMRと非常に臨床像が似ているため，ときに鑑別が困難です．またリウマチ性多発筋痛症患者は一般に高齢者であるため，偽痛風を合併することも稀ではないと考えられます．

　もう一つ，PMRの症状が実は側頭動脈炎の一症状のことがあることを注意しておかねばなりません．PMRの20〜30％に側頭動脈炎を合併するとされていますが，個人的な経験としてはあながち大げさではないと思います．個人的にはこの10年でPMRと診断して治療したのが約30例あり，側頭動脈炎は8例ほどで，実感としてそれほどかけ離れていないように思います．またPMRの治療経過中に側頭動脈炎を発症することがあります．この場合には，頭痛や眼の症状が特徴的です．頭痛は特に，これまで頭痛持ちでなかった患者が，新規に頭痛を自覚するようになったら疑うべきです．側頭動脈炎の可能性を少しでも疑ったら，浅側頭動脈生検を迷わず行います．眼症状は特に緊急を要します．失明の恐れがあるため大量ステロイドによる治療開始が必要だからです．（☞205頁，側頭動脈炎の項）

　治療に関しては，プレドニゾロン（PSL）10〜20mg/日によって劇的に症状が改善することが特徴的です．早い場合には，朝投与したらその日の夕方には，自分でベッドから起き上がれるようになり，翌日にはすたすた歩けるよう

になることも珍しくありません。むしろ開始後，72時間で症状の改善がなければ他の疾患を考える必要があるとされています。

　治療開始でこれだけ症状が良くなるため，診断すると本当に患者からは神様のように感謝されます。診断すると誰でも「名医」になれる疾患の一つです。通常は15mgで開始して，最低症状が消失して2週間から4週間継続したのちに，減量を開始します。全体としては1年から2年程度かけて減量ないし中止にすることが多いです。

　最後に，高齢者の訴えの難しさについて触れておきます。「体中が痛い」という訴え方をされると知っていれば，この疾患を思い浮かべることはそれほど難しくないと思います。ところが患者によっては，はっきりと痛みを訴えないことがあります。家族の話で朝起き上がるのにものすごく時間がかかる，動作が鈍くなったということと，発熱，血液検査でのCRPや血沈が著明に亢進していて，他の疾患が否定的であり，除外的にPMRを考えてプレドニゾロンを投与してみたら，患者の状態が著しく良くなった。そこであらためて患者に「以前はどうでしたか？」と訊ねると「思い返すと，実は肩も腰も痛かったんですね。良くなって初めてわかりました。」ということをしばしば経験します。つまり高齢者は訴えがはっきりしないことも，特徴であると覚えておいて損はないと思います。

参考文献
1) 上野征夫. リウマチ病診療ビジュアルテキスト 第2版. 医学書院, 2008.
2) Salvarani C et al. Polymyalgia rheumatica and giant-cell arteritis. N Engl J Med 2005 ; 347 : 261-271.
3) Salvarani C et al. Polymyalgia rheumatica and giant-cell arteritis. Lancet 2008 ; 372 : 234-245.

RS3PE

（本村和久）

RS3PEの全体像（ゲシュタルト）

1. R2-D2 でも C-3PO でもなく，RS3PE

　学生の時，「あのスターウォーズで出てくるみたいな」と複数の友人が話していたような気がします。筆者はいまだに混同しがちですが，R2-D2でもC-3POでもなく，RS3PEの話をします。RS3PE はremitting seronegative symmetrical synovitis with pitting edema[1] の略だそうです。Sが3つ続くからS3って表現するセンスがキョンキョン＝KYON2みたいで素敵です。ちなみに筆者は40代半ばです。

　Remitting seronegative symmetrical synovitis with pitting edemaの下手な訳をすると「押すとあとが残るむくみ（pitting edema）を伴い，症状は良くなる傾向を示す（remitting），リウマチ因子などの血清反応陰性（seronegative）で，左右対称の（symmetrical），滑膜炎（synovitis）を示す症候群」となります。リウマチ・膠原病診療の素人が語るには力不足ですが，家庭医・総合内科の外来でも2年に1回ぐらいは遭遇している疾患なので，知っておいて損はないと思って書いています。

　こんな患者さんを経験しました。70歳男性，1か月前からの両手，両足に力が入らないという主訴である病院の神経内科受診，神経内科的疾患ではないとのことで，困って一般内科に受診された方でした。見てみると，手がパンパンにむくんでいて，しかも指，手関節，足関節の関節痛もあり，むくみと痛みで動かせない。それで「力が入らない」ということになっていたようです。症状

は辛そうですが，しっかり話をされていてとても具合が悪いという雰囲気ではありません。話をよく聞くと，「ある日，急に両手が痛くなり，むくんできた。そのあと足も同じようになった。痛いのは，手と肘，足首から先。肩も少し痛い。股関節は大丈夫。手はずっとこわばっている。痛いので辛い，少し落ち込んでいるが，食欲はある。体重は少し増えているぐらい。熱はない。寝汗もない。咳もない。便秘，下痢もない。排尿もいつもどおり。最近ケガはしていない。痛み止めはある程度しか効かない。手に力が入らないので，ごはんを食べるのが大変。どうにかしてほしい」とのことでした。パンパンにむくんだ手背を押すと，しっかり凹みます。両手の所見に左右差ははっきりしません。簡単に病歴をまとめると，「高齢で，急に両手がむくんで痛くなって，けどそんなにシックではない」というところです。とても典型的なケースと思い，薬でよくなると思いましたし，実際に，劇的に良くなりました。

　どうして典型的と思ったのか，以下は，RS3PEの一般論を頻度，病歴・身体所見，検査，鑑別診断，治療の順で書いていきます。よく診断の目安としてよく引用されているのが，Olivieri Iらの基準[2]（表1）です。50歳以上に起こる，突然発症の関節炎で，両手がむくんで，リウマトイド因子陰性ということです。

表1　RS3PEの診断[2]

1	両手の左右対称性の圧痕性浮腫
2	突然発症の関節炎
3	50歳以上の高齢者
4	リウマトイド因子陰性

（1〜4を満たす）

2. RS3PEの頻度（似た病気のリウマチ性多発筋痛症：PMRとの比較から）

　マレみたいです。RS3PEの頻度の直接のデータは見つけきれなかったの

ですが、似た病気のリウマチ性多発筋痛症（polymyalgia rheumatica、以下PMR）との比較データはいくつかあります。ちなみにPMRって病気は、多くの診断基準がありますが、Healeyら[3]の診断基準は表2に示します。RS3PEとの共通点が多く、その鑑別についてはあとでまた触れます。

表2　PMR（リウマチ性多発筋痛症）の診断基準[3]

1	50歳以上
2	血沈が40mm/時間以上
3	1か月以上続く、首、肩、骨盤周囲のうちの2つの部位の両側性の痛みとこわばり
4	その他の筋骨格の症状を起こしうる疾患がないこと
5	1時間以上の朝のこわばり
6	プレドニゾロン20mg以下での速やかな改善

（1～6をすべて満たす）

　PMRは日本人で10万人に9人ぐらいです。RS3PEがどうかというと、PMRの中で、どれくらいRS3PEが見られるというデータがあって、PMRの3分の1らしいです[4]。なので、計算すると10万人に3人ぐらいになります。どれくらいマレかというと、例えば関節リウマチの有病率が0.33%[5]で、10万人に33人ぐらい。かなりマレな病気かもしれません。ちなみに電子教科書のUpToDate[6]には、PMRが10万人に2人以下との記載がありますが、ちょっと少なすぎ、巨細胞性血管炎のデータ[7]の誤引用と思います。

3. RS3PEの病歴と身体所見

a. 年齢・性別

　まず、年齢。若い人でいくら手足がむくんでいても、この疾患は考えません。50歳以上が大きなポイントです。男性に多いそうです。私の少ない経験でもほとんどが男性でした。PMRや関節リウマチが女性に多いのとよく対比されます。

b. 病歴

　発症様式でよく突然発症と書いてありますが，数秒とかでなくて数時間でという意味[1,2]です。例えば，朝から徐々に腫れてきて，昼にはしっかり痛むという感じでしょうか。発症時間を明確にいえるのが特徴です。

　むくんで，痛そうですが，それでも見た目は元気そうなことが多いと思います。元気でなければ，悪性腫瘍に伴うRS3PEが知られており[8]，**悪性腫瘍の全身検索が必要かもしれません**。悪性腫瘍では，腺癌（前立腺癌，胃癌，大腸癌），肝臓癌，血液腫瘍などとの合併が知られています。この疾患自体は，結構な炎症ですので，むくんでいても体重は，減っているかもしれません。良くなる傾向を示す疾患=Remittingなので，治れば，もとに戻るはずです。しびれは来ないはずです。しびれがあれば，RS3PEに合併が多いというか，手のしびれでよく見られる疾患である手根管症候群（carpal tunnel syndrome：CTS）の可能性を考えます[9]。

c. 身体所見

　①浮腫（むくみ）：部位は手，手首，足が主です。むくみ方も特徴的です。Pitting edema=圧痕性浮腫というぐらいで，押すとしっかり凹みます。戻りもゆっくりです。分布も重要です。目立つのは手です。手背がぷっくりむくむ印象です。手首もむくみはあるけどそうでもない。指もしっかりむくみます。いかにも指が曲げにくそうなむくみ方です。ボクシンググローブの手（boxing-glove hand）[1]と表現するようです。解剖学的には，近位指節関節〜中手指節関節〜手関節にかけての滑膜炎・関節炎に伴うむくみです。写真があるとわかりやすいのですが，なくてすみません。引用文献のいくつか[1,15]は，インターネット上でただで論文と写真が見ることができますので参考にして頂きたいと思います。足もむくみますが，これも足背がむくむ印象です。名前のとおり左右対称性です。むくみの程度に左右差はあっていいと思います。片手だけむくむパターンも症例報告[10]としてはあります。顔や体幹にはこの疾患でのむく

② 関節炎：部位ですが，主に両手（中手指節関節：MCP関節と近位指節関節：PIP関節）＞肘＞膝＞＞股関節が関節炎を起こしやすい場所[11]です。股関節には症状が出にくいそうです[12]。関節以外は，PMR的で，手のこわばりや肩や腕の痛みが出ることがあります[13]。

4. RS3PEの検査所見（血液検査と画像所見）

病歴と身体所見でかなり絞れる疾患ですが，特徴的な検査所見が陰性結果を含めていくつかあります。血液検査では，簡単にいうと炎症反応高値で，リウマチ因子とか，抗核抗体とか陰性（seronegative）[1,2]です。ここもPMRと似ているところです。その他，肝機能，腎機能は正常なはずです。高齢者で見られる疾患なので，もともと腎臓が悪いとかはよくあることなのでややこしいところです。悪性腫瘍に伴うパターンもあるので，検査結果に影響しているかもしれません。画像では，単純レントゲンでは，骨の変化はきたさないはずです。MRIでは，伸側の腱鞘炎が見られるそうですが，PMRでも見られ，特異的な所見ではないようです[14]。

RS3PEの鑑別（デギュスタシオン）

だいたいの全体像（ゲシュタルト）がつかめましたでしょうか。ここで鑑別です。むくんで関節が痛くなる病気はいくつもありますが，おおまかには，関節リウマチなどの膠原病，痛風・偽痛風などの結晶性関節炎が鑑別診断になると思います。ややこしいのが，PMRです。疾患概念として，RS3PEの亜型との議論もあります[14]。

PMRの患者123人とRS3PEの患者28人を比較検討した研究[12]では，すべてのRS3PE患者は，PMRの診断基準を満たしており，年齢，併存する疾患，期間と徴候，最初の低用量ステロイド治療の反応は同様だそうです。PMRと違

いは，男性に多いこと，喫煙者，うつ病の率が高いことだそうです．股関節痛は，RS3PEでは少ないそうです．悪性腫瘍合併例では，疲労が多く，食欲不振があるようで，ステロイドの反応が悪いとの症例報告もあります[8]．

RS3PEは，少量のステロイドです．効果すぐに出るのがこの疾患の特徴です[1]．低用量ステロイド治療と言いますが，プレドニゾロンで20mg以下でしょうか．外来での治療なら1週間後には著効している感じです．痛みは結構数日で，むくみも1〜2週でかなり改善するはずです．改善しない時は，別の病気も考える必要があります．悪性腫瘍の併存にもここで気をつける必要があります．

RS3PEとよく見られる疾患との鑑別を表3にまとめてみましたので，参考にしてください．

表3 RS3PEとよく見られる疾患との鑑別[15]

	RS3PE	PMR	RA	結晶性関節炎
発症年齢	50歳以上	50歳以上	若年から高齢者まで	若年から高齢者まで
性別	男性に多い	女性に多い	女性に多い	男性に多い
浮腫	あり	まれに	まれに	まれに
滑膜炎	強い	弱い	強い	関節炎が主
リウマチ因子	陰性	陰性	陽性	陰性
低用量ステロイド治療	すぐに改善	すぐに改善	さまざま	すぐに改善
発症様式	急性	急性	さまざま	急性
筋肉痛	ありうる	あり	ありうる	なし
炎症反応	高値	高値	高値	高値

他の浮腫をきたす疾患のマレな鑑別としては，混合性結合組織病（年齢は若年，レイノー症状あり），複合性局所疼痛症候群（complex regional pain syndrome：CRPS，外傷部位に関連，有痛性浮腫（しばしば両側性）），関節炎なし），アミロイド関節症（朝のこわばりなし），ライター症候群，乾癬性脊椎関節症，遅発性脊椎関節症（いずれも非対称性）などがあります[16]．

参考文献

1) McCarty DJ, et al. remitting seronegative symmetrical synovitis with pitting edema: RS3PE syndrome. JAMA 1985 ; 254 : 2763-2767.
2) Olivé A, et al. The clinical spectrum of remitting seronegative symmetrical synovitis with pitting edema. The Catalán Group for the Study of RS3PE. J Rheumatol 1997 Feb ; 24 (2) : 333-336.
3) Healey LA. Long-term follow-up of polymyalgia rheumatica: evidence for synovitis. Semin Arthritis Rheum. May 1984 ; 13 (4) : 322-328.
4) Okumura T, et al. The rate of polymyalgia rheumatica (PMR) and remitting seronegative symmetrical synovitis with pitting edema (RS3PE) syndrome in a clinic where primary care physicians are working in Japan.Rheumatol Int 2011 Mar 24
5) 居村茂明:疫学と患者実態.厚生省長期慢性疾患総合研究事業平成9年度研究報告書.
6) uptodate http://www.uptodate.com/contents/clinical-manifestations-and-diagnosis-of-polymyalgia-rheumatica
7) Kobayashi S, et al. Clinical and epidemiologic analysis of giant cell (temporal) arteritis from a nationwide survey in 1998 in Japan: the first government-supported nationwide survey. Arthritis Rheum 2003 ; 49 (4) : 594.
8) Cantini F, et al. Paraneoplastic remitting seronegative symmetrical synovitis with pitting edema. Clin Exp Rheumatol 1999 Nov-Dec ; 17 (6) : 741-744.
9) Bucaloiu ID, et al. Remitting seronegative symmetrical synovitis with pitting edema syndrome in a rural tertiary care practice: a retrospective analysis.Mayo Clin Proc 2007 Dec ; 82 (12) : 1510-1515.
10) Keenan RT, et al. RS3PE presenting in a unilateral pattern: case report and review of the literature. Semin Arthritis Rheum 2009 Jun ; 38 (6) : 428-433. Epub 2008 Jun 2.
11) Schaeverbeke T, et al. Remitting seronegative symmetrical synovitis with pitting oedema : disease or syndrome? Ann Rheum Dis 1995 August ; 54 (8) : 681-684.
12) Kimura M, Tokuda Y, et al. Clinical characteristics of patients with remitting seronegative symmetrical synovitis with pitting edema compared to patients with pure polymyalgia rheumatica. J Rheumatol 2012 Jan ; 39 (1) : 148-153. Epub 2011 Dec 15.

13) Sibilia J, et.al. Remitting seronegative symmetrical synovitis with pitting edema (RS3PE) : a form of paraneoplastic polyarthritis? J Rheumatol 1999 Jan ; 26 (1) : 115-120.
14) Fabrizio C, et al. Remitting seronegative symmetrical synovitis with pitting oedema (RS3PE) syndrome: a prospective follow up and magnetic resonance imaging study Ann Rheum Dis 1999 ; 58 : 230-236 .
15) Sekhon.Remitting seronegative symmetrical synovitis with pitting edema JAAPA-Journal of the American Academy of Physicians Assistants February 1, 2010.
16) Kundu AK. Syndrome of remitting seronegative symmetrical synovitis with pitting oedema (RS3PE). J Assoc Physicians India. 2007 Mar ; 55 : 227-230.

TEMPORAL ARTERITIS

側頭動脈炎

(須藤 博)

　側頭動脈炎は，高齢者に起こる血管炎で外頸動脈，内頸動脈の枝および大動脈弓などに慢性巨細胞性炎症を起こす疾患です。このため巨細胞性動脈炎（GCA：giant cell arteritis）とも呼ばれ組織学的には高安病と同様とされています。高安病は若い女性が多いのに対して，側頭動脈炎は，高齢者に起こり50歳以下ではまず考える必要がありません。高齢者の不明熱に頭痛を伴った場合にはまず念頭におく疾患です。

　稀な疾患で米国の報告では50歳以上の10万人に20人程度の発生率[1]で，日本では頻度はもっと低いと考えられてきました。しかし実際には疾患がどのくらい認知されているかによって異なり，もう少し頻度は高いのではないかとも考えられています。高齢者が非常に多い私の施設での印象は，1〜2年に1例遭遇する程度でしょうか。

　頭痛は最も多い訴えで約2/3の症例で見られます。高齢者が，新たな頭痛を訴えてきたときには必ず思い浮かべる必要があります。外頸動脈およびその分枝がおもな病変となるため，浅側頭動脈に炎症が起こると側頭部の痛み，後頭動脈であれば後頭部痛となって現れます。患者さんの訴え方としては，多彩で単に「頭が痛い」と訴えるのではなく，たとえば「櫛で髪の毛を梳くと痛い」とか「帽子をかぶったときにこめかみのところが痛む」という言い方になります。50歳以上の患者さんで，頸部から上に説明できない持続性疼痛を見たら側頭動脈炎を考えよ[2]という教科書の記載があります。側頭動脈に沿って圧痛

を触知し，ときに動脈の拡張がはっきりわかることもあります（☞210頁，図1）。また炎症が長期にわたると拍動が弱くなったり消失します．片側の浅側頭動脈が触れなければ，診断に非常に特徴的（pathognomonic）であると，先の教科書には記載されています[2]．これに関して，浅側頭動脈が片側で触れないことは普通見られないのか確かめてみようと，動脈硬化が非常に強いと考えられる患者群である外来透析患者および糖尿病患者で70歳以上の高齢者を，連続して100人触診してみたことがあります．このうち片側の側頭動脈を触れなかったのはたったの2人だけでした．そのうちの1人は過去に浅側頭動脈生検を受けた方で，残りの1人には動脈炎を疑う症状はありませんでした．このことから動脈硬化のみで浅側頭動脈が触知できなくなるというのは少ないという印象をもちました．臨床的に側頭動脈炎を疑う症状があって，浅側頭動脈の異常を触診で認めたときには大きな意味があると思います．

次に有名なのは眼症状で25〜50%に起こるとされています．5〜10%に重大な合併症である失明が起きます．**眼のかすみ，複視が見られた時には，ただちに高用量のステロイドを投与する必要があります．**失明すると不可逆的で，片側に起こると反対側にも起こる確率が高いため一両日にステロイドを投与して失明を防止します．眼症状は眼動脈，後毛様体動脈，網膜中心動脈の炎症によって起こります．このためMarcus Gunn瞳孔という所見を呈することがあります．これは健側と患側の瞳孔に交互に素早く光を当てる（swinging flashlight test）と，患側では共感性には縮瞳（間接対光反射）しますが，直接対光反射では縮瞳しません．つまり求心性視神経回路の異常によって起こる求心性瞳孔欠損です．Relative afferent pupillary defect（RAPD）とも呼ばれます．片側の視神経や網膜の病変が原因となって起こる視神経症（視神経炎，虚血性視神経炎，腫瘍による視神経圧迫）や広範な片側網膜病変（網膜剥離など）があることを意味します．

顎の動脈に炎症が起こると，咀嚼するときに虚血のため顎がだるくなって，

しばらくすると また噛むことができるという間欠性顎跛行 (intermittent jaw claudication) を呈します。この症状は, 側頭動脈炎の症状の中では特異的と言われており[3], 患者さんは「食事をしているといやになってしまう」という訴え方をすることもあれば, 積極的にこちらから問いかけないと (あるいは問いかけても) 患者さん自身は気づいていないこともあります。

側頭動脈炎はリウマチ性多発筋痛症 (PMR) とのオーバラップが考えられており, 側頭動脈炎の40％にＰＭＲの症状を伴い, PMRの10〜20％に側頭動脈炎が合併するとされています。またPMRの経過中に, 頭痛, 浅側頭動脈の圧痛などが出現して側頭動脈炎と診断されることも経験します。頸部, 肩, 腰背部から大腿部にかけての痛みとなり, 著しい朝のこわばりを伴います (☞ 190頁, リウマチ性多発筋痛症の項)。

これらの特定の症状を呈さず発熱, 食欲不振, 全身倦怠感といった全身症状のみのこともあり, 高齢者の不明熱の原因としては重要であると言えます。実際, 高齢者で発熱持続して, 当初は他の診断が疑われて各種の検査をしても明らかなfocusがはっきりせず, 他に原因が想定できないため側頭動脈生検を行ったところ, やっと診断できたという場合もあります。

側頭動脈生検をいつやるかという問題ですが, **「臨床的に側頭動脈炎を疑ったとき」** にはやるべきであると考えます。病変は, とびとびに存在しうる (skip lesion) ために, 浅側頭動脈生検では, 可能な限り検体は長くとったほうが検出率が高いとされています。通常は3〜5cmとるのが理想と書かれていますが, なかなかそこまで外科の先生にとってもらえないことがあります。私は以前は, 生検のときには必ず手術室に立ち会って, 外科の先生の肩越しから「もう少し長く, もうチョット長くお願いします…」と何度もささやいたものです。

稀な症状としては, 咳嗽, 咽頭痛などの呼吸器症状があります。5％程度に見られるとされており, 原因不明の咳嗽が持続する不明熱のワークアップから側頭動脈炎と診断されることもあります。

このように多彩な症状を呈するわけですが，基本的なゲシュタルトとしては，高齢者が新規に頭痛を訴え，原因不明の発熱やPMR様の症状が出現してきたときに考える疾患ということになります。以前から知られているアメリカ・リウマチ学会による側頭動脈炎の分類基準を（表1）に示しました。

　検査所見は，非特異的に炎症反応が高値となります。つまり血沈・CRPの著明な上昇が見られます。特に血沈は時に100mm/時を超えることがあり一つの特徴と言えるかもしれません。白血球数は，増加することもしないこともあります。生化学では時にALPが著明に上昇して胆道系疾患を疑うほど高値になることもあります。抗核抗体やリウマチ因子，抗CCP抗体などは陰性です。高齢者では健常人でも抗核抗体が弱陽性になることがありますが，これは側頭動脈炎を否定する根拠にはならないと思います。PMRと同様に，筋肉痛などの近位筋の症状があっても筋炎と異なり，CKやアルドラーゼといった筋逸脱酵素の異常はありません。症状が持続すると慢性炎症に伴って貧血が出現します。

表1　側頭動脈炎の分類基準項目（アメリカ・リウマチ学会1990）

1．発病年齢50歳以上　臨床徴候の出現が50歳以上
2．新しい頭痛：新たに出現し，新しい性質の頭部に限局した疼痛
3．側頭動脈の異常：側頭動脈の圧痛・拍動の低下，頸動脈硬化とは関係しない
4．赤沈亢進：赤沈50mm/時以上
5．動脈生検異常所見：単核球細胞浸潤あるいは多型核巨細胞を持つ肉芽腫性病変
以上の5項目のうち3項目を満たした場合を側頭動脈炎と分類する。

　側頭動脈炎を疑う状況は，大きく2つあるように私は考えています。一つは高齢者に頭痛あるいはそれに相当するような頸部から上の何らかの痛みと，発熱やリウマチ性多発筋痛症の症状を訴えたときです。この場合は，どちらかと

いうと積極的に側頭動脈炎を疑うときです。

　もう一つのパターンは，高齢者に持続する発熱を認めて，いわゆる不明熱の検査（感染症や悪性腫瘍のワークアップ）を行うがどれもひっかかってこない，さて他に何があるだろうか‥と考えあぐねてしまう状況です。この場合には，積極的な陽性所見がないけれど他に手がかりがないので，言ってみれば仕方なく側頭動脈生検を考えようか‥‥という状況です。

　言い換えると，側頭動脈炎は「高齢者の不明熱」の原因としては最初から考えておいたほうがよいと言えるかもしれません。したがって鑑別診断の対象になるのは，不明熱を呈する疾患すべてということになりますし，悪性腫瘍やリンパ腫などを地道に否定する作業が必須と言えます。またリウマチ性多発筋痛症の項でも述べましたが，私がひそかに「なんちゃってPMR」と呼んでいる疾患群は常に否定しようと心がけています。とりわけ，環軸関節偽痛風（Crowned dens syndrome）は側頭動脈炎に非常によく似た臨床像をとるので，注意が必要です[4, 5]。C1/C2のthin sliceでCTを撮れば判明します。最近は，側頭動脈炎やPMRを疑ったときには，大抵CDSを否定するためにCTを撮るようにしています。

　私が経験した側頭動脈炎の患者さんで，特に忘れられない方がいます。その方は，とにかく症状は漠然としてはっきりせず，繰り返し訊ねても「どこもなんともありません」としか言いませんでした。頭痛や顎跛行，あるいは筋肉痛について具体的に例をあげて問診してもです。何となく具合が悪そうで発熱が続いているのに「どこも何ともありません」としか言いません。精査をすすめても手がかりに乏しく，仕方なく「何となく肩が重い」という表現をPMRの症状と見なして，プレドニゾロン15mgを試験的に開始したのです。すると1週間が経過したころのこと，朝の回診時に「食事を食べるのが楽になった」と言います。驚いてその意味を詳細に聞くと，ステロイド開始前は「食事のときに

顎が疲れて途中で休んでいたが，それがなくなった」ということがわかりました。つまり顎跛行はあったにも関わらず患者さんは「自覚していなかった」のです。直ちに行った側頭動脈生検では，典型的な血管炎の所見（図2）が見られてステロイドを増量することになったのですが，その後もさらに驚くことになりました。ステロイドを増量してからしばらくのこと，「腰も肩も軽くなってすっきりしました。前は痛かったんですね〜」と言うのです。つまり高齢者の場合は「患者さん自身が症状に気づかず，良くなって初めて症状があったことに気づく」ことがあるということをこの患者さんから学びました。患者さんがウソをついていなくても，患者さん自身が症状に気づかないでいるため訴えないことがある，というのは重要なパールだと思います。

　治療に関しては，まず眼症状，失明を避けるのが最大の目的であるとされています。高用量のステロイド（プレドニゾロン50〜60mg，1 mg/kg/day）が通常使用されます。最近は，目の症状を伴うときにはステロイドパルス療法を最初に行ったほうが良いという考え方もあります。

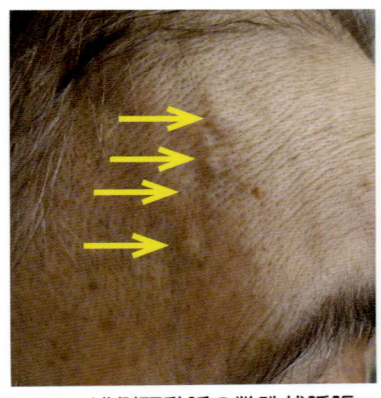

図1　浅側頭動脈の数珠状腫脹

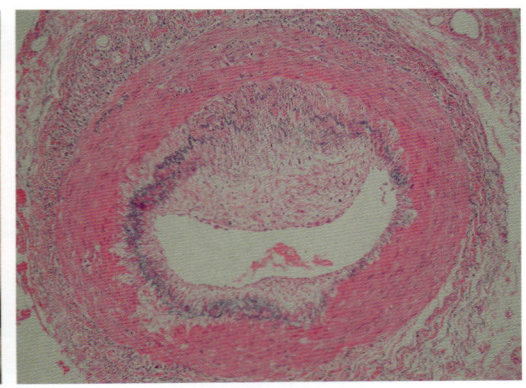

図2　側頭動脈生検

参考文献

1) Salvarani C et al. Polymyalgia rheumatica and giant-cell arteritis. Lancet 2008 ; 372 ; 234-245.
2) Orient JM, Sapira JD. Sapira's Art & Science of Bedside Diagnosis. 4th edition. Lippincott Williams & Wilkins, Philadelphia, 2010 ; 372-397.
3) Smetana GW, Shmerling RH. Does this patient have temporal arteritis? JAMA 2002 ; 287 : 92-101.
4) Aouba A et al. Crowned dens syndrome misdiagnosed as polymyalgia rhuematica, giant cell arteritis, meningitis or spondylitis : an analysis of eight cases. Rheumatology 2004 ; 43 : 1508.
5) 須藤　博. Zebra Cards J-(1) 日内会誌 2008 ; 97 : 466-470.

副腎不全

ADRENAL INSUFFICIENCY

（山中克郎）

　副腎不全は診断が極めて厄介な疾患です。私は本当に副腎不全があるのかどうか迷う症例に今までたくさん出会っています。正常と副腎不全という病気の間には，広いグレーゾーンがあるように感じています。原発性副腎不全は30代，二次性副腎不全は50代をピークに起こり，原発性副腎不全の発症頻度は100万人あたり5〜6人です[1]。だからプライマリ・ケア医が外来で原発性副腎不全に出会うことはまれです。しかし，「あれ，うつ病かな」「不定愁訴の多い人だな」と思う患者の中に副腎不全が紛れ込んでいることがあるので要注意です。症状が非特異的で確定診断が難しいので，私たちはたくさんの副腎不全患者を見逃している可能性があります。一方，ステロイドを勝手に中断し（または病気のため飲めなくなって）副腎不全となる患者はたくさんいます。

　原発性の慢性副腎不全は1855年に英国の内科医，Thomas Addisonによって発見されアジソン病と言われています。William Osler先生と同じ時代に活躍した医師ですが，その鋭い観察力には驚きます。原発性の多くは自己免疫疾患として起こります（自己免疫性副腎炎）。何年もの間にゆっくりと病気が進行し副腎皮質ホルモンの分泌が次第に減っていきます。ストレスが少ない日常生活を送っていれば倦怠感を感じる程度で特に困ることはありません。しかし，副腎皮質ホルモンの分泌が少ない状況下で肺炎などの感染症が起こると，そのストレスに応じて副腎皮質ホルモンの分泌を増やすことができないために患者はクラッシュするのです。次の図は自己免疫性副腎炎の経過を山中が勝手にイメージしているものです。救急室に重症副腎不全で運ばれる患者はこのよ

うなプレゼンテーションが多いです。40℃近くの高熱、低血圧、意識障害、低血糖を起こし搬送されることもあります。「高熱＋血圧低下で患者が来院。主治医が思いつかないと翌朝までに死ぬ病気が2つある。それは何か？」というClinical Pearlがあります。答は敗血症と副腎不全です。

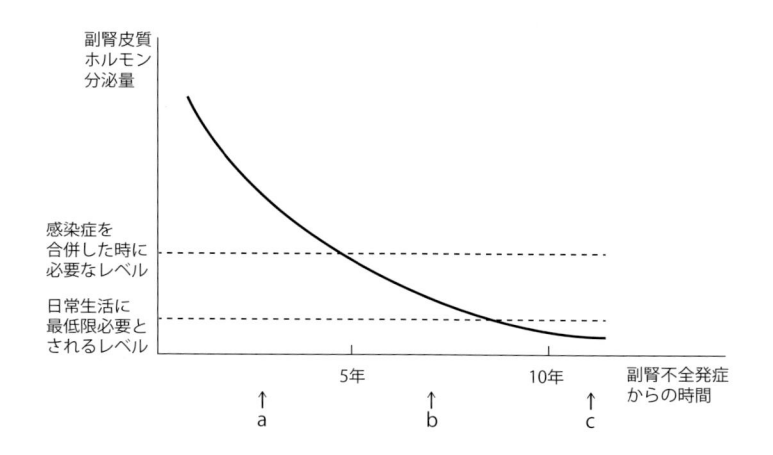

a. 感染症合併時も十分，副腎皮質ホルモンは分泌される。
b. 日常生活には問題ないが，感染症を起こすと急性副腎不全に陥り，救急室に搬送される。
c. 日常性生活でも副腎不全の症状がでる。

図1　自己免疫疾患による副腎不全のイメージ

　副腎不全の症状は倦怠感，体重減少，食欲低下，腹痛，吐気／嘔吐，恥毛腋毛の減少（女性），関節痛，うつ症状です。どれも非特異的ですね。健康な人でも時々起こりえる症状ばかりです。皮膚の色素沈着（例えば口腔内，爪床，手掌線）はACTH分泌が過剰な原発性副腎不全で起こります。鉱質コルチコイドの不足があると，塩分を欲しがり起立性低血圧を生じますが，この場合も原発性副腎不全を疑います[2]。検査所見では低血糖，低ナトリウム血症，高カリウム血症，末梢血での好酸球増多が有名ですが，これらの頻度は決して高くあ

りません。すなわちあまり特徴的な症状や検査所見がないことがこの病気の診断を厄介にしています。ただし医原性の副腎不全の場合には，病歴に注意すれば診断は比較的容易です。ステロイドホルモン内服歴や高力価ステロイド外用薬の全身塗布歴を詳細に聞き出すことが必要です。

表1　原発性副腎不全と続発性副腎不全の特徴

	原発性副腎不全	続発性副腎不全
皮膚色素沈着	あり	なし
塩分を欲しがる	あり	なし
起立性低血圧	あり	なし
カリウム	高い	正常
ナトリウム	低い	正常または低い
合併症	橋本病，Ⅰ型糖尿病，白斑	性機能障害，甲状腺機能低下症，尿崩症

　感染症などのストレスがなくなれば，少ない副腎皮質ホルモンの分泌だけでも十分なので，何かよくわからないままに点滴と入院安静でよくなってしまったという，診断がついていない副腎不全患者が実はかなり多いのではないかと推察されます。やはり副腎不全は症状，身体所見の合わせ技で疾患の可能性を考えなければ確定診断は難しいと言えます。

　副腎不全を疑えばラピッドACTHという検査を行います。合成のACTH製剤を静注し30分後，60分後にコルチゾンの計測をします（ラピッドACTHテスト）。ただし，このラピッドACTHテストの解釈も非常に議論のあるところです。本当にこの検査で副腎不全を正確に診断できるのだろうかと専門家は疑念を持っています。重症の場合には任意のコルチゾン測定にて10μg/dl以下，またはラピッドACTHテストでコルチゾールの上昇が＜9μg/dlの時に副腎不全と診断します。患者が重症でない場合には合成のACTH 250μgを静注し，60分後のコルチゾンが18μ/dl以下である場合には副腎不全の可能性が高

いと考えます[3]。

　原発性副腎不全は自己免疫以外にも結核や抗凝固薬や抗リン脂質抗体症候群，敗血症による副腎出血でも起こります。髄膜炎菌血症の時に副腎梗塞を起こし急性副腎不全を生じるWaterhouse-Friderichsen症候群は有名ですね。続発性の副腎不全は脳下垂体の機能不全であり，ステロイドの不用意な中断，下垂体腫瘍によることが多いです。下垂体腫瘍が出血して起こる下垂体卒中は，急激にACTHの分泌が低下するためにステロイドの補充をしなければ死亡します。その意味で副腎不全はその可能性に気がつかないと患者を救命することができない大切な疾患なのです。

参考文献

1) Arlt W and Allolio B. Adrenal insufficiency. Lancet 2003 ; 361 (9372) : 1881-1893.
2) Salvatori R. Adrenal insufficiency. JAMA 2005 ; 294 : 2481-2488.
3) Marik PE, Pastores SM, Annane D et al. Recommendations for the diagnosis and management of corticosteroid insufficiency in critically ill adult patients: consensus statements from an international task force by the American College of Critical Care Medicine. Crit Care Med 2008 ; 36 (6) : 1937-1949.

甲状腺中毒症

THYROTOXICOSIS

（植西憲達）

　はじめに確認したいことがあります。皆さんは甲状腺機能亢進症と甲状腺中毒症の違いを言えますでしょうか？

　甲状腺機能亢進症は甲状腺ホルモンの合成および分泌が亢進している状態ですが，甲状腺中毒症は血中の甲状腺ホルモンが過剰な状態を意味し，甲状腺での産生亢進が原因としては多いのですが，亜急性甲状腺炎や無痛性甲状腺炎のように甲状腺の組織が破壊されてホルモンを放出している状態も含みます。

　ここでは甲状腺中毒症の診断について述べるとともに，中でも甲状腺機能亢進症の代表であるGraves' disease（日本では一般にバセドウ病と呼ばれます）をどう診断するかについて述べたいと思います。

　甲状腺中毒症はよくみかけます。で，正直結構逃しているのではないかと思います。よくみかけるという印象を裏付けるように，日本の一般外来の報告では甲状腺中毒症は女性150人に1人，男性600人に1人との報告があります[1]．原因の多くはバセドウ病です。そして亜急性甲状腺炎，無痛性甲状腺炎が外来や入院患者をみかける三大原因です。他には機能性甲状腺結節，機能性甲状腺癌，TSH分泌下垂体腺腫，卵巣甲状腺腫といった頻度の低いものも原因としてはあります。

　結構見逃しているということについては，この疾患で主に出現するというような特異的症候がみられないことが結構あるからです。また他の疾患でもよく言われることですが，高齢者では症候が出にくいという特徴もあります。

　こうは言いながらも，これは甲状腺中毒症かなと思う状況は，若く細めの女

性で倦怠感や体重減少で受診，そして交感神経や代謝が高まっているなあという印象を受けた時です。つまり，不安そうだったりいらついている表情，暑がりで汗っかき，冬なのに薄着，高血圧，頻脈だったりしている時です。

　まずは症状について述べます。体重減少はよくみられる症状です。さらにこれが食欲低下を伴っていない場合は甲状腺中毒症をより疑うことになります。食欲低下を伴わない体重減少は糖尿病や悪性腫瘍でもみられます。

　この全身症状に交感神経や代謝が高まっていることを疑わせる症状がみられれば，疑いはぐぐっと強くなります。頻度の高い症候は暑がり，汗かき，手の振戦，動悸，不安やいらつきといった症状ではないでしょうか。実際，全てそれぞれ40％以上でみられる症状であるという報告がありますが納得がいきます[2]。いらいらした感じや不安そうな感じの患者を僕はよくみかけます。米国なら興奮性のstreet drug userかと思いますが，日本ではまず精神疾患を疑ってしまいます。逆に不安そうな患者をみた場合に甲状腺中毒症は常に鑑別として考える必要があります。便回数増多はよく言われていますが，実際にはそれほどよくみる印象はありません。実際4人に1人程度というデータもあります[2]。

　また，労作時呼吸困難の鑑別でも甲状腺中毒症は重要です。労作時呼吸困難はあるが心疾患，肺疾患，腎疾患，貧血など明らかな原因となるものがない時には必ず鑑別として思い浮かべましょう。

　年齢や性別で特徴的な受診の仕方をすることがあります。

　若年女性では首が細いためと思いますが，自分で甲状腺が腫れてきたという場合があります。また，無月経を主訴に受診することがあります。これは日本人を含む東洋人若年男性限定ですが，頻度は高くないものの周期性四肢麻痺が診断のきっかけになることもあります。すなわち，炭水化物を沢山摂取した（飲み会など）後に手足の力が入らなくなって受診してきます。

　高齢者は診断が難しいことが多いです。体重減少や食欲不振，倦怠感など非特異的な症状で受診することが多く，振戦，動悸，不安症状といった交感神経の

高まりを思わせる症状が若年者と比較して少ないからです。意識変容といった非特異的な症状で受診することも高齢者ではみられることがあります[3]。前頸部の腫脹も若年者と比較してみられにくい特徴があります。逆に高齢者の場合息切れや心房細動の頻度は若年者と比較して高いです。ただし，ともに15％弱といった頻度なので，あれば甲状腺中毒症を鑑別に必ず入れる必要がありますが，ない場合のほうが多いと理解しておく必要があります[2]。

　甲状腺中毒症を起こす亜急性甲状腺炎は発症の仕方が少し異なります。発熱とのど（前頸部）の痛みで発症することが多いです。だから風邪，場合によっては熱がなかなか下がらず"不明熱"となってしまいます。のどが痛いのに咽頭所見がないこと，甲状腺中毒症による交感神経の亢進症状に気づけるかどうかが診断のポイントです。後でも書きますが必ずのどが痛いと言う患者では前頸部に圧痛がないか調べましょう。

　‥‥と言うことで，甲状腺中毒症かなと思いつつ身体所見をとるわけです。まず外観でいらついたり，不安そうな雰囲気があり汗をかいているようにみられることがしばしばあります。血圧は収縮期血圧の上昇か脈圧の増大がみられ，頻脈がよくみられます。風邪かなと思っていたのにやたら頻脈というパターンで甲状腺中毒症が見つかるきっかけとなることがあります。

　まず握手してみましょう。温かく湿った手をしていることが多いです。若年者で多い印象がありますが，目を大きく見開いているようにみえることがあります。これは，交感神経の高まりにより上眼瞼の瞼板筋（ミュラー筋）が収縮するからです。

　目の症状はバセドウ病でみられるとよく言われますが，この目を見開いたような感じ（Dalrymple徴候と呼ばれる）はバセドウに限らず甲状腺中毒症であれば原因がなんであれみられます。これがあればバセドウと言えるのは眼球突出です。これは眼球の後ろにある軟部組織が増殖することにより起こります。

ひどい場合は眼球運動障害が起こり複視がみられたり，眼瞼浮腫がみられたりします．

そしてもちろん甲状腺を診察します．ここでは甲状腺の詳しい診察法は成書にゆずりますが，視診，触診，聴診を行います．視診は若くて首の細い女性ではとてもみやすいですが，首の太い男性や高齢者でははっきりみえないことがあります．触診では甲状腺を触れた場合軟らかいのか硬いのか，結節，圧痛の有無を確認します．そして聴診で血管雑音の有無を確認します．大きく軟らかいのがバセドウ病，圧痛があるのが亜急性甲状腺炎，結節がある場合は機能性結節かもしれないと思うわけです．血管雑音はバセドウでよくみられると言われていますが，中毒性結節性甲状腺腫でもみられるようであり，それほど特異的ではありません[4]．

そして，両手を前に出させてその姿勢を維持させてみると細かい振戦がみられることがよくあります．そして必ず下肢をみます．全体的な浮腫もみられますが，前脛骨部に多くは両側非対称性にピンクもしくは茶色の平坦な結節かプラークという形で粘液水腫がみられることがあります．これがあると甲状腺中毒症の原因はほぼバセドウと言えます．

腱反射が亢進すると言われますが，これにより他の疾患と鑑別ができることはまずありません．

診断のための採血はTSHが低値（感度以下）とfT3，fT4の上昇を証明することにより甲状腺中毒症は確定します．

甲状腺機能検査がすぐに出ない場合はコレステロール低値，ALP上昇，Ca上昇などが手がかりとなることがあります．

バセドウ病ではTSH受容体抗体が陽性でみられます．亜急性甲状腺炎では血沈の亢進がみられますので疑う場合は測定をするとよいでしょう．

診断の確認のために^{123}Iか^{99m}Tcを使用した甲状腺シンチグラフィを行うことがあります．全体的に取り込めばバセドウ病，取り込まなければ亜急性甲状

腺炎や無痛性甲状腺炎などの破壊性甲状腺炎，腫瘍性に取り込めば機能性結節と診断できるわけです．

参考文献

1) 浜田昇, 他. 甲状腺疾患診療パーフェクトガイド 改訂第2版. 診断と治療社, 2011 ; 6.
2) Boelaert K, Torlinska B, Holder RL et al. Older subjects with hyperthyroidism present with a paucity of symptoms and signs: a large cross-sectional study. J Clin Endocrinol Metab 2010 ; 95 : 2715.
3) McKeown NJ, Tews MC, Gossain VV et al. Hyperthyroidism. Emerg Med Clin North Am 2005 ; 23 : 669.
4) McGee S. Evidence-Based Physical Diagnosis. Saunders 2001 ; 270-302.

シェーグレン症候群

(本島新司)

　シェーグレン症候群(Sjögren's syndrome, 以下SjSと略します)の本態は外分泌腺・粘膜上皮を首座とする自己免疫性疾患です。結果的に外分泌腺に機能異常が生じます。腺上皮は免疫学的に活性化されており，MHC class Ⅰ・Ⅱ，B7（CD80/86）の表出，炎症性サイトカイン，ケモカインの産生を行い，リンパ球の遊走を促します[1]。しかし最初に上皮細胞を刺激する原因が確定されておりません。何らかのウイルス感染が想定されており，候補としてはEBV，HCV，HIVなどがあげられています[2]。

　遺伝子的素因（疾患感受性遺伝子）としてHLAの検討が当然行われておりますが，RAに関してのHLA DR4のように全ての報告で一致するようなきれいなものは出ていません。しかしDQB1*0201，DQB1*0601，DQB1*0400のようにHLAの血清typingでは異なるのですが，アミノ酸配列を見ると64-69番目がQKDILEであり，健常者ではQKEVLEであることから，このアミノ酸配列が疾患感受性遺伝子であることが示唆されました[2]。このHLA DQ β鎖の64-69番目は抗原認識に重要な部分であり，このアミノ酸配列を持ったHLAが上皮細胞に表出され，これに結合親和性の高い抗原が提示され免疫反応が惹起されることが想定されます。この関係は関節リウマチにおけるshared-epitopeの概念，すなわちDR β鎖67-74番目に共通性があることと似ています。しかしどのような抗原が提示されるのか，まだ決定されておりません。

　他に細胞内シグナル伝達に関与するSTAT4の遺伝子多型が種々の自己免疫疾患発症に関連することが報告されており，自己免疫疾患が家族内に集積しや

すいことがある程度説明できます。

　SjSに関しては臨床的にも問題が沢山存在します。問題が沢山存在するのは他の膠原病でもそうですが，SjSの方が多いと思っています。問題は，①診断，②腺外病変，③悪性腫瘍の発症，にまとめられます。

1. 診断に関して

　SjSの症状は腺症状として，口腔乾燥と眼乾燥があります。口腔乾燥に関しては藤林らが作成した重症度判定表があります[3]。その中で聞いて欲しいこととして味覚の異常があります。**一般的には塩辛くなり，味付けが薄くなってゆきます**。これは家族が気づく現象で，飲食業を生業にしていると大きな問題になります。この症状がある患者さんは，舌乳頭の萎縮があります。唾液が減少するとlactperoxidaseなどの抗菌物質が減少し，**虫歯がひどくなり，30歳代で総入れ歯（特に上顎）**になることもあります。しかし乾燥症状はSjSの他，サルコイドーシス，アミロイドーシス，リンパ腫，放射線治療後，線維筋痛症などにもみられ，さらに加齢による腺の萎縮があります。

　診断のためには普通分類基準（診断基準）が使用されますが，SjSに対する考え方の変遷を見る上でもおもしろいものです。基準は1960年代から作成され，アメリカ・ヨーロッパでは2002年作成の基準が用いられて来ました。アメリカで2012年に最も新しいものが発表されました。日本の基準は1977年に作成され1999年に改訂されました。歴史的には自覚的症状を信用しない傾向になってきていることと，RF・抗核抗体の扱いに変遷があることです。SjSの診断を1人の内科医に任せるのは危険であるという認識があり（確かにその通りです），基準の作成は内科医，眼科医，口腔外科医，病理医の間の検討・合意のもとになされています。アメリカ・リウマチ学会により2012年に提唱された基準を**表1**に示します[4]。非常にsimpleになったことと，RF・ANAの組み合わせが復活していることが特徴です。この基準でもしRF・ANAの

組み合わせが入らないと，抗 SSA 抗体の陽性率は約 70% ですので，30% の患者さんを診断するには，口唇生検と眼科的検査が陽性になる必要があります。しかし眼科的検査は角結膜の障害を染色して判断するもので，おそらくある程度乾燥が進行しないと（涙腺の障害が進行しないと）陽性になりません。そうなると SjS の診断が難しくなるということが生じます。もっと初期の眼科的所見を採るには涙腺生検が適切なのでしょうが，これは実践的とは言えません。ということで，2012 年の基準は simple になったことは歓迎されますが，初期の眼科的診断に関しては若干の問題も残していると考えています（致し方ないと思いますが）。

以前から口唇生検の所見（Greenspan grade 3, focus score 1）のみで診断し

表 1　アメリカ・リウマチ学会により提唱されたシェーグレン症候群の分類基準

シェーグレン症候群の分類は，患者で症状・徴候から本疾患を疑った時に用いられるが，以下の 3 つの所見のうち少なくとも 2 つを満たせばよい。

1. 血清抗 SSA/Ro および / または抗 SSB/La 抗体陽性（あるいはリウマトイド因子陽性および抗核抗体 ANA が 1:320 以上）
2. 口唇唾液腺生検で，局在するリンパ球性唾液腺炎があり，フォーカス・スコアで 1 フォーカス /4mm^2
   注）フォーカス・スコアとは，4mm^2 の生検切片面積中に少なくとも 50 個の炎症細胞を有する単球浸潤像の数のこと。
3. 乾性角膜結膜炎（keratoconjunctivitis sicca）があり，眼染色スコア 3 である（これは患者が毎日緑内障用に点眼薬を使っておらず，過去 5 年間で角膜手術や美容整形的眼瞼手術を受けていないことが前提）。

チェックすべき疾患
・History of head and neck radiation treatment（頭頸部放射線治療の過去）
・Hepatitis C infection（C 型肝炎ウイルス感染）
・Acquired immunodeficiency syndrome（後天性免疫不全症候群）
・Sarcoidosis（サルコイドーシス）
・Amyloidosis（アミロイドーシス）
・Graft versus host disease（移植片対宿主病）
・IgG4-related disease（IgG4 関連疾患）

(Shiboski SC, et al. 文献 4 より引用)

てはいけないかという議論があります。それでよいと考えている専門家もいる一方，それはover-diagnosisになるからまずいと考える専門家もおり，綱引きで基準の作成が揺れ動いた歴史があります（1998日本年基準作成時）。口唇生検のみで診断することの危険性が指摘されてはおり，de WildeらのvolunteerΣ用いた報告では，68人中口唇生検でfocus score 1を呈したのは6/68 (8.8％)でした[5]。しかし陽性率は，60歳未満では3/49 (6.1％) であったのに対し60歳以上では3/19 (15.7％) でした。高齢者になると非特異的に免疫異常が生じることはよく知られており，例えばANAは20歳では5％以下の陽性率に対し70歳では40％が陽性になることや，RF陽性率は50歳未満では5％以下であるが60歳代では27％であったという報告があります。ですから口唇生検所見のみでSjSの診断を行う危険性は高齢者にあると納得できますが，60歳以下ではそれのみの陽性でSjSの診断を行ってもよいのではないかと私は考えています（もちろん，除外すべき疾患の除外は必須です。特に表1に記載のある疾患）。

分類基準（診断基準）が変更になると，昨日までは基準に入らなかった患者さんが今日は入る，その逆も生じます。**しかし患者さん自身は何ら変わったわけではありません。**つまり分類基準に拘泥することは患者さんの本質を見失うことになります。**SjSにおける本質は腺上皮のリンパ球性炎症であり，最も本質をついた検査は口唇生検と言うことになります。**ですから，他の疾患が否定できるなら口唇生検の所見のみで診断してもよいだろうと私は考えています。もう1つ，2012年の分類基準[4]ですが，初めて見たときに思ったこと。なんだ10年前から自分の頭の中にあって非公式には自分として適応させていた基準と全く同じだと。

診断に関連して疫学を若干追記します。世界の疫学調査の結果では，SjSの有病率は大きな幅があるというものの1～2％にあると言えそうです[6]。これは他の膠原病を合併していない1次性SjS（primary Sjögren's syndrome, pSjS) の有病率であり，関節リウマチや SLE を合併している 2 次性（secondary）SjS は除いてあります。日本ですが，きちんとした統計はありませんので想像で推測するしかありません。RA の 20 〜 25% に 2 次性 SjS が合併，2 次性 SjS の半分が RA 合併，1 次性：2 次性 = 2：1 と仮定すると[1]，1 次性 SjS(pSjS) の有病者数は 60 万人と推定でき，有病率 0.43% となります。しかしこれは世界からの報告の有病率より低く，約半分程度かと思われます。日本人と caucasian では遺伝子が異なりますが，診断されていない症例が沢山ある（under-diagnosis）と私は考えています。自分では統計を取っていませんが，あちこちで診断がつかず私の外来で SjS の診断がつけられた症例に事欠かないという事実はやはり under-diagnosis であることを示唆します。

2．腺外病変

　SjS で唾液腺・涙腺などの外分泌腺以外の臓器病変を伴うのは 1/3 ですが，これが問題です。これは pSjS に関してであり，2 次性 SjS に関して話はややこしくなります。つまり，他の膠原病の臓器病変と SjS の腺外病変が重複する可能性があるからです。ある程度慣れればどの臓器病変がどちらの疾患によるものかおおよそ推定は可能です。例えば SLE＋SjS の患者さんがいるとします。間質性肺炎があれば SjS による病変の可能性が高いでしょう。腎炎があるとき，間質性腎炎であれば SjS，糸球体腎炎であれば SLE の可能性が高いのですが，SjS も完全には否定できません。問題は後述しますが中枢神経の症状が出ているときです。

　腺外病変としては多種多彩です。筋骨格系，呼吸器，腎臓，消化管，肝臓，膵臓，血管系，甲状腺，神経系の有症状率に関しては検査方法に大きく依存するのですが，各々，54 〜 84%，65 〜 92%，30%，75%，25%，50 〜 75%，15%，35 〜 45%，20% 程度と報告されています[6]。図 1 に示すように，まず無症候性が発症し，腺性（病期 I），腺外性（病期 II），腺外性（病期 III）と進行します。

病期Ⅲは悪性リンパ腫の発症する時期です[1]｡

典型的には図1のように進行するのですが，問題なのは，病期Ⅰの自覚症状があまりなく，そのために病院の受診がなく，SjSの診断名がつかないまま病期Ⅱに至る例が沢山いることです。例えば細気管支炎のための慢性咳嗽です。SjSの50%は咳嗽があります[6]｡しかし日本呼吸器学会作成の咳嗽ガイドラインにはSjSは全く名前が出てきません。仮に日本のSjS有病率を0.43%とすると，その半分0.22%つまり一般人口の1,000人中22人はSjSが原因で慢性

表2　1次性シェーグレン症候群の神経学的症状

1. 末梢神経障害	2. 中枢神経障害
・軸索ポリニューロパチー 　(i) 対称性純粋感覚性末梢ニューロパチー 　(ii) 対称性感覚運動性末梢ニューロパチー ・感覚性神経根性ニューロパチー ・運動性ニューロパチー ・小径線維ニューロパチー ・多発性単神経炎 ・三叉神経，その他の脳神経ニューロパチー ・自律神経系ニューロパチー ・脱髄性多発神経根障害	・局在性 　(i) けいれん 　(ii) 運動障害 　(iii) 小脳症候群 　(iv) 視神経ニューロパチー 　(v) 偽腫瘍病変 (pseudotumor lesions) 　(vi) 運動感覚喪失 ・多発性疾患 　(i) 認知機能障害 　(ii) 脳症 　(iii) 認知症 　(iv) 精神医学的異常 　(v) 無菌性髄膜脳炎 ・脊髄機能傷害 　(i) 慢性進行性脊髄症 　(ii) 下部運動ニューロン疾患 　(iii) 神経原性膀胱 　(iv) 急性横断性脊髄炎 ・進行性多発性硬化症様症候群 ・中枢神経系血管炎

(Tobon GJ, et al. 文献7から引用)

図中ラベル:
- 腺外性シェーグレン症候群（病期Ⅲ）
- 腺外性シェーグレン症候群（病期Ⅱ）
- 腺性シェーグレン症候群（病期Ⅰ）
- 無症候性シェーグレン症候群

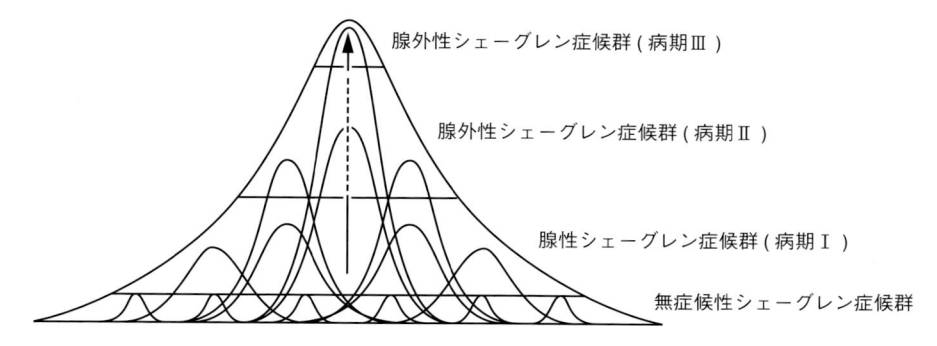

図1 原発性シェーグレン症候群の病期
病変の広がりと経過から，原発性シェーグレン症候群を病期Ⅰ，Ⅱ，Ⅲに分類した。病期Ⅰは乾燥症状のみを呈する群，病期Ⅱは全身性の何らかの臓器病変を呈するに至る群，病期Ⅲはリンパ系の悪性腫瘍を発症する群である。基本的には病期ⅠからⅡを経てⅢに至ると考えたが，病期ⅠからⅢへの移行もある（矢印）。　　　　　　　　　（菅井進　文献1より転載して改変）

咳嗽があるということになります。しかし慢性咳嗽が初発症状である（自覚的に）SjS で正確に診断のつけられた患者さんはどれだけいるか疑問です。間質性肺炎に関しても同様で，初発症状の症状が咳・息切れで，間質性肺炎と診断がつけられた場合，特発性ではなく SjS が基礎疾患にあることを正確に診断されているのは何割か，疑問です。中年女性の間質性肺炎を見たら必ず膠原病の screening が必要です。

　腎炎とくに間質性腎炎が SjS には頻発します。しかも診断がつけられずに CKD（chronic kidney disease）stage4 まで進むことも稀ではありません。尿タンパクは少量，沈渣はおとなしい，Cl が高くその分だけ HCO_3^- が低く尿細管性アシドーシスになっている状態で来院することがあります。初期に診断がつけば間質性腎炎ですので比較的ステロイドに反応性は良好なのです。また，自己免疫性肝炎や胆汁性肝硬変が進行してから来院，または消化器内科から相談を受けることもあります。このように乾燥症状が全面に出る前に腺外病変が進行しリウマチ科以外の部門を受診することもままあります。**SjS を見逃さないこつは簡単，中年女性の臓器病変（あらゆる）を見たら SjS がないか**

screening することです．耳下腺を触診し口腔内を観察することが重要です．

　臓器病変で最も困るのが神経病変です（いろいろな意味で困る）．神経病変を末梢神経と中枢神経に分けて表2に示しました．神経症状の多くは pSjS の乾燥症状が出現する前に出てきますし，神経症状のない pSjS に比べて高齢です．末梢神経障害は20%程度にあるとされ，これは中枢神経症状の10%程度に比べると高頻度です[7,8]．その中で遠位部軸索性の感覚性または感覚運動性ニューロパチーが50%以上を占めるとされています．下肢の障害が多く，大径線維障害の時は感覚失調性になり，Mori らの報告では最も頻度の高いものです[9]．**小径線維障害では有痛性感覚障害になり**[7]，**患者さんは共通して重度の順に，剣山の上を歩く，アザミの上，石の上，芝生の上と言います**．Mori らによれば2番目に多いタイプですが[9]，最も多いとの報告もあります．治療が問題で，ステロイドは1/3程度にしか有効でなく，IVIG も 40〜50% の有効率と言われています[9]．そのため対症的にプレガバリン，テグレトール，トラマドールなどを使用せざるを得ません．下肢の症状が中心になりますので，腰椎が原因の神経障害と似ており，手術されることがあると思われます．手術されても改善しない下肢の神経障害の一部は SjS による神経障害である可能性があると思います．神経伝導検査を行っても腰椎由来の神経障害との鑑別は容易ではありません．

　中枢神経障害はより heterogenous であり，有病率も 0〜60% と幅が大きいです（まあ平均 10% 程度でしょうか）[7,8]．巣症状をとるもの，多巣性・びまん性の症状，脊髄の症状を呈する者多彩です．中枢神経症状を呈するものの多くは末梢神経障害も有するとの意見もあります．びまん性のものとして認知障害があり，注意散漫，記憶力の低下，知能の低下，巧緻作業の低下が見られます．障害部位は前頭葉が主であり，SPECT で検出率が高く，MRI での検出率は低く，これは中枢神経 SLE（NPSLE）と類似しています．NPSLE との異同に関しては十分には分かっていません．神経障害の発症機序は，末梢も中枢も

単核球の神経組織に対する浸潤と，血管障害によるものが想定されています[7]。

3. 悪性腫瘍

　SjS には悪性腫瘍の発生率が高いことは知られているのですが，明らかに多いのは悪性リンパ腫，non-Hodgkin lymphoma（NHL）です。RR は 15 〜 40 倍あり，最終的には発症が 5％ に及びます[6]。しかし日本での発症率は少なく 1％ 程度です[1]。B-cell origin，MALT を巻き込むことが多く，腺外がしばしばあり，唾液腺が 50％，他に胃・腸管，肺，皮膚，胸腺，甲状腺に発症します。私自身で経験したリンパ腫の部位は，耳下腺，甲状腺，胃です。large B-cell

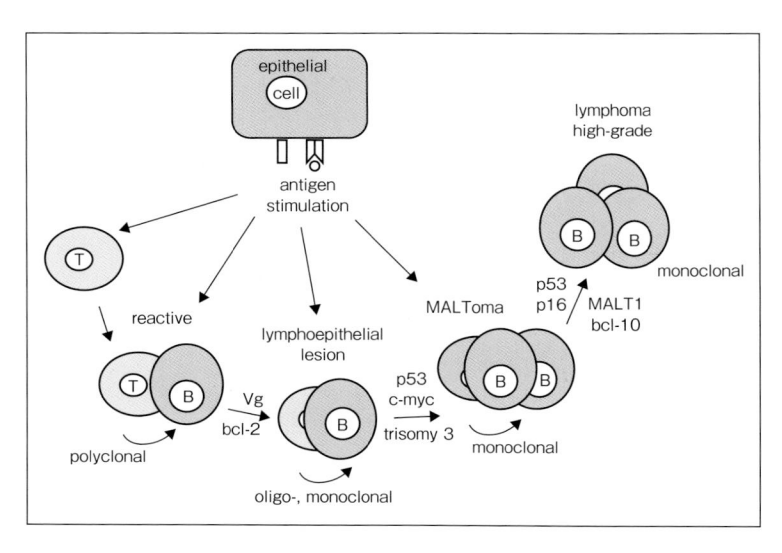

図2　SS の病変進展とリンパ腫の発症

活性化状態の上皮細胞が抗原提示を行い，T リンパ球を刺激する。T リンパ球による B リンパ球の刺激により B リンパ球の多クローン性の病変が起こる。ここで B リンパ球の bcl-2 遺伝子発現の亢進や Vg 遺伝子使用などの要因があると B リンパ球はアポトーシスを免れ増殖しリンパ上皮病変を形成する。p53 遺伝子の突然変異，c-myc 遺伝子の再構成，trisomy3 などの遺伝子異常が加わることにより生存優位性を獲得し，抗原依存性 T リンパ球に依存する B リンパ球の単クローン性病変，MALT リンパ腫となる。さらに，p53，p16，MALT1 や bcl-10 遺伝子などの変異により，T リンパ球の助けを必要としない自律性増殖となり高悪性度リンパ腫となる。　　（菅井進．文献1より引用）

lymphoma に進展しえます。Mタンパク出現，新しい白血球減少・貧血，以前存在した特異抗体の消失は危険なサイン。補体低値，クリオグロブリン，リンパ球減少は6〜10倍のriskがあります[6, 10]。

SjSと悪性リンパ腫発症の関係は，炎症と腫瘍発生の関係のモデルであり，非常に興味深いものです（図2）。上皮から何らかの抗原刺激を受けたT細胞はB細胞を刺激し，polyclonalにB細胞の活性化を生じます。次に自己反応性B細胞の選択が生じ，bcl-2の発現増強が生じるとoligoclonal, monoclonalになり，MALTリンパ腫が生じます。MALTリンパ腫は唾液腺，涙腺，肺，胃に発症することが多く，悪性化しても抗原依存性がありその場所にとどまることが多いのですが，癌遺伝子の活性化，癌抑制遺伝子の変化が加わると，自律性が獲得され悪性度の高いリンパ腫に変化します[1]。

このようにSjSは疾患の臨床病態の深さには驚くべきものがあります。われわれ臨床医において重要なことは，中年女性の種々の症状，特にいくつかの臓器にわたる症状が1つの病態で説明しにくいときSjSを候補の1つにあげられるか，であります。たとえ自覚的に乾燥症状がなくてもSjSは考えるべき疾患であることを肝に銘じるべきです。私がいつも若い医師に言っていること。私がリウマチ膠原病の専門家として認める必要条件は（十分条件とは言わない），SjSと脊椎関節症SpA（spondyloarthropathy）をきちんと診断できること。他のリウマチ膠原病専門医を通過して私の外来に到達するこの2つの疾患患者の多いことがそう言わせしめます。

参考文献

1) 菅井進. 病型と診断基準. 日本シェーグレン症候群研究会編. シェーグレン症候群の診断と治療マニュアル. 診断と治療社, 2009 ; 2-17.
2) 斎藤一郎. 遺伝的背景・微生物感染. 日本シェーグレン症候群研究会編. シェーグレン症候群の診断と治療マニュアル. 診断と治療社, 2009 ; 20.

3) 藤林孝司. 口腔乾燥症状. 日本シェーグレン症候群研究会編. シェーグレン症候群の診断と治療マニュアル. 診断と治療社, 2009 ; 94.
4) Shiboski SC, Shiboski CH, Criswell LA et al. American College of Rheumatology classification criteria for Sjögren's syndrome: a data-driven, expert consensus approach in the Sjögren's international collaborative clinical alliance cohort. Arthritis Care Res 2012 ; 64 : 457.
5) De Wilde PCM, Baak JPA, van Houwelingen JC et al. Morphometric study of histological changes in sublabial salivary glands due to aging process. J Clin Pathol 1986 ; 39 : 406.
6) Carsons S. Sjögren's syndrome. Firestein GS, Bud RC, Harris Jr ED, et al, eds. Textbook of Rheumatology, 8th ed. Saunders, 2009 ; 1149.
7) Tobon GJ, Pers J-O, Devauchelle-Pensec V et al. Neurological disorders in primary Sjögren's syndrome. Autoimmune Dis 2012 ; 2012 : 11.
8) Soliotis FC, Mavragani CP, Moutsopoulos HM. Central nervous system involvement in Sjögren's syndrome. Ann Rheum Dis 2004 ; 63 : 616.
9) Mori K, Iijima M, Koike H et al. The wide spectrum of clinical manifestations in Sjögren's syndrome-associated neuropathy. Brain 2005 ; 128 : 2518.
10) Theander E, Manthorpe R, Jacobsson LTH. Mortality and causes of death in primary Sjögren's syndrome. A prospective cohort study Arthritis Rheum 2004 ; 50 : 1262.

SPONDYLOARTHROPATHY

脊椎関節症(炎)

（本島新司）

　脊椎関節症（炎）は血清反応陰性脊椎関節症（炎）とも呼ばれます。英語ではspondyloarthropathy（spondyloarthritis，以下SpAと略します）またはseronegative spondyloarthropathy（---tis，SNSA）となります。おそらく日本で最も確定診断率が低い（under-diagnosis）疾患の1つでしょう。言い換えれば最も誤診されている疾患の1つです。最も多い誤診名は関節リウマチですが，そのほかに重要な疾患として，特に炎症反応があまりはっきりしなくて痛みの訴えが強いとき，往々にして心身症とか気違い疑いになり，精神科または心療内科に紹介されます。2010年にアメリカ・ヨーロッパのリウマチ学会が共同して関節リウマチ（RA）の新しい分類基準を作成しましたが，厳しいことに疾患の鑑別は医師の責任にされています。RAと鑑別をすべき疾患を難度別に分類して日本リウマチ学会が示していますが（☞日本リウマチ学会ホームページ），高難度の中に乾癬性関節炎（関節症性乾癬，psoriatic arthritis，SpAではなくPsAと略します，SpAの中にPsAがあります）があり，中難度にSpAが入っています。つまり関節リウマチの鑑別疾患としてSpAは重要ということになります。

　Spondyloはギリシャ語で脊椎を意味します。末梢関節炎ももちろんあるのですが，SpAの重要な点は脊椎（仙腸関節も含む）に病変があるからです。以前SpAとRAの異同が問題になっていた時期があるのですが，RAの疾患感受性遺伝子としてHLA-DR4が上がり，SpAのそれとしてHLA-B27が見つかり，異なる疾患としての認識が一般的になりました。

話を戻しますが，福田らによる SpA の日本における有病率調査では 0.0095% であり[1]，この値は諸外国の有病率である 1.9～8% とかけ離れています．確かに日本人における HLA-B27 保有率は 0.4% と低く，欧米の白人や中国では数％が陽性であり，ラップ人，エスキモー，アメリカインディアンのいくつかの種族では一般人口の 25～50% が HLA-B27 陽性であることと大きな違いがあります[2]．しかし日本における SpA の有病率が低い理由は HLA-B27 陽性率の違いだけではなく，やはり under-diagnosis が原因だろうと考えられています．その理由は，下に示しますように SpA にはいくつかの疾患が含まれますが[3]，日本における有病率の分布がとても変で，未分化型のしめる割合がほとんどありません[1]．図1に示すように，SpA には未分化型 SpA (undifferentiated SpA, uSpA) の他，誰でも知っている強直性脊椎炎 (ankylosing spondylitis, AS)，乾癬性関節炎 PsA，反応性関節炎 (reactive arthritis, ReA，以前の Reiter 症候群)，腸炎性関節炎，ぶどう膜炎合併関節炎，一時テレビでも話題になった掌蹠膿疱症性骨関節炎 (pustulotic arthro-osteitis：PAO) などがあります．そして prototype である uSpA から 5～20 年

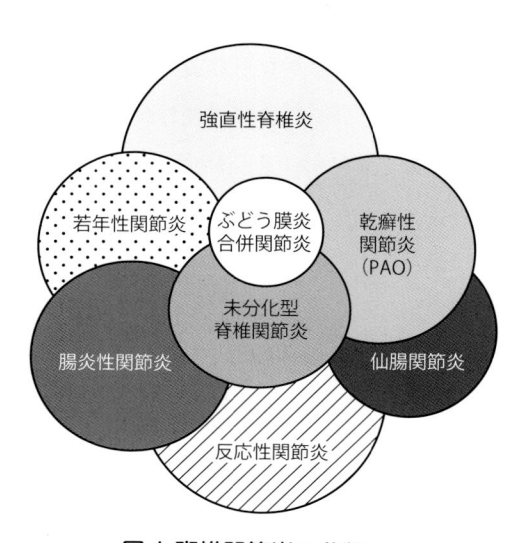

図1 脊椎関節炎の分類
（浦野房三，文献3から引用）

を経て他の関節炎に移行することが多くあります[3]。ですから uSpA の有病率が小さいということは，この状態で診断されていない症例が沢山埋もれているということが示唆されるわけです。uSpA が**診断されない理由**の 1 つは教育にあり，**SpA といえば典型的 bamboo spine** の写真が思い出されます。しかし**こんな例はほとんどいません。bamboo spine になる前に診断治療を行わないとなりません。**

それでは日本の SpA の本当の有病率はどれくらいか，藤田による調査では 0.2% であり，**その地区の RA 有病率とほぼ同等でありました**[4]。自分の専門外来での印象では，RA の 1/5 程度 SpA は存在しますが，この比率が正しく日本全体を示しているかは不明です。しかし上にあげた 0.0095%[1] よりは遙かに高いと思えます。しかも SpA 患者さんの多くは（全てではもちろんありませんが），典型的関節炎・関節痛を主訴としての来院ではなく，不定愁訴，あちこち痛い，胸部から頚部が痛い，などの主訴が多いのが特徴です。典型的 PsA（SpA ではない）や PAO であると診断されやすいのですが，uSpA は診断されません。他の科から訳がわからないから 1 回診てくれ，というものや，Dr shopping の果てに自分の外来にたどり着いた症例が沢山います。中にはリウマチ膠原病の専門外来を受診し，変形性関節症，変形性脊椎症，線維筋痛症（fibromyalgia syndrome：FMS）と診断された症例も沢山あります。**誤診の理由の 1 つは，SpA の軽症ではいわゆる炎症反応（CRP，ESR，MMP-3）の上昇が見られないことがある**，ということです。「炎」だから何らかの炎症反応が**上昇しているはずと思い込むと誤診の原因になります**。ただし，だから炎症反応を採る必要がないわけではなく，薬物の選択や長期管理には必要なものです。このように不定愁訴，あちこち痛い患者さんが来たら必ず SpA を鑑別にあげる必要があります。FMS も同じ主訴で来院しますし，中には合併症例があります。つまり両者の診断基準（分類基準）を満たしてしまう例があるということです。SpA 側から見ると 50% が FMS の分類基準を満たすという報告もあり

ますし[5]．逆にFMSの側から見ると1/3に何らかの膠原病を合併しており，その10%がSpAであるとの記載もあります[6]．両者の鑑別に重要なことは，SpAは仮に炎症反応が血液中で陰性でもやはり炎症性疾患であり，特に仙腸関節の炎症と多発性腱付着部炎(enthesitis, enthesopathy)，なかでもアキレス腱炎が特徴的でありその部位には炎症の痕跡があるということです[2]．

回り道をしましたが，SpAの本態に戻ります．SpAの本態は，①靱帯・腱付着部炎(enthesitis)，②体軸関節炎(axial joint arthritis)にあります．組織学的には靱帯・腱付着部の炎症と骨炎であり[2,3]，これは滑膜炎が本態であるRAと異なる病像です．RAでは滑膜の炎症と増生が生じ骨を侵食するのですが，SpAでは軟骨下に強い炎症が生じ関節面のびらん，線維化，最後に骨化が生じます．ですからbamboo spineはRAで言えばSteinbrocker stage Ⅳを見ていることになります．

表1　Spondyloarthropathyの分類基準 (Amorら，1990)

	点数
A：以下の臨床症状または既往症	
1．腰部または背部の夜間痛または腰椎痛あるいは背部の朝のこわばり	1
2．非対称性の少数関節炎	2
3．殿部痛 　　　左右交互の殿部痛あれば	1または 2
4．ソーセージ様の趾のまたは指	2
5．踵部痛または他の明確な付着部痛	2
6．虹彩炎	2
7．非淋菌性尿道炎または子宮頸管炎（関節炎発生前1か月以内）	1
8．急性下痢（関節炎発生前1か月以内）	1
9．乾癬および/または亀頭炎および/または炎症性腸疾患（潰瘍性大腸炎またはCrohn病）	2
B：X線所見	
10．仙腸関節炎（両側性grade≧2，片側性grade≧3）	3
C：遺伝的背景	
11．HLA-B27陽性および/または強直性脊椎炎，ライター症候群，ブドウ膜炎，乾癬または炎症性腸疾患の家族歴	2
D：治療に対する反応	
12．NSAID摂取後48時間以内に明らかな改善（48時間以内）および/またはその中止後痛みの急速な再発	2

6点以上ならばspondyloarthropathyと診断．　　　　　　　（七川歓次，文献7から引用）

診断ですが，まずは SpA に分類されるかを考え，次に SpA の中の個々の関節炎に分類可能かを考えるべきです。SpA の分類基準としてよく使用されるものとして，1990 年の Amor 分類基準と 1991 年ヨーロッパ SpA 研究グループの分類基準がありますが，ここに Amor の基準を示します（表 1）。大御所七川先生の日本語訳を示しますが[7]，重要なことは X 線所見の部位は仙腸関節のみの言及であることと，痛みの部位で言及されているのは腰部，背部，殿部であることです。すなわち比較的若年（45 歳以下）の慢性的腰部痛，殿部痛，特に朝起床時の痛みを見たら SpA を考慮する必要があります。先日診断した患者さんは 45 歳頃に慢性腰痛が始まり，その後胸痛・頚部痛などが生じたのですが検査の結果何もないといわれてきました，私の外来を受診したとき 67 歳です。20 年以上診断がつかなかった例です。日本人は HLA-B27 の保有率が低く，それが軽症・緩徐な進行と関係があるのかもしれなく，それが診断のつきにくさと関係があるのかもしれません。

次に AS の分類基準として使用されている改訂ニューヨーク基準を示します（表 2）[8]。見ればわかりますが，Amor の基準のなかで AS に特徴的な部分を取り出した感じです。他に PsA（乾癬性関節炎）の Casper 分類基準，Sieper

表 2　改訂ニューヨーク基準

1. 臨床基準
    a. 運動により改善し，安静によって改善しない，3 か月以上持続する腰痛
    b. 前屈方向・側屈方向の両方における腰椎可動域制限
    c. 年齢，性別によって補正した正常値と比較した胸郭拡張制限
2. X 線基準
  両側の grade 2 以上の仙腸関節炎，あるいは片側の grade 3〜4 の仙腸関節炎
    1. 確実例：X 線基準と，1 項目以上の臨床基準を満たす場合
    2. 疑い例：a) X 線基準を満たさないが，臨床基準 3 項目を満たす場合
           b) X 線基準を満たすが，臨床基準が 1 つもみられない場合

X 線基準の grade
  grade 0：正常
  grade 1：疑わしい変化
  grade 2：軽度の仙腸関節炎（関節裂隙の変化を伴わない限局的な骨侵食や硬化）
  grade 3：中等度の仙腸関節炎（骨侵食，硬化，裂隙の拡大や狭小化，部分的な強直を伴う）
  grade 4：完全な強直

（多田久里守，文献 8 から引用）

による反応性関節炎の分類基準などがあります[3]。

ここに来て新しい波がSpAの分野にも押し寄せています。理由として，他の疾患の分類基準が早期診断を目標に改訂されていること，生物学的製剤が種々の疾患に導入されるようになり，早期の診断が必要とされるようになったことがあります。2009年と2011年に発表されたASAS（assessment in

---

45歳以下に発症した3か月以上持続する腰痛があり

| 仙腸関節の画像所見 (a)
と
1つ以上の脊椎関節炎の特徴 (b) | または | HLA-B27 陽性
と
2つ以上の他の脊椎関節炎の特徴 (b) |

画像所見 (a)
・MRIで脊椎関節炎による仙腸関節炎の活動性(急性)炎症所見を強く疑われるもの
・改訂ニューヨーク基準での仙腸関節のX線所見

脊椎関節炎の特徴 (b)
・炎症性背部痛
・関節炎
・付着部炎（踵）
・ぶどう膜炎
・指炎
・乾癬
・クローン病/腸炎
・NSAIDへの良好な反応
・脊椎関節炎の家族歴
・HLA-B27
・CRP上昇

図2　脊椎病変を持つ脊椎関節炎のASAS基準
（多田久里守，文献8から引用）

著者注）MRI活動性所見：STIRまたは脂肪抑制T2WIで骨髄浮腫または骨炎
骨浸食や骨硬化は含まない（これは慢性変化なので）。

関節炎，指炎，付着部炎があり

| 1つ以上の脊椎関節炎の特徴
・ぶどう膜炎
・乾癬
・クローン病/腸炎
・先行感染
・HLA-B27 陽性
・仙腸関節の画像所見 | または | 2つ以上の他の脊椎関節炎の特徴
・関節炎
・付着部炎
・指炎
・(過去の)炎症性背部痛
・家族歴 |

図3　末梢病変を持つ脊椎関節炎のASAS基準
（多田久里守，文献8から引用）

ankylosing spondylitis working group)の分類基準を紹介します(図2, 3)[8]。大きな変更点は，脊椎病変を持つ場合と末梢関節病変を持つ場合で異なる基準を用いることと，画像所見としてMRIが取り入れられたことがあります。仙腸関節の骨炎をMRIで検出し，硬化像が出現する前に診断しようというものです。

画像をいくつか紹介します(図4, 5, 6, 7)。全て私が診察した患者さんです。治療の基本について簡単に述べます。詳細は成書を参考にして下さい[2,3]。SpAの基本治療はNSAIDです。これもRAと大きく異なるところで，RAではNSAIDはどうでもよい薬物で，ガイドラインにも言及がありません。しか

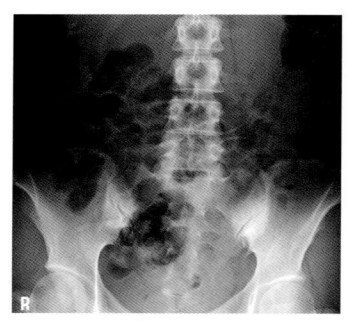

図4　乾癬性関節炎
(37歳，女性。発症約10年)
仙腸関節の硬化が明らかにある。grade2

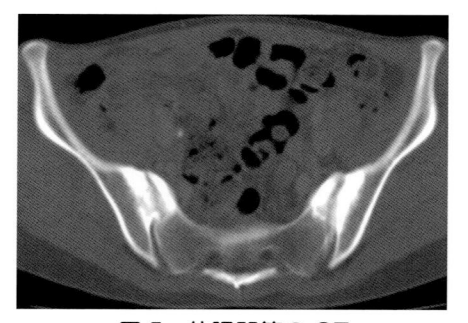

図5　仙腸関節のCT
(図4と同じ患者さん)
仙骨・腸骨両方に関節面の乱れと硬化像。

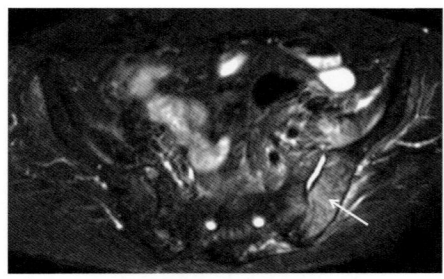

図6　未分化型脊椎関節炎(69歳，女性)
MRI　T2WI，左腸骨がhigh densityであり，骨炎の所見(→)。仙骨にも軽度の骨炎あり。

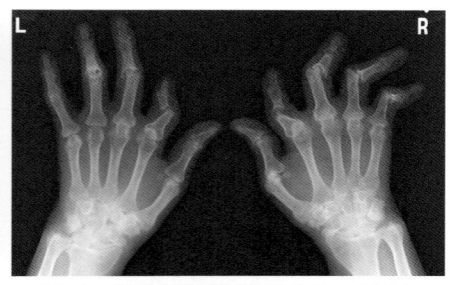

図7　乾癬性関節炎(57歳，男性)
全体的に骨破壊が著明だが，特にPIP，DIPに著明。RAと異なり滑膜付着部(bare area)からの侵食ではなく，関節面の中心から破壊が生じている。

しSpAにおいてNSAIDは重要な薬物で、有意に骨硬化が抑制されるという報告もあります[9]。次に来るのがステロイドで、できるだけ局所投与を行い、仕方なく全身投与を行うときはプレドニゾロンとして0.5mg/kg程度で開始、1か月程度で切ることを目指すという具合で、RAより開始時用量は多く、減量は早めです。抗リウマチ薬も使用しますが、末梢関節と乾癬の皮疹には有効ですが、体軸関節に対して有効性は証明されておりません。しかし試用してみることはしばしばあります。RAと同じように生物学的製剤（抗TNF製剤）がこの分野にも入ってきており有効性は示されておりますが、SpAに含まれる疾患もヘテロであり、さらに抗TNF製剤を使用したときの長期的な予後に関しては十分にわかっていません[2]。

参考文献

1) 福田眞輔, 三浪三千男, 斉藤輝信, 他. 血清反応陰性脊椎関節炎患者の日本AS研究会第2回アンケート調査報告. 日関外誌 2000；18：167.
2) Van der Linden SM, van der Heijde, Maksymowych WP. Ankylosing spondylitis. Firestein GS, Bud RC, Harris Jr ED, et al, eds. Textbook of Rheumatology, 8th ed. Saunders, 2009；1169.
3) 浦野房三. 症例から学ぶ脊椎関節炎. 新興医学出版社, 2008；25.
4) 藤田豊久, 井上康二, 小宮靖弘, 他. わが国における脊椎関節炎の有病率. 日本脊椎関節炎学会誌 2010；2：47.
5) Aloush V, Ablin JN, Reitbat T et al. Fibromyalgia in women with ankylosing spondylitis. Rheumatol Int 2007；27：865.
6) 松本美富士. 線維筋痛症. 日本リウマチ学会生涯教育委員会編. リウマチ病学テキスト. 診断と治療社, 2010；410
7) 七川歓次. 脊椎関節炎の疾患概念と歴史. リウマチ科 2012；47：111.
8) 多田久里守. 脊椎関節炎の新分類基準（ASAS criteria）. リウマチ科 2012；47：119.
9) Wanders A, van der Heijde D, Landewe R et al. Nonsteroidal antiinflammatory drugs reduce radiographic progression in patients with ankylosing spondylitis. Arthritis Rheum 2005；52：1756.

皮膚筋炎

DERMATOMYOSITIS

(本島新司・中下珠緒)

　皮膚筋炎 (dermatomyositis：DM) と多発性筋炎 (polymyositis：PM) は双子のような扱いを受けています。教科書的定義によれば，PMは四肢近位筋，頚部筋の対称性筋力低下をきたし，骨格筋（横紋筋）の炎症，変性，再生を基本病変とする原因不明の慢性炎症性疾患，ということになります。DMはこれに加え，Gottron兆候，heliotrope疹，関節伸側の角化性紅斑，V neck sign，Shawl sign，爪郭紅斑，爪床のささむけ様紅斑，爪床出血などの特徴的皮疹を伴うものとされています[1,2]。皮疹の出現部位は，外部からの刺激を受けやすい部位で，すなわちDMの皮膚は易刺激性の亢進が特徴です。典型的皮膚所見の写真は教科書を参考にしてください。

　PM/DMの年間発症率は，世界的にあまり大きな差がなく，100万人あたり5〜10人，有病率は10万人あたり2〜10人です[1]。平成21年度の特定疾患としての認可患者数はおそらく20,000人強になります。これには一つの問題があり，それは特定疾患として認定されるためには一定の基準を満たす必要があり，臨床家が間違いなくDMと考えても認定されない例が沢山あるということです。その代表が下に示す筋症状がないが，または非常に軽いDMです。ですから実際のPM/DM患者数は登録されている数の2倍程度いるのではないかと考えています。

　DMの病因としては遺伝要因と環境要因が考えられております。環境要因としては主にウイルス感染が考えられており，特にpicornavirus (echo, coxsackie) 感染との関連が示唆されているのですが，確定されておりません[1,2]。

PMとDMが本質的に同一疾患かどうかはいまだ不明ですが,筋組織はやや異なるとされています。PMでは筋組織に浸潤している主たる細胞はCD8$^+$T細胞,すなわち細胞傷害性T細胞(CTL)であり,CTLから放出されるperforinやgranzymeが筋細胞を攻撃し筋傷害を生じるとされています。一方,DMで浸潤する細胞はB細胞>CD4$^+$T細胞>CD8$^+$T細胞です。筋肉周囲の血管には補体成分の沈着が認められ,内皮細胞傷害から血管の血流障害・喪失が生じ,最終的に虚血が中心の筋傷害が生じるとされています[1,2]。DMにおいて認められる爪床の出血はその部位における血管傷害を意味し,筋肉において生じていることが爪床でも生じていることを意味します。

DMにおいて問題になっていることがいくつかあります。もちろんこれは私の個人的関心という面もありますが,しばしば本にも書かれていることです。それらは,①DMに合併する間質性肺疾患(interstitial lung disease:ILD)の問題,②筋症状がない,または非常に軽いDM(clinically amyopathic dermatomyositis:CADM)[3,4],③悪性腫瘍合併DMです。そしてしばしば①②③はお互いに関連しています。

1. DMに合併するILD

DMの生命予後に関連する因子としては,高齢,悪性腫瘍の合併,ILDの合併,心筋病変の合併があります[1]。PM/DMにおけるILDの外科生検組織所見は強皮症と同じくほとんどがNSIP(nonspecific interstitial pneumonia)ですが,その予後は大きく異なり,PM/DMが圧倒的に不良です。膠原病肺とひとまとめにして言及することがありますが,その組織所見の多くがNSIPであるにも関わらず,臨床経過,治療薬の選択,予後が大きく異なります。DMのILDは予後が悪い群に入ります。その理由はまだ不明です。PM/DMにおいてのILD合併率はおおよそ50〜60%です。

日本における大規模な集計では,ILD合併群はILD非合併群より遙かに生

命予後が不良です（図1）[5]。次にDMとPMの差です。ILDのあるDM16名とPM12名を比較すると，DMではF/U期間に5名（42%）が死亡し，生命予後に有意差がありました（図2）。死亡者の中3名の組織所見はDAD（diffuse alveolar damage）でした。この研究におけるDMとPMの背景の差はCKの値であり，PMでは平均3,823IU/Lに対しDMでは399IU/Lでした[6]。この差が大きな意味を持つことは後述されます。ILDには一般的に急性型（1か月程度で進行）と慢性型がありますが，PM/DMでも同じです。PM/DMをILD非合併群，慢性型ILD群，急性型ILD群に分けるとILD非合併群と慢性型は生命

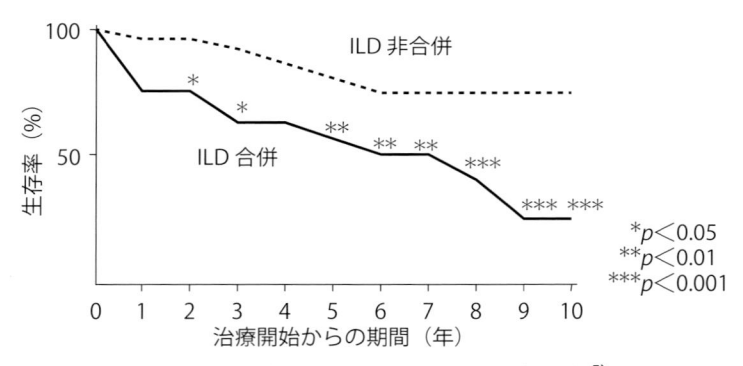

図1 ILDを合併したPM/DMの生命予後 [5]

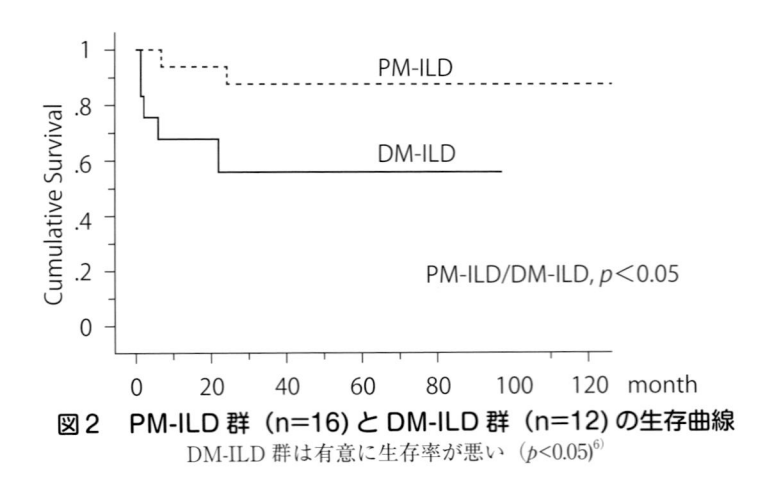

$*p<0.05$
$**p<0.01$
$***p<0.001$

図2 PM-ILD群（n=16）とDM-ILD群（n=12）の生存曲線
DM-ILD群は有意に生存率が悪い（$p<0.05$）[6]

予後に有意差はありませんが，急性型と慢性型では有意差があるとの報告があります[7]。ここまでで言えそうなことは，DM に急性型の ILD を合併した群の生命予後が悪いということです。

それでは急性型の ILD を合併する DM とはどのようなものか，ということになります。Nawata らは111名の PM/DM を検討しましたが，ILD は51% にあり，急性型 ILD は36名（32.4%）に認められました。結果を表1に示します。図には示しませんが，全症例で見ると PM より DM の予後は不良です。重要なことは CK が低いときに生じた急性 ILD の予後は極めて悪いということです[8]。

表1　PM/DM に合併する ILD の副腎皮質ステロイドに対する反応性[8]

ILD type	ILD 発症時の CPK 値	筋炎発症時の ILD	DM n=24 良	DM n=24 不良	PM n=12 良	PM n=12 不良	Total 良	Total 不良
Type I	high	+	7	2	10	0	17	2(10.5%)
Type II	nornal		3	12	0	2	3	14(82.4%)*
Type IIa	normal	+	3	7	0	0	3	7(70%)*
Type IIb	normal	−	0	5	0	2	0	7(100%)*
Total			10	14	10	2	20	16

反応性不良の定義：PSL を60mg/日4週間以上投与しても悪化したとき。
*Type I と比べ有意差あり。

著者追記：　TypeI　　PM/DM 発症 CPK が高く ILD も合併
　　　　　　TypeII　　PM/DM 発症時の CPK が正常値
　　　　　　Type IIa　PM/DM 発症時に CPK が正常値であり ILD 合併，この群は DM のみ
　　　　　　Type IIb　PM/DM 発症時には CPK 高値，このときには ILD なし．治療後 CPK が正常値にあるときに ILD を発症
1年後の生存率：Type I 89.5%，Type IIa 60%，Type IIb 0%

2．CADM (clinically amyopathic dermatomyositis)[3,4]

　Heliotrope疹やGottron兆候など通常のDMと同じ皮疹を示すにも関わらず筋炎症状がほとんどないDMをCADMといいます。歴史的に概念の変遷があるのですが，現在以下の3つのカテゴリーに分類されています。
　①古典的CADM：この群は皮膚症状のみで他の病変がなく，予後良好。
　②皮膚症状ともに関節炎，発熱，ILDを合併する群：予後不良。
　③紅皮症を伴う群：悪性腫瘍を合併する例あり。
　CADMはDM全体の10〜20％という報告が多いのですが，日本ではもっと多い印象があります。上述したNawataらの論文ではCADMという言葉は使用されていないのですが，事実上はCADMであり，この群で急性ILDを合併した群の生命予後が不良であることを示しています[8]。YeらはPM/DMをILDの有無により分類し，ILD合併群に関して生命予後を検討しました。それによればCADM群では6か月生存率が40.8％であり，古典的DMでは5年生存率が54％，PMでは5年生存率が72.4％でした[9]。
　以上からわかることは，**DMはPMより予後が不良で，予後はILDが規定し，CADMに合併する急性ILD群の予後が圧倒的に悪いため，DMの予後を下方に引っ張っているということです**。おもしろいことにILDを合併したCADMのKaplan-Meier curveを見ると，どの報告も死亡者は最初の1年に集中しており，その後はほとんどplateauです。つまり予後が大変悪い急性ILD合併のCADMでも，最初の1年を何とか乗り切ればあとはあまり死亡しないということを示唆しています。

3．CADMに関連する抗体

　PM/DMにおいては種々の自己抗体が認められ，それらは①筋炎特異自己抗体，②筋炎関連自己抗体，③筋炎非特異自己抗体に分類されます。それらの

自己抗体と対応抗原を表2に示しました[1]。その中で最近発見されPM/DMのsubtypeとの関連性もあり注目されているものとして，抗CADM-140抗体と抗p155(/p140)抗体があり，前者がCADMと関連性があると言われています。SatoらはCADM15名を含む種々の膠原病および特発性ILD（IPF）から血清を採取し，^{35}S-methionineでlabelしたK562細胞のextractsとincubateしたあとにSDS-PAGEで展開し，autoradiographyを行いました。するとCADM15名中8名の血清中に140kDaの部位にbandが形成されましたが，古典的DMや他の膠原病，IPFでは全く認められませんでした[10]。

次に彼らは140kDaの抗原検索を行いました。HeLa細胞のcDNA libraryからcloneをつり上げ，このcloneのnucleotide配列を決定しNBCIのdatabaseにアクセスしたところ，MDA-5（melanoma differentiation-associated gene[11]）のC-terminal（1743-3449）に完全に一致しました。CADM-140抗原とMDA-5の同一性が検証され，彼らはrMDA-5を用いELISA systemを作成しました。その結果を図3に示します。CADMでは抗CADM-140抗体が69%に陽性，他の疾

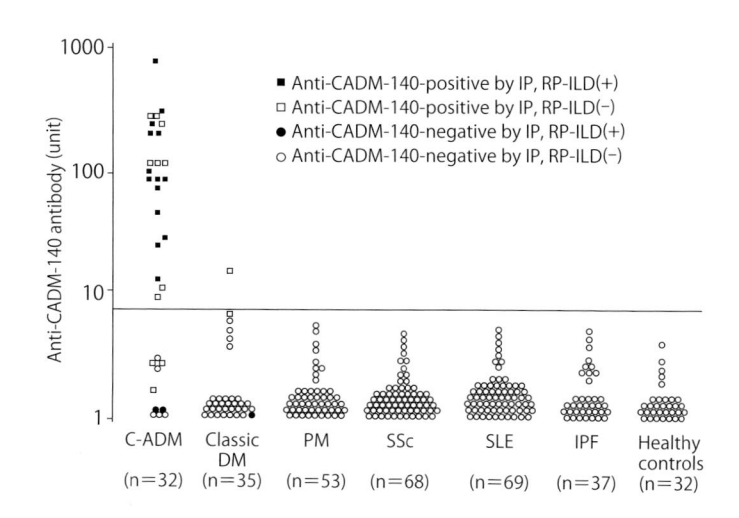

図3 ELISAによる種々の膠原病とIPF，健常人の血清中の抗CADM-140抗体価[11]
全ての検体は免疫沈降法で抗CADM-140抗体の有無は確認してある．Cut-off値は水平線で示した8Uである．RP-ILD rapidly progressive interstitial lung disease, IPF idiopathic pulmonary fibrosis

表2 PM/DMにおける自己抗体とその対応抗原，臨床的意義[1]

自己抗体	対応自己抗原	筋炎における出現頻度	臨床的意義，その他の特徴
【筋炎特異自己抗体（myositis-specific autoantibodies）】			
抗アミノアシル tRNA 合成酵素（ARS）抗体		25～30%	"抗 ARS 抗体症候群"（筋炎，間質性肺炎，関節炎，Raynaud 現象，発熱，"機械工の手"）
抗 Jo-1 抗体	histidyl-tRNA synthetase（50 kDa）	15～20%	PM＞DM，成人筋炎＞小児筋炎
抗 PL-7 抗体	threonyl-tRNA synthetase（80 kDa）	＜5%	手指硬化症を持つ SSc との重複，軽症筋炎
抗 PL-12 抗体	alanyl-tRNA synthetase（110 kDa）	＜5%	間質性肺炎＞筋炎
抗 OJ 抗体	Isoleucyl-tRNA synthetase（multienzyme complex）	＜5%	leuRS, lysRS と反応することがある
抗 EJ 抗体	glycyl-tRNA synthetase（75 kDa）	5～10%	DM＞PM，間質性肺炎を合併する DM
抗 KS 抗体	asparaginyl-tRNA synthetase（65 kDa）	＜5%	間質性肺炎＞筋炎
抗 Zo 抗体	phenylalanyl-tRNA synthetase（60 k/70 kDa）	＜1%	
抗 Ha 抗体	tyrosyl-tRNA synthetase（61～63 kDa）	＜1%	
抗 SRP 抗体	signal recognition particle（SRP）（54 kDa, 72 kDa など）	5%	重症・治療抵抗性・再燃性 PM，壊死性筋炎（米国：DR-5，日本：DR-8）
抗 CADM-140 抗体	MDA5（melanoma-differentiation-associated gene 5）	50%（CADM）	CADM に特異的，急速進行性間質性肺炎を合併することがある
抗 Mi-2 抗体	240/218 kDa helicase family protein, NuRD helicase	5～10%	成人あるいは小児 DM，ショール徴候など高頻度（白人：DR-7 と関連）
抗 p155(/p140) 抗体	transcriptional intermediary factor 1 γ（155 kDa）	20%（DM）	DM，特に悪性腫瘍合併 DM
【筋炎関連自己抗体（myositis-associated autoantibodies）】			
筋炎 overlap（重複）症候群関連自己抗体			
抗 U1 RNP 抗体	U1 small nuclear RNP（pre-mRNA splicing factor）	10%	MCTD，SSc あるいは SLE との重複症候群
抗 U2 RNP 抗体	U2 small nuclear RNP（pre-mRNA splicing factor）	＜5%	PM-SSc 重複症候群（通常抗 U1 RNP 抗体を伴う）
抗 Ku 抗体	70/80kDa DNA-PK regulatory subunit	20～30%	PM-SSc 重複症候群（日本人）：SLE あるいは SSc（米国人）
抗 PM-Scl 抗体	核小体蛋白複合体：11-16 proteins（20-110 kDa）	8～10%	PM-SSc 重複症候群 -（白人（HLA-DR3 と関連）
【筋炎非特異自己抗体】			
抗 Ro/SS-A 抗体	Y1-Y5 RNP（60/52 kDa, Y1-Y5 RNA）	10～20%	重複症候群（Sjögren 症候群，SLE）
抗 La/SS-B/ 抗体	RNA polymerase III termination factor（48 kDa）	5%	重複症候群（Sjögren 症候群）

Anti-ARS：anti-aminoacyl-tRNA synthetases, PM：polymyositis, DM：dermatomyositis, CADM：clinically amyopathic dermatomyositis, MCTD：mixed connective tissue disease, SLE：systemic lupus erythematosus, SSc：systemic sclerosis, RNP：ribonucleoprotein.

患では0.4％陽性，17人に急速進行性ILD（rapidly progressive ILD：RP-ILD）が認められ（CADM16名，古典的1名），RP-ILDの82％に抗CADM-140抗体が陽性でした[11]。

追記になりますが，MDA-5とは何かです。図4にtoll like receptor（TLR）を嚆矢とし近年著しく進歩した自然免疫を示しました。MDA-5はRLR（RIG-like receptor）と言われる群に属し，ウイルス由来のds-DNAを認識し自然免疫系の活性化を促します[12]。CADMにおいてなぜMDA-5に対する抗体が高率

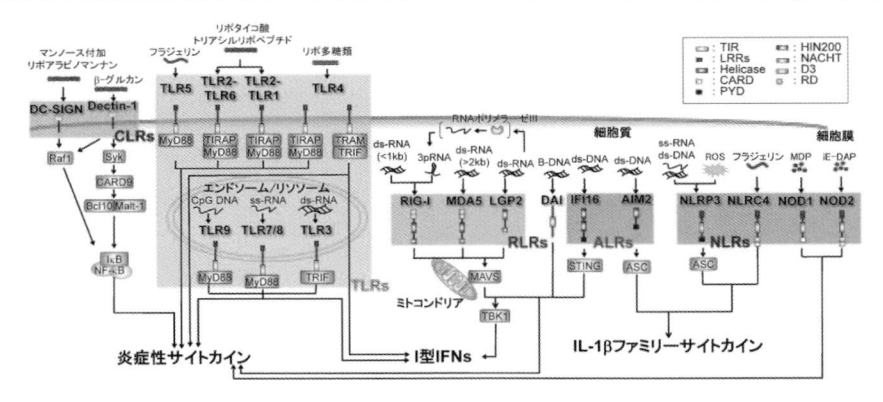

図4 シグナル伝達タイプのパターン認識受容体 [12]

シグナル伝達タイプのパターン認識受容体には大きく分けてTLRs, RLRs, NLRs, CLRs及びALRsの5種類に分類され，それぞれのリガンド刺激により炎症性サイトカイン／ケモカインやⅠ型IFNsの産生を誘導する。現在機能の分かっているTLRsは，ヒトで10種類知られており，細胞膜に局在するTLR1, TLR2, TLR4, TLR5, TLR6とエンドソーム膜またはリソソーム膜に局在するTLR3, TLR7, TLR8, TLR9がある。TLRsはLRRsにより微生物の構成成分や核酸を認識することで，下流のMyD88やTRIF/TICAM-1などのアダプター分子を活性化させる。RLRsは細胞質に局在し，RIG-I, MDA5やLGP2が含まれる。RLRsは細胞質の核酸を認識し，そのアダプター分子MAVS/IPS-1へとシグナルを伝達する。NLRsにはLRRsやNACHTという共通したドメイン構造を有する分子が含まれ，ウイルス由来の核酸や活性酸素種（reactive oxygen species：ROS）などの多様なリガンドを認識する。NLRP3やNLRC4は，各々アダプター分子ASC依存的あるいは非依存的に活性化型カスパーゼ-1を誘導し，IL-1βの産生誘導に関わる。NOD1/2はiE-DAPやMDPを認識する事で炎症性サイトカインを誘導する。ALRファミリーとしてはAIM2及び，IFI16があり，共通してHIN200とPYDを有している。AIM2とIFI16は，細胞内のds-DNAを認識して活性化する。AIM2はPYDを介してASCと結合することでインフラマソームを形成しカスパーゼ-1前駆体の成熟を促す。IFI16はDNAを認識すると下流のアダプター分子STINGを活性化させ，Ⅰ型IFNsや炎症性サイトカインの発現を誘導する。CLRsは真菌などの細胞壁の構成成分などの認識に関与している。多くのCLRsは，単独で細胞の活性化につながる十分なシグナルの誘導に関与しないが，Dectin-1やDC-SIGNはNF-kB系の活性化の誘導に寄与している。

に陽性になるのか，さらにこの抗体がどのようにRP-ILDと関連するかはまだ不明です。

4．DMに合併するILDの治療

　DMにおける生命予後はILDにより大きく左右されることがわかったのですが，それではどのように治療すべきかになります。

　まずNawataらの報告ではCADMに相当する例はPSL単独治療では82.4％が半年以内に死亡しています（表1）[8]。

　MukaeらはCADM-ILD11名と古典的DM-ILD16名を比較しています。古典的DM-ILDではCYA併用は5名で，死亡は1名(6％)に過ぎなかったのですが，CADM-ILDでは全例CYAが併用されているにも関わらず，5名（45％）が死亡しています。CADM-ILDを急性と慢性に分けると慢性型4名は全員生存しているのですが，急性型7名では5名(71％)が死亡しています（図5）[13]。

　Nagasakaらによれば，25名のDMに合併した急性ILDにおいて，初期治

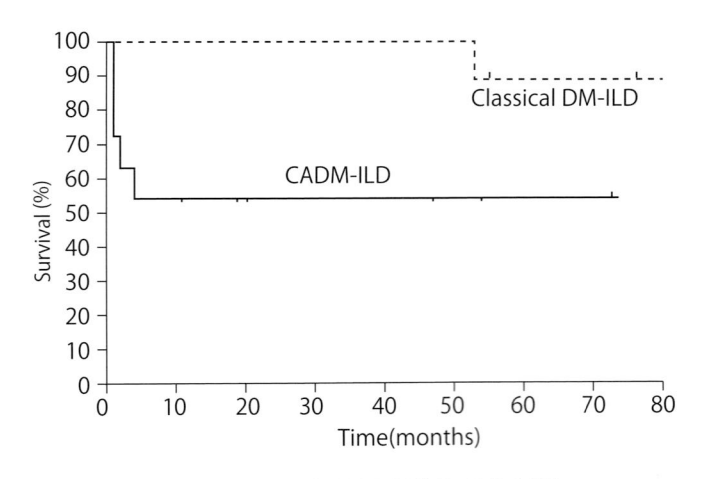

図5　古典的DM-ILDとCADM-ILDの生存率
横軸は呼吸器症状が出現してからの月 [13]

著者追記：古典的DM-ILD16例，全員ステロイド使用，5例にCYA併用。CADM-ILD11例，全員ステロイド＋CYA併用。11例中急性型は7例で，5例が死亡。

療においてシクロスポリン（CYA）を使用しなかった患者の68%が死亡しています。この群は最初PSLのみで治療が開始され，平均1.5か月後に60%の例で何らかの免疫抑制薬（シクロフォスファミド（CPM）またはCYA）が追加されていますが，死亡率が非常に高いことが分かります。一方，初期からCYA＋PSLで治療された群は69%が生存しています[14]。KotaniらもDMの急性・亜急性ILDに対しPSLの基礎療法を行うとともにCYAを平均3.8日で追加した群では生存率が89%であったが，CYAの追加が平均20日後の群では生存率が43%であったと報告しています[15]。

Takadaらは活動性のILDを有するPM/DM（CADMは15%程度）に対しPSL単独で治療を開始し反応性が良くないとき，中央値2週間後に免疫抑制薬（CYA，CPM，アザチオプリン，タクロリムスのいずれか）を加える群と，最初から免疫抑制薬を併用する群を比較しました。5年後の生存率は前者で54%，後者で74%と有意差が認められました[16]。

最後に3剤併用のカクテル療法に関してです。カクテルとはPSL＋CYA＋CPMの併用療法を指し，まだ多くの報告はありません。Kamedaらは急性・亜急性のPM/DM合併ILDをPSL＋1種類の免疫抑制薬で治療した群12名と，カクテル療法で治療した10名を比較しました。前者では死亡率が75%，後者では50%でしたが[17]，症例数が少ないために有意差には至っていません。

このように急性型のILDを伴うDM，特にCADMの死亡率が高いことが示され，初期からPSLを含む併用療法の必要性が強調されます。他に予後を予測する因子がないかですが，Gonoらは血清フェリチンが予後因子になることを報告しております。それによれば，急性・亜急性ILDを伴うDMにおけるフェリチンの中央値は790ng/mlであり，慢性型ILD群やILDなし群に比べ有意に高値でした。そして急性・亜急性ILDを伴うDMにおいて，入院時のフェリチンが1,500ng/ml以上の群では6か月後の生存率が28.6%であり，1,500未満では生存率は82.5%であり，予後の予測に役立つことを示唆しています[18]。

症例

57歳，女性。

　CADMで後日抗CADM-140抗体陽性が判明した患者さん。入院時のフェリチンが4,000ng/ml，KL-6は500U/mlでした。ILDを伴ったCADMですので最初からPSL（パルス3回も含め）＋CYA＋CPMの3週ごとパルスを繰り返しました。一時やや改善を見たのですが，2.5か月後から急激に悪化が生じ呼吸不全で死亡された症例です。終末期には縦隔気腫を伴っていました（図6）。この症例ではいくつもの予後不良因子があり，このような症例をどのように治療するかはまだ大きな課題です。

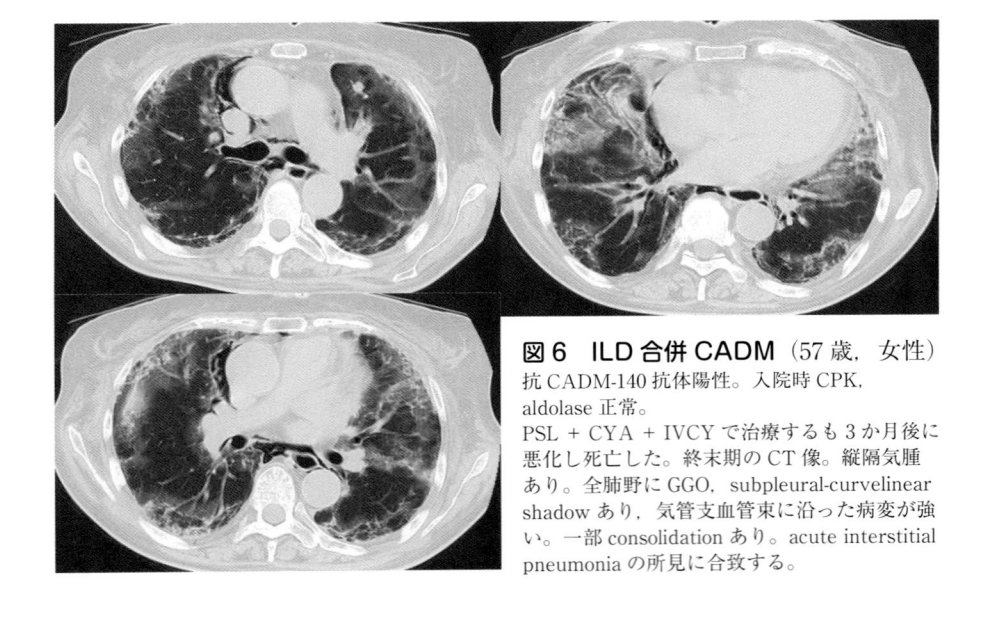

図6　ILD合併CADM（57歳，女性）
抗CADM-140抗体陽性。入院時CPK，aldolase正常。
PSL＋CYA＋IVCYで治療するも3か月後に悪化し死亡した。終末期のCT像。縦隔気腫あり。全肺野にGGO，subpleural-curvelinear shadowあり，気管支血管束に沿った病変が強い。一部consolidationあり。acute interstitial pneumoniaの所見に合致する。

5. 悪性腫瘍合併のDM

　先に記載したように悪性腫瘍合併はDMの生命予後に対する不良因子の1つですが，多田が示すように悪性腫瘍合併群の生命予後は圧倒的に不良です（図7）[19]。PM/DMにおいて悪性腫瘍の合併率が高いのは周知の事実ですが，PMで5%，DMで20%程度という報告が多いようです。ですからPM/DMには傍腫瘍症候群的な側面を持った症例がいるということになります。悪性腫瘍とPM/DM発症の関係については不明な点が多いのですが，①抗原の交差反応性，すなわちmyositis-specific antigenが腫瘍と筋肉の両者に表出されることによる，②悪性腫瘍に対して免疫反応が生じることが免疫異常を誘導し筋肉を攻撃する，という2つの説があります。悪性腫瘍とDM発症の時間的関係ですが，多くはDM発症前後2年間に悪性腫瘍が発症しています[20]。ということはDM発症の後に悪性腫瘍が出現したとき，おそらくその悪性腫瘍はDM発症時にすでに小さなものとして存在している可能性が高いと考えます。中には2年以上悪性腫

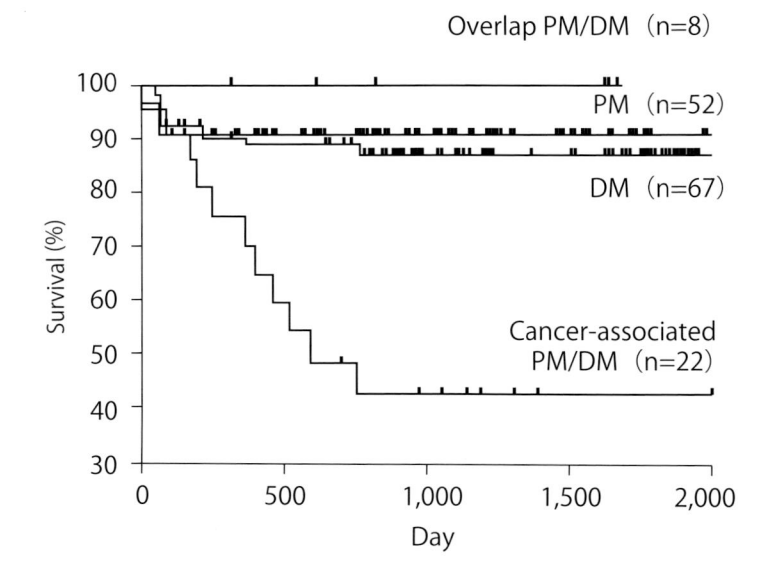

図7　PM/DM の生命予後 [19]
Cancer-associated PM/DM と他の群の間に有意差を認めた．

瘍が先行している例もあるのですが，よく検索するとすでにその時期にDMの部分症が出ている可能性があると思います．たとえばあまり目立たない爪床延長や爪床の出血，わずかなILDなどです．

おわりに

重要なmessageとして2つ強調したいと思います．①筋症状がなくてもDMを疑うべき症例は沢山あり，ヒントは手および皮膚をよく観察することと，ILDとして来院した症例がNSIPを疑わせるCT所見であったときは膠原病の存在を疑うことです．胸部CTは必須になります．②DMの急性型ILDはemergencyに近いことを認識すべきで，感染症などを鑑別していると死ぬことになるということです．

参考文献

1) 平形道人．多発性筋炎／皮膚筋炎．一般社団法人 日本リウマチ学会 生涯教育委員会，財団法人 日本リウマチ財団 教育研修委員会編．リウマチ病学テキスト．診断と治療社，2010：222．
2) Nagaraju K, Lundberg IE. Inflammatory diseases of muscle and other myopathies. Firestein GS, Bud RC, Harris Jr ED, et al, eds. Textbook of Rheumatology, 8th ed. Saunders, 2009 ; 1353.
3) Sontheimer RD. Would a new name hasten the acceptance of amyopathic dermatomyositis (dermatomyositis siné myositis) as a distinctive subset within the idiopathic inflammatory dermatomyopathies spectrum of clinical illness? J Am Acad Dermatol 2002 ; 46 : 626.
4) Reeder MJ, Wetter DA, Li X et al. Incidence of dermatomyositis and clinically amyopathic dermatomyositis : A population-based study in Olmsted county, Minnesota. Arch Dermatol 2010 ; 146 : 26.
5) 斉藤栄一，小川武彦，定本清美．多発性筋炎／皮膚筋炎における間質性肺炎に関する研究-予後および予後に関する因子について．自己免疫疾患調査研究班平成5年度研究報告書．1994；125．

6) Fujisawa T, Suda T, Nakamura Y et al. Differences in clinical features and prognosis of interstitial lung diseases between polymyositis and dermatomyositis. J Rheumatol 2005 ; 32 : 58.
7) Huh JW, Kim DS, Lee KC et al. Two distinct clinical types of interstitial lung disease associated with polymyositis-dermatomyositis. Respir Med 2007 ; 101 : 1761.
8) Nawata Y, Kurasawa K, Takabayashi K et al. Corticosteroid resistant interstitial pneumonitis in dermatomyositis/polymyositis: prediction and treatment with cyclosporine. J Rheumatol 1999 ; 28 : 1527.
9) Ye S, Chen XX, Wu MF et al. Adult clinically amyopathic dermatomyositis with rapid progressive interstitial lung disease: a retrospective cohort study. Clin Rheumatol 2007 ; 26 : 1647.
10) Sato S, Hirakata M, Kuwana M et al. Autoantibodies to a 140-kd polypeptide, CADM-140, in Japanese patients with clinically amyopathic dermatomyositis. Arthritis Rheum 2005 ; 52 : 1571.
11) Sato S, Hoshino K, Satoh T et al. RNA helicase encoded by melanoma differentiation-associated gene 5 is a major autoantigen in patients with clinically amyopathic dermatomyositis. Association with rapidly progressive interstitial lung disease. Arthritis Rheum 2009 ; 60 : 2193.
12) 林隆也, 中村亨, 高岡晃教. パターン認識受容体. 日本臨床免疫学会会誌. 2011 ; 34 : 329.
13) Mukae H, Ishimoto H, Sakamoto N et al. Clinical differences between interstitial lung disease associated with clinically amyopathic dermatomyositis and classic dermatomyositis. Chest 2009 ; 136 : 1341.
14) Nagasaka K, Harigai M, Tateishi M et al. Efficacy of combination treatment with cyclosporin A and corticosteroids for acute interstitial pneumonitis associated with dermatomyositis. Mod Rheumatol 2003 ; 13 : 231.
15) Kotani T, Makino S, Takeuchi T et al. Early intervention with corticosteroids and cyclosporin A and 2-hour postdose blood concentration monitoring improves the prognosis of acute/subacute interstitial pneumonia in dermatomyositis. J Rheumatol 2008 ; 35 : 254.
16) Takada K, Kishi J, Miyasaka N. Step-up versus primary intensive approach to the treatment of interstitial pneumonia associated with dermatomyositis/polymyositis: a retrospective study. Mod Rheumatol 2007 ; 17 : 123.

17) Kameda H, Nagasawa H, Ogawa H et al. Combination therapy with corticosteroids, cyclosporin A, and intravenous pulse cyclophosphamide for acute/subacute interstitial pneumonia in patients with dermatomyositis. J Rheumatol 2005 ; 39 : 1719.
18) Gono T, Kawaguchi Y, Hara M et al. Increased ferritin predicts development and severity of acute interstitial lung disease as a complication of dermatomyositis. Rheumatology 2010 ; 49 : 1354.
19) 多田芳史. 多発性筋炎/皮膚筋炎の臨床像と予後. リウマチ科 2011 ; 45 : 113.
20) Hill CL, Zhang Y, Sigurgeirsson B et al. Frequency of specific cancer types in dermatomyositis and polymyositis: a population-based study. Lancet 2001 ; 357 : 98.

CAMPYLOBACTER ENTERITIS

キャンピロバクター腸炎

(成田　雅)

　内科医をしていて，その診断と治療の醍醐味を味わえる疾患はありませんが，キャンピロバクター腸炎はその数少ない疾患です．最も多い細菌性腸炎の起因菌であり，見出すその「眼」を持っていれば早期に診断可能で，安価で狭域スペクトルの抗菌薬で治療できます．見落としが多いことから，臨床医としての力量を試されるいいツールなのではと考えます．**便培養結果を待つのではなく，臨床状況から積極的に疑い，「探しに行く」疾患です．**

　キャンピロバクター腸炎を想起するキーワードには何があるでしょうか？代表的な市中の腸管感染症，感染性下痢症の他に，旅行者下痢症の代表，冬季のflu-mimicker，免疫不全者に見られる腸管外病変としての敗血症・病巣感染症，男性同性愛者のgay bowel syndrome[1]，動物の腸管内に存在することから，ペットを介した感染としての人畜共通感染症などが挙げられます．

　キャンピロバクター腸炎の頻度は，細菌性の腸炎の中で最も多いです．SalmonellaとShigellaを合わせた数より多く，O157：H7よりも2〜7倍頻度が高いとされています[1]．年間を通して発症します．夏から初秋にかけてピークを迎えますが，真冬にも遭遇します．家畜の腸管内に存在することから，保菌動物との接触や，畜肉の加工過程での汚染が原因となります．先進国では感染経路の原因は鶏肉が主とされています．ちなみに鶏肉の肉汁1滴中に，500の細菌がいるとされています[1]．畜産加工物としての非加熱処理の牛乳，ソーセージ，赤身の肉（特に北欧諸国），汚染された水やペット（鳥，猫）もリスクとなります．

キャンピロバクター腸炎は旅行者下痢症の代表でもあります。先進国，途上国を通じて最もよくある下痢の原因です。発展途上国では先進国と異なり，2歳以下の下痢の代表です。先進国では稀な不顕性感染は小児成人でよくあります。比較的多くの病原体（800-10^6）[1]を摂取しないと発症しない[2]ことから，ヒトーヒト感染は生じにくく，デイケアや精神病院でのアウトブレイクはほとんどないとされています。Gay bowel syndrome の起因菌の一つで，性感染症（口腔肛門接触感染）を生じ得ます。男性同性愛者間の発症は一般の40倍とされています[1]。キャンピロバクター腸炎患者の全体像（ゲシュタルト）が認識されずに見逃される理由は，下痢などの腸管症状に乏しいまま全身症状が出現することや，内視鏡，病理所見が炎症性腸疾患などと全く区別が付かないことにあります。

　全身症状に目を向けましょう。疾患の主座は腸管感染症ですが，その初発症状はむしろ腸管外症状であり，全身を見る目がないと見落とされやすい疾患です。下痢発症前（12〜24時間）の発熱は90%に見られ，1週間ほど持続し，体温は low grade から40度以上までと様々です。**頭痛，筋痛，全身倦怠の症状はまさにインフルエンザと見紛うものです。**忘れられない症例があります。インフルエンザシーズンの真っ只中に，発熱，関節痛，筋肉痛で救急室を2回訪れてその都度インフルエンザ迅速検査は陰性，その後腹痛，下痢が出現したキャンピロバクター腸炎です。詳しい病歴でレバーの刺身を食べていたことが判明しました。まさに flu-mimicker です。抗菌薬なしにて症状消失するも，時に再発し，数週間にわたり持続することがあります。アウトブレイク時には感染者の半分は無症状とされています。海外渡航歴のある症例の発熱では，腸チフスと間違う例もあります。

　キャンピロバクターは腸管病変として，腸炎（小腸・大腸）をきたします。基本的に殆どの症例は自然治癒します。2〜4日で軽快，時に無症状であるために見逃されやすいです。腹部疼痛がメインで下痢が目立たない症例は，急性

腹症，虫垂炎[3]と間違われます。Pseudoappendicitis（偽虫垂炎）はエルシニア（*Yersinia enterocolitica*）やサルモネラ（*Salmonella enteritidis*）の専売特許ではありません[4]。腸炎にて内視鏡検査を行われた暁には，びまん性に炎症所見が見られ，炎症性腸疾患の初期と間違われることもあります。消化器系の合併症として，胆のう炎，膵炎，腹膜炎，大量消化管出血などもあります[5]。キャンピロバクター腸炎の病理所見は炎症性腸疾患とほぼ同一であり，便培養の結果で区別する必要があります。極めて稀ですが，髄膜炎，心内膜炎，化膿性関節炎，骨髄炎，新生児敗血症などの腸管外症状もあります。キャンピロバクター腸炎での菌血症の頻度は1%以下で，免疫不全，新生児，老人に見られます。免疫正常者の一過性菌血症が見逃される理由は，正常の免疫能で除去される他に，血液培養を取るに至らない（low index of suspicion），菌の発育が緩徐で通常の血液培養期間内（推奨される5日間[6]）に発育しないために見逃されます。重篤なキャンピロバクター腸炎の全身性感染症は稀ですが致死的で，症例致死率0.05/1,000人とされています[1]。腸炎を生じるキャンピロバクターはそのほとんどが*Campylobacter jejuni*（以下*C. jejuni*）ですが，免疫不全の腸管外病変をきたしうるのは*Campylobacter fetus*（以下*C. fetus*）他の菌種となります。

　後遺障害として最も重要な感染後の合併症は，ギラン・バレー症候群（Guillain-Barré syndrome以下GBS）です。欧米諸国での頻度は年間10万人あたり1～2例，*C. jejuni*による感染症はGBSの30%，Miller Fisher症候群（眼筋障害，運動失調，腱反射消失を伴うGBSの亜型）の20%に関連するとされています[7]。GBSの頻度は*C. jejuni*感染症の1,000例あたり0.25～0.65例との報告です。多くのGBS関連*C. jejuni*感染症は無症状で，通常下痢発症の3日から6週間後で生じます。*C. jejuni*感染症の重篤さは，GBSを発症するリスクを増やすこととは関係しないとされています。GBSの免疫学的病態生理ですが，*C. jejuni*の有するlipoorigosaccharideが末梢神経のガングリオシド（GM1, GD1a）

に類似しており，特異的な自己抗体（抗GM1抗体，抗GD1a抗体）を産生し，四肢の運動神経の軸索に結合することで発症することが解明されています[7]。*C. jejuni*感染症後のGBSは通常重篤で，20%が重篤な後遺障害を来たし，5%が死亡するとされています（敗血症，肺塞栓症，自律神経失調によると思われる心停止など）[7]。集中治療室での心肺機能のモニタリングによりこれらの合併症を回避し，免疫グロブリンの投与，あるいは血漿交換療法が考慮されます。GBS以外の後遺障害には反応性関節炎がありますが，特にHLA-B27陽性者では，発症から数週間後に見られることがあります。その他，ぶどう膜炎，溶血性貧血，溶血性尿毒症症候群（hemolytic-uremic syndrome：HUS），心筋炎，脳症などが挙げられます。

キャンピロバクター腸炎の診断は，疑うことが大事です。便の正常は，血便から軟便まで様々です。便中白血球は，炎症の程度の傍証となります。便のグラム染色，あるいはメチレンブルー単染色でgull wingを見つけたらもうオシマイです。特異度は99%以上です[8]。感染者の75%に便中白血球，赤血球が観察されます。グラム染色上のコツは，サフラニンの染色時間を長めにとることでより染色されやすくなります。Clear stainと呼ばれるメチレンブルー染色はらせん菌の観察に適しています。もしその所見が明らかでない場合，便培養の結果を待つことになりますが，その数日間，ニューキノロン他の広域スペクトラム抗菌薬の投与が止むを得ない場合もあるかもしれません。それを避ける意味でも，目敏くgull wingを見つける必要があるのです。キャンピロバクター腸炎を疑った場合，必ず細菌検査室に一報を入れます。分離には選択寒天培地（CCDA）を用いた微好気培養を要するからです。回復直後のキャリア状態が短く，腸管内で生存することがないことから，便培養陽性は感染を意味します[5]。

キャンピロバクターは免疫不全者の敗血症の起因菌の一つとなります。敗血症性流産（septic abortion）を見たら本疾患を考えます。免疫不全のキャンピロバクター属感染症（*C. fetus*その他，*Helicobacter spp.*, *Arcobacter spp.*）を疑っ

た場合は積極的に血液培養を採取しましょう。培養期間をより長めに延長することで，陽性例の見逃しが少なくなります。

　キャンピロバクター腸炎による下痢の治療の基本は補液で，軽症例は抗菌薬なしでも軽快します。下痢止めは使用しないのは，感染性腸炎の一般的な治療方針と一緒です。発熱，腹痛，血便などの症状が重篤で1週間程度持続する場合は抗菌薬の適応となります。安価，狭域かつ消化管からの吸収がされにくい経口エリスロマイシンが第一選択です。この古典的なマクロライド系抗菌薬はチトクロムP-450系を介する肝代謝を阻害し，多くの薬剤相互作用を有します。QT延長をきたしうる他剤との併用，既知のQT延長を有する場合，基礎心疾患を有する場合はアジスロマイシンが無難かしれません。ニューキノロンによる経験的治療は耐性の懸念から推奨されません。

　「訓練された研修医は，特徴的なGNR（gull wing）を便中に見つけることでキャンピロバクター腸炎を診断することができる。本菌は染色性が薄く，細く，なかなか見つけにくい。本菌を検出できるか否かによって，グラム染色の判断能力を評価することにしている」[9]

　私が初期研修を受けた病院では，年中この疾患に遭遇していました。グラム染色は感染症を疑ったら，痰，尿，便，穿刺液全ての検体に必須でした。便の検鏡はすなわちキャンピロバクターを示唆するgull wingを見つけることを意味していました。見落とされやすいその所見は，指導医の回診時に常に指摘されることになります。病歴から如何にこの疾患を疑い，見つけたらそれでオシマイの特異的な所見を探しに行く，「なぜ，便のスメアを見るのか」「そこにカモメがいるから」まさに臨床の醍醐味です。研修医時代見逃しが多く，現在指導医になった私は，当直時の真夜中2時に研修医と一緒にgull wingを探しています…。

　キャンピロバクター腸炎は見逃されやすく，積極的に疑い，探しにいく疾患です。キャンピロバクターの診断には，高度な医療機器を必要としません。

的確な病歴と身体所見，そして便グラム染色でgull wingを見つけることができれば，研修医でも診断できます。いかに目の前の臨床状況がキャンピロバクター腸炎の全体像，ゲシュタルトであることを疑い，便グラム染色でgull wingを探しに行くかに掛かっています。意地悪いことに，控えめに目立たずに佇んでいる所見は見逃されやすいのですが，見つけたら直ちに治療できるこの疾患の面白さ，楽しさを知ると病み付きになる可能性があります。

参考文献

1) Allos BM. Campylobacter jejuni Infections: update on emerging issues and trends. Clin Infect Dis 2001 ; 32 : 1201-1206.
2) Black RE, Levine MM, Clements ML et al. Experimental Campylobacter jejuni infection in humans. J Infect Dis 1988 ; 157 : 472-479.
3) Puylaert JB, Vermeijden RJ, van der Werf SD, Doornbos L, Koumans RK. Incidence and sonographic diagnosis of bacterial ileocaecitis masquerading as appendicitis. Lancet 1989 ; 2 : 84-86.
4) Allos BM. Campylobacter jejuni and relaed species. In : Principles and Practice of Infectious Diseases. 7th ed ; 2009.
5) Blaser M. Infections due to Campylobacter and related organisms. In: Harrison's Principles of Internal Medicine. 18th ed.
6) Wilson ML, Mirrett S, Reller LB et al. Recovery of clinically important microorganisms from the BacT/Alert blood culture system does not require testing for seven days. Diagn Microbiol Infect Dis 1993 ; 16 : 31-34.
7) Yuki N, Hartung HP. Guillain-Barre syndrome. N Engl J Med 2012 ; 366 : 2294-304.
8) Wang H, Murdoch DR. Detection of Campylobacter species in faecal samples by direct Gram stain microscopy. Pathology 2004 ; 36 : 343-344.
9) 遠藤和郎. 事例に基づくグラム染色の実際. 感染症 2006 ; 36.

SCRUB TYPHUS

つつが虫病

（成田　雅）

　つつが虫病ほど，その全体像から核心に至る過程が臨床医の興味をそそる疾患はないと思います。病歴と身体所見のみで，見えないものを見る，見えない診断の核心を見つけに行くといった「臨床診断学の醍醐味」を味わうことができます。毎年この疾患に触れることで，自分にとっての疾患像が常に洗練され，補正されます。実際に目の前に現れた「塊」としてのゲシュタルトに，自分の内なる経験から醸成された病像が反応する（時にふるえが来る）感覚が得られます。これは臨床医にとって得難いことです。早期発見，早期治療が患者の予後を確実に良くするという疾患です。見落とされた場合DICを合併し，時に死に至る病気でもあります。

　日本では感染症法では4類感染症に指定されており，その届出数では，1999年以降ではレジオネラ症に次いでよく見られる感染症です[1]。かつてこの疾患は1960年代にはほぼ制圧されたと思われていましたが，1980年代に増加が見られ，「新型」つつが虫病の急増，「再興」感染症の代名詞とされました。1984年には約1,000名の届出があったものの，1990年代以降は500〜700名に推移しています[2]。つつが虫病の正確な頻度は，届出数として明らかになっている数よりも多いと考えられます。この疾患を思いつかないために見逃された場合や，臨床症状からつつが虫病を疑っても血清検査では陰性で，確定診断できないままで終わっている，あるいはテトラサイクリン系の抗菌薬の内服による診断的治療で終わっており，報告されない例が少なからずあると推測されるからです。

輸入感染症，旅行医学の対象疾患としての側面も忘れないようにしなければなりません。バミューダトライアングルならぬツツガムシトライアングル（Tsutsugamushi triangle）が存在します。極東ロシア，インド，オーストラリアを頂点とした巨大な三角形です。日本列島はその名の由来を示すべく三角形の一辺を形成しています[3]。この地域の発熱患者の鑑別としては必ず挙げるべき疾患です。この三角形の地図を眺めて思い出すことは，旧日本軍のいわゆる「大東亜共栄圏」とほとんど一致することです。この疾患は戦争や軍隊とも関係しています。太平洋戦争，ベトナム戦争でも多くの兵士がこの疾患で亡くなりました。抗菌薬出現前では死亡率は3割に上り，実際の戦闘死よりも頻度が高かったとされています。1948年の米軍における富士山麓での集団発症も有名です[4]。海外のみならず国内の旅行歴にも注意しましょう。日本の亜熱帯地方，例えば沖縄県宮古島の北に位置する池間島は最近になって島全体にデリーツツガムシが浸淫していることが明らかになりました[5]。

つつが虫病のゲシュタルトは，「全身病」としての幅広い像を有します。その核には，発熱，発疹，痂皮という三徴があり，その周囲に全身病としての端緒としての症状，検査所見があります。そのゲシュタルトは，ある塊として臨床医の前に現れますが，発症する「時期」と，感染が推定される「場所」が必ず付いて回ります。表1で示したように，その病像は多彩で，当然各システムが侵されることより種々の合併症を来たします。日本国内の発症例であれば，各地のつつが虫病の好発時期，場所を認識する必要があります。例えば，東北地方であれば春先から夏にかけてのフトゲツツガムシが媒介するとされるKarp型，秋田県では古典的つつが虫病として有名なアカツツガムシが媒介するKato型が知られています。西日本から関東にかけての広い範囲では，秋にみられるタテツツガムシが媒介するIrie/Kawasaki, Hirano/Kuroki（以下それぞれKawasaki, Kurokiと呼称）です。東北地方の南部に位置する福島県はこの両者が見られるため，冬期間以外にはいつ発症しても不思議でないとされて

いますが，2012年は2月の発症（Kawasaki型）が確認されています。また近年Shimokoshi型症例の報告が散見されています。比較的軽微とされる臨床症状のため見過ごされている可能性があります。これにGilliam型を加えた6種類が代表的なものになります。

つつが虫病は全身疾患です。表1で示したような多彩な症状，症候があります。肝炎，肺炎，胆嚢炎などは，実は全身疾患としてのつつが虫病の部分的

表1　全身疾患としてのつつが虫病：早期診断治療のための要点疑うべき症状，所見

3つの主要症状	刺し口，発熱，発疹のある患者：必ずしも三徴が揃わないこともあり発熱はベータラクタム系（セフェム系，ペニシリン系）抗菌薬に反応しない。
7つの周辺症状，所見	全身倦怠感，頭痛，リンパ節腫脹，比較的徐脈，血小板減少症，肝機能障害，末梢血異型リンパ球陽性

システム	症候，所見	疑われる鑑別疾患	つつが虫病の合併症
全身，皮膚	原因不明の発熱 発疹 刺し口（痂皮） 全身倦怠感	不明熱，薬疹，感冒，インフルエンザ，血管炎，成人スティル病，水痘，ウイルス性疾患（パルボウイルスB19など），日本紅斑熱その他の紅斑熱群リケッチア症，発疹熱，野兎病	主症状そのもの
心血管系	熱のわりに徐脈 不整脈	不整脈 うっ血性心不全	比較的徐脈，心房細動，房室ブロック，心筋炎
消化器系	食思不振，肝機能障害 腹痛，下血	胃腸炎，消化性潰瘍，急性肝炎，胆嚢炎	急性胃粘膜病変，急性消化管出血，肉芽腫性肝炎，無石性胆嚢炎
神経系	頭痛，意識障害 痙攣，四肢脱力	脳髄膜炎 脳血管障害	脳髄膜炎 ギラン・バレー症候群
呼吸器系	咳，SpO_2の低下	肺炎	異型肺炎，間質性肺炎，ARDS
腎尿路系	血尿	腎機能障害	急性腎不全
血液系	血小板減少，リンパ節腫脹，異型リンパ球陽性 凝固能異常 （FDP, D-dimerの上昇）	悪性リンパ腫 白血病 伝染性単核球症	主症状そのもの DIC 脾腫
筋骨格系	筋肉痛，関節痛	筋炎，関節炎	主症状そのもの

な徴候である，発熱を伴う肝機能障害，異型肺炎，無石胆嚢炎であったりします。全身を見直すと，その核心である痂皮が見つかることがあります。発熱，発疹，痂皮（刺し口）の三徴が欠ける際に，つつが虫病の臨床診断は困難となります。Q熱などリケッチアが関わる代表的な疾患を表2に示します。レプトスピラ症，野兎病はベクターであるつつが虫が動物に吸着するため，疾患背景が重なります。2013年日本国内でも確認されたダニ媒介性疾患である「重症熱性血小板減少症候群（Severe Fever with Thrombocytopenia Syndrome：SFTS）」は，重症のつつが虫病，日本紅斑熱との鑑別に必ず挙げるべきです。

重症のつつが虫病の初期臨床像は，日本紅斑熱との区別は困難と言わざるを得ない状況です。疫学上，つつが虫と日本紅斑熱には発症分布に偏りがあります。日本のつつが虫病は北海道を除く本州から九州，沖縄にかけてほぼ全国で

表2　主なリケッチア性疾患と関連疾患の分類

目	科	属・種	病名	流行地	ベクター
リケッチア目	リケッチア科 発疹チフス群	Rickettsia prowazekii	発疹チフス	世界各地	シラミ
		R.typhi	発疹熱	世界各地	ノミ
	紅斑熱群	R.japonica	日本紅斑熱	日本（関東以西）	マダニ
		R.rickettsii	ロッキー山紅斑熱	北．中．南米	マダニ
		R.conorii	地中海紅斑熱	地中海沿岸，アフリカ，インド	マダニ
		R.africae, R.helvetica, R.honei etc	African tick bite fever	世界各地	マダニ
		Orientia tsutsugamushi	つつが虫病	日本，アジア各地	ツツガムシ
	エーリキア科	Ehrlichia chaffeensis	エーリキア症	北中南米，欧州，アフリカ，韓国	マダニ
		Neorickettsia sennetsu	腺熱	西日本	不明
リゾビア目	バルトネラ科	Bartonella quintana	塹壕熱	世界各地	シラミ
		B.henselae	猫ひっかき病	世界各地	ネコノミ
レジオネラ目	コクシエラ科	Coxiella burnetti	Q熱	世界各地	（マダニ）

（SADI組織委員会編．ダニと新興再興感染症．全国農村教育協会，2007年p.206より引用）

見られますが，日本紅斑熱は三重県，和歌山県などの近畿，島根，広島の中国，香川を除く四国，九州南部から報告されています[6]。

　手掌の皮疹出現は日本紅斑熱の特徴的な所見とされていますが，刺し口痂皮の形状や大きさからは識別が困難です。つつが虫病はリンパ節腫脹が比較的顕著に出るとされています。日本紅斑熱の治療に関しては，致死的状況を回避するために，テトラサイクリン系抗菌薬に加えて，早期のニューキノロン（シプロフロキサシン）の投与が勧められています。

　つつが虫病の診断には，高度な医療機器を必要としません。的確な病歴と身体所見，疫学への興味があれば，医学生でも診断できます。3つの「眼」が必要です。**全身疾患としてreview of systemを意識し鳥瞰図を見渡すような全身を診る眼，刺し口を見逃さない射抜くような局所を診る眼，そして疾患の疫学を知りつつ患者の生活背景をできるだけ探ろうとする眼が必要です。**いかに目の前の臨床状況がつつが虫病の全体像，ゲシュタルトであることを疑い，痂皮を探しに行くかに掛かっています。意地悪いことに，痂皮は見逃されやすい場所にあります。例えば頭皮や耳孔，柔らかい皮膚のある腋窩や陰部です。女性患者の場合，同性の医師・看護師立ち会いのもとに衣類を脱がせてくまなく診察することが肝心です。時には，患者自身が診断することがあります。痂皮の存在に気づいて医療機関を受診しても，医療者がそれを受け入れずに困る例も散見します。患者の言うことに真摯に耳を傾ければ，自ずと診断が下される可能性もあります。日本紅斑熱の発見者の馬原文彦先生は，痂皮がない発熱，倦怠感のみの状態から経時的に観察し，経過中に痂皮を見出した日本紅斑熱の症例を提示されましたが（第86回日本感染症学会総会），その手がかりは，「いつもの風邪と違う」という訴えだったとのことです。

　一般的な商業的検査による抗体価測定は，Karp, Karo, Gilliamの標準3タイプのみの検査です。タテツツガムシ媒介性つつが虫病はKawasaki, Kurokiが特異的に反応しますが，これらを含めた6タイプの検査は特定の検査機関に依

頼しなければなりません。また発症から間もない場合は，抗体価の上昇が見られない場合があり注意を要します。痂皮や血液検体の遺伝子学的検査（PCR法）は特異度が高いです。痂皮の遺伝子学的検査，抗体価測定検査共に抗菌薬使用後でも有用です。本疾患を疑った場合，治療は結果を待つことなく直ちにテトラサイクリン系抗菌薬であるドキシサイクリンあるいはミノサイクリンを開始します。

　本疾患のベクターであるつつが虫の生態について，熱心な研究者は近年新たな知見を見出しつつありますが，まだ判明していないことも多くあります。都会の真ん中でも，好発時期以外でも発症する可能性はあります。従来の知見，見解に縛られることなく，集められた臨床情報を評価し，病原体の侵入部である刺し口（痂皮）を丹念に探し，信頼できる検査機関に検体を送り診断を確定すること，そして何よりも疑った場合早期に治療することがこの疾患の肝要です。

参考文献

1) IDSC 一類〜五類感染症，新型インフルエンザ等感染症および指定感染症（全数）. 国立感染症研究所, 2012.（Accessed 2012, at http://idsc.nih.go.jp/idwr/ydata/report-Ja.html.）
2) 感染症の話　ツツガムシ病. 国立感染症研究所ウイルス第一部, 2002（Accessed at http://idsc.nih.go.jp/idwr/kansen/k02_g1/k02_13/kansen_03.gif.）
3) Kelly DJ, Fuerst PA, Ching WM et al. Scrub typhus: the geographic distribution of phenotypic and genotypic variants of Orientia tsutsugamushi. Clin Infect Dis 2009 ; 48 Suppl 3 : S203-230.
4) Bavaro MF, Kelly DJ, Dasch GA et al. History of U.S. military contributions to the study of rickettsial diseases. Mil Med 2005 ; 170 (4 suppl) : 49-60.
5) 高田伸弘. 日本の新たな恙虫病感染環―日本列島西端地域の宮古列島で発見されたラット属とデリーツツガムシの浸淫―. 衛生動物 2011 ; 62 : 63.
6) つつが虫病・日本紅斑熱　2006〜2009. 国立感染症研究所, 2010.（Accessed at http://idsc.nih.go.jp/iasr/31/363/graph/f3632j.gif.）

PARVOVIRUS INFECTION

パルボウイルス感染症

(高田俊彦・生坂政臣)

　パルボウイルス感染症の臨床症状として最も有名なのは伝染性紅斑，いわゆるリンゴ病でしょう。発疹をきたす小児感染症で5番目に発見されたことから fifth disease ともいいます。原因ウイルスはパルボウイルスB19で，3〜12歳の小児に好発します。晩冬から初夏にかけて流行のピークを迎えますが，年間を通して散発します。両頬がリンゴのように真っ赤になり，続いて四肢や体幹にレース様紅斑と呼ばれる皮疹が出現しますが，この時期にはすでにウイルス血症の時期は過ぎていて，周囲への感染性はありません。皮疹が出現する7〜10日前に非特異的な微熱や感冒症状を認めることが多く，その時期にウイルス血症のピークと周囲への感染性を認めます。感染しても全く無症状のこともあれば，感冒症状のみだったり，典型的な伝染性紅斑の症状をきたしたりと様々な臨床症状を呈し，成人までに約半数が既感染となります。

　未感染の成人がパルボウイルスに感染した場合には小児とはかなり異なるプレゼンテーションを呈します。成人では頬部紅斑やレース様紅斑などの皮疹はあまり目立たず，手足の関節痛，浮腫が主な症状となります（図1, 2, 3, 4）。特に関節痛は激痛であることが多いです。関節痛は手指，手，膝，足関節と遠位を中心に対称性に分布することが多く，同部位の浮腫を伴う傾向があります。関節痛は8割以上で認められる頻度の高い症状ですが[1]，時に痛みの訴えがなく，浮腫のみの症例にも遭遇しますので要注意です。診断のポイントは，曝露歴についての聴取です。地域での伝染性紅斑の流行の有無と小児接触歴を確認します。成人パルボウイルス感染症は20〜30代の女性に最も多く見られ

ます。小児との接触が多いということでしょう。成人パルボウイルス感染症を疑ったら，次は皮疹の有無をよく観察しましょう。小児と比べると，成人の皮疹は見落としてしまう程度のことが多いのです。図2, 3には皮疹が目立つ症例を掲載していますが，これほど皮疹がわかりやすい症例はむしろまれです。女性の方であれば顔の化粧を落とした状態で診察させてもらったり，四肢のレース様紅斑を見落とさないようにします。

　成人パルボウイルス感染症で鑑別すべき疾患は何といっても関節リウマチです。どちらも多関節炎を呈しますが，パルボウイルス感染症ではより急性に発症します。ただし，曝露歴や皮疹がない場合には関節リウマチも念頭に診療

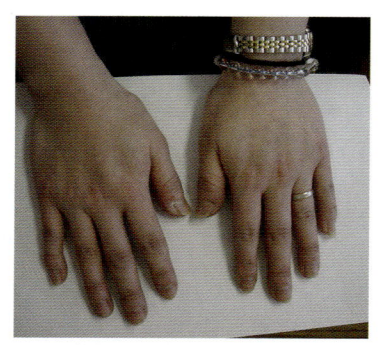

図1 成人の手背，指の浮腫
手背伸筋腱が不明瞭になっている。

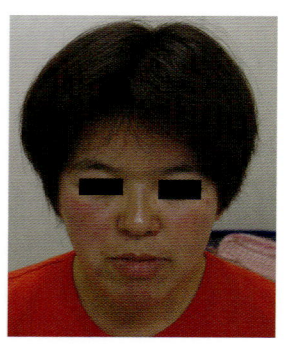

図2 成人の頬部紅斑 対称性の両側頬部紅斑
鼻根部はスペアされている。

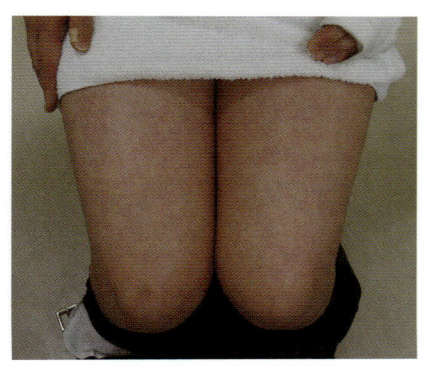

図3 成人の大腿 レース様紅斑
本人は自覚していないことも多い。

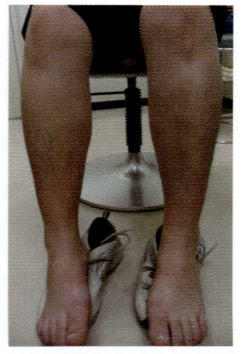

図4 成人の下腿浮腫 レース様紅斑

にあたる必要があります。リウマチ因子が陽性であることを根拠に抗リウマチ薬を開始されてしまっているパルボウイルス感染症の患者さんを診たことがありますが，リウマチ因子は正常でも陽性であることもありますので（若年者で5％，高齢者で25％程度）[2]，関節リウマチとパルボウイルス感染の鑑別には役に立ちません。まずは後述する血清ヒトパルボウイルスB19 IgM抗体をチェックし，陰性であれば，関節リウマチの可能性について精査を進めるのが良いでしょう。

　パルボウイルス以外のウイルス性関節炎としてはB，C型肝炎やHIVが有名です。いずれも曝露歴の聴取が重要でしょう。両頬の紅斑が目立つ場合にはSLEを考慮しますが，SLEの蝶形紅斑では鼻根部での皮疹のつながりが特徴的です。前述したように，成人パルボウイルス感染症では痛みの訴えに乏しいことがあり，痛みなしに四肢の浮腫をきたした場合でも本疾患を考慮しますが，若年女性の場合にはむしろ妊娠，薬剤性浮腫，甲状腺機能異常（低下，亢進どちらでも起こり得ます）などを先に鑑別するべきでしょう。その他の鑑別としては好酸球性血管性浮腫が挙げられます。本疾患は若年女性に多い，四肢対称性の浮腫，関節痛を呈するなどの成人パルボウイルス感染症との共通点があります。鑑別点としては，痛みはそれほどではなく，浮腫が優位であること，掻痒感を伴うことがある，血液検査で著明な好酸球増多を認めることなどが挙げられます。好酸球性筋膜炎も四肢対称性の有痛性の腫脹をきたしますが，急性発症ではなく，また痛みもそれほど目立たず，皮膚～筋膜の硬化による四肢遠位部の可動域制限をきたすことが特徴です。こちらは血液検査上の好酸球増多は目立たないこともあります。また，高齢者であればRS3PE remitting seronegative symmetrical synovitis with pitting edemaも鑑別に挙がります。本疾患は手足の関節痛，四肢末端のpitting edemaを呈する高齢者に多いリウマチ関連疾患です。急性発症することもあり，臨床症状だけで鑑別するのは難しいかもしれません。年齢とパルボウイルスの流行，曝露歴の有無がポイント

になるでしょう．自然軽快していくかどうか，慎重に経過を診ていく必要があります．

その他，パルボウイルスは赤芽球癆の原因になることも知られています．特に赤血球の破壊が亢進する病態（溶血性貧血，遺伝性球状赤血球症など），赤血球の産生が低下する病態（鉄欠乏性貧血），免疫抑制状態などが背景にある場合に著明な貧血をきたすことがあります．基礎疾患のない患者さんでは，経過観察中に軽度の貧血を認めることもありますが，自然に軽快してしまいます．

なお，妊婦がパルボウイルスに感染した場合には注意が必要です．特に妊娠20週未満に感染することで胎児の貧血による胎児水腫や流産との関連が指摘されており，感染が明らかになった場合には専門医による胎児観察が必要です．

本症の診断は血清ヒトパルボウイルスB19 IgM抗体で確定します．ただしこの項目は妊婦におけるパルボウイルス感染の病名でしか保険が通りません．個人的には臨床症状がパルボウイルス感染に典型的であり，お子さんがリンゴ病と診断された，などの明確な曝露歴がある場合には測定しないこともあります．

治療としては対症療法のみで，長くても数週間あれば自然軽快します．成人パルボウイルス感染症の患者さんは痛みの訴えが強いことが多く，診断がつかないと診ているほうもつらいですし，患者さんの中にはリウマチや膠原病ではないかとドクターショッピングに走ってしまう方もいます．リンゴ病流行期や晩冬から初夏にかけての関節痛，浮腫ではパルボウイルス感染症を忘れずに鑑別しましょう．

参考文献

1) Oiwa H, Shimada T, Hashimoto M et al. Clinical findings in parvovirus B19 infection in 30 adult patients in Kyoto. Mod Rheumatol 2011：21：24-31.
2) Schmerling RH. Origin and utility of measurement of rheumatoid factors. In: UpToDate, Basow, DS (Ed), UpToDate, Waltham, MA, 2012.

LEMIERRE SYNDROME

Lemierre 症候群

(川島篤志)

　Lemierre 症候群は，1936年にLemierreにより20例の報告がされた致死的感染症です[1]。特徴としては，先行する上気道感染症状に続発する，主として *Fusobacterium necrophorum* による嫌気性菌による内頸静脈の血栓性静脈炎で，さらに内頸静脈からの塞栓により，肺の多発結節影（septic emboli）に代表される転移性病変を呈する症候群となります。元来健康な若年者に発症しますが，診断の遅れにより合併症や高い致死率がみられることも注意点です（疾患の特徴を表1にまとめました）。

　診断は，"the syndrome is so characteristic that mistake is impossible."[1] と**記載されていて，この疾患を想起することができるかどうかに**，かかっているような印象です。以前は，抗菌薬が「なかった」時代にみられており，忘れ去られた疾患（"forgotten disease"とも表現されています）でしたが，近年，報告例が増えてきており，再び注意を要する疾患となってきています。「救急医学」という雑誌の2012年5月では，「知っておきたい，見落としやすい，危険

表1　Lemierre's syndrome の特徴

- 嫌気性菌（特に *Fusobacterium necrophorum*）による感染症
- 健康な若年者に発症
- 先行する口腔・咽頭感染（約1週間程度）
- 内頸静脈 血栓性静脈炎
- 肺・関節・骨への septic emboli
- 呼吸・循環不全，DIC や肝障害の合併

な感染症」という特集の項目には，Lemierre症候群がありましたが，こういった機会で認識が高まるといいかと思います[2]。

　頻度に関しては，適切に診断されているか？　症例報告をどのようにしているか？　という感じですが，明らかに眼にする頻度は増えてきている印象です。もちろん，自分自身が臨床推論，感染症診療，内科救急という分野に興味があるから‥‥だと思いますが。

　感染症や総合内科・救急関連の勉強会や学会でも変化を実感しています。『おそらくLemierre症候群だろうな』という"抗菌薬治療で改善した肺血栓塞栓症""Septic emboliをきたした感染症"みたいな症例報告は，5年ぐらい前に数例みたことがあります。あとで演者に「Lemierre症候群という疾患があるんですが‥‥」と伝えると，眼を丸くされたこともあります。最近は，学会発表や症例報告でも"Lemierre症候群"は意外に簡単に見つかります。症例検討会では，上述したように，あまりに特徴的すぎる病歴や画像所見があるので，わかる人にはすぐにピン！　ときちゃいますが，わからない人には，まずわからない疾患なので，比較的稀な症例を教育的に‥‥というニュアンスで提示されているような印象です。

　救急医療を担っている地域基幹病院（3か所）での勤務経験がある自験例は，Lemierre症候群を知っている先生のもとで3年間働いたときにはゼロ，次の6年間で1例，また次の3年半で1例の計2例です。それでも，多いほうかなぁとも思います。

　疾患を想定し，ポイントとなる病歴や所見を捉えられていたら，鑑別診断を挙げる‥‥必要性もないぐらい特徴的ではあるのですが，疑うきっかけになる項目をいくつか挙げてみたいと思います。

　病歴・身体所見から，といきたいところですが，まずは画像から入らせていただきます。

　胸部の画像でSeptic emboliをきたしていたら，アレ？　と思うはずです。

胸部CTで多発の陰影があるときの鑑別は大丈夫ですか？　二次小葉との関連では，血行性分布するものはいわゆるrandom patternになり，鑑別に癌の転移，粟粒結核が出てきます．ただ，Lemierre症候群は急性感染症（菌血症）なので，全身状態からも癌の転移や粟粒結核との鑑別はつきやすいです．ちなみに粟粒結核の画像はとても"綺麗"なので，可能であれば実物を見て印象付けてもらうほうがいいですね．

感染症として，感染性心内膜炎（IE：infectious endocarditis）がありますが，肺にSeptic emboliをきたすということは左心系のIEではなく，右心系のIEになります．幸い，IV-drug userが少ないわが国では，比較的市中感染症として右心系のIEの頻度は少ないです．右心系IEの患者さんの背景として，CVカテーテルを留置というのもありますが，Lemierre症候群の患者背景は，若年健常者に多いということから，鑑別も意外とつきやすいものです．

Septic emboliは胸膜に接する病変に進展しえて，そうなると胸膜痛を引き起こします．しかも両側に，となります．両側の胸膜痛から，Septic emboliを想定できるとスゴイですね．でも頻度は少ないですが・・・．自験例では，両側の胸・背中に加えて，後述する首もおなかも痛がっていました[3]．

重症感染症でSeptic emboliを見たら，ピンとくる人はLemierre症候群を疑うので，先行する上気道感染の有無，口腔内の所見，そして頸部の所見を診にいくことに連動していきます．

先行する上気道の感染症症状や扁桃炎が残存していることもあるかもしれませんが，Lemierre症候群を呈しているとき（通常，先行感染から4〜5日後）には消失しているかもしれません．嫌気性菌が関連することや，う歯からの感染の報告もあり，口腔内衛生にも注意してみて下さい．

内頸静脈の血栓性静脈炎を反映する胸鎖乳突筋に沿った，もしくは周囲（もともとは頸動脈鞘）の腫脹が見られることもありますが，病態を理解していないと判断できない可能性があります．いきなり，この所見からLemierre症候

群を疑えるとスゴイと思います。

　Lemierre症候群を疑い，頸部の所見が取れると，今度は頸静脈血栓の証明をどうしようか，ということになります．Baseもしくは敗血症によって，腎機能が悪い時は造影CT/MRIを撮ることをためらうことになります．超音波では放射線曝露がないことや簡単にできることが利点ですが，描出しにくい領域もありえます．

　さて，Lemierre症候群の重要なキーワードに嫌気性菌（特に*Fusobacterium necrophorum*）の菌血症があります．感染症診療（発熱診療ともいうかもしれませんが）がシッカリしている施設では，悪寒戦慄という病歴やShock状態で，血液培養が2セット採られるかもしれませんよね．それで，翌日に「嫌気性ボトルのみ陽性！」と聴いて，翌々日に想定される菌が出てきたら，ヤッパリ！　となるわけです．起炎菌としては，*Fusobacterium necrophorum*によるものが多く，他に*Fusobacterium nucleatum*や，*Peptostreptococcus spp.*，*Porphyromonas spp.*，*Eikenella corrodens*，*Bacteroides*などによる嫌気性菌によっても報告があります[4,5]．

　前医で微妙に嫌気性菌にも効く抗菌薬を投与されてから転院とかになると，いくら血液培養を採っても培養されないかもしれません．血液培養が認められない症例もあり，抗菌薬投与前に血液培養が採られていなければさらに陽性率は低くなります．また，*Fusobacterium necrophorum*が検出されてから，この疾患を念頭におくこともあると書かれているものもありますし，症例報告からでは明確な現場の判断はわかりにくいのですが，血液培養所見から再検討したのかな，という症例も比較的みられています．

　ここでなぜこんな症候群が起こるのか，ということをもう一度，確認してみます．

　最終的な起炎菌である*Fusobacterium necrophorum*は，人や動物の口腔・上気道・腸管・膣などに常在していますが，通常は感染を引き起こさないとされ

ています。Lemierre症候群では先行する口腔・咽頭感染症（特に扁桃炎）や，EBウイルス感染症による伝染性単核球症やう歯の関与も考えられ，何らかの防御機構の破綻が細菌感染症発症に関わっているとされています。細菌による一次感染巣からParapharyngeal spaceの後方に感染が進展し，さらに頸動脈鞘への伸展で，頸静脈の血栓性静脈炎を発症します[4]。その血栓から静脈性にseptic emboliをきたし，様々な遠隔感染巣を発症すると考えられています。転移巣は，肺が最も多いですが，骨や関節にも認められます。何となくイメージがつかめたでしょうか？

　他に飛んでいくところ，つまり転移巣ですが，関節炎や骨髄炎をきたす例もあります。肝臓にも転移し，黄疸や肝酵素異常もみられます。自験例での1例目はALPの上昇と腹痛が説明つかない！　と思っていたのですが，腹痛も関連痛の報告もあり，微小膿瘍によるものが提唱されています[6]。2例目[7]でもALPの上昇がありましたが，動じませんでした。症例を部分的に知っていたので，1例は想起でき，2例目では熟知していた（1例目の症例をまとめた）のですぐに対応可能でした。症例を賢く経験することが重要だと思います。

　適切な治療が行われなければ高い致死率がある，とされるだけあって，全身症状としてDICや呼吸・循環不全をきたすこともあります。要は（患者さんが受診するタイミングを含めて）早期診断に至るか，が重要かもしれません。

　治療において抗菌薬の選択は，嫌気性菌に対してペニシリン系抗菌薬やクリンダマイシンやメトロニダゾールを用います。但し，*Fusobacterium necrophorum*にβ-lactamase産生株があるので，感受性がわかる前のペニシリン単剤での治療は推奨されていません[8]。また適切な治療期間に関しては記載はなく，多くは4週間以上とされていますが，現実的なところは，早期加療や合併症を含めて，診断した医師チームでの協議になるのかと思います。

　Lemierre症候群の治療の総説をみると，血栓性静脈炎に対する抗凝固療法も話題にあがります。歴史的には頸静脈の結紮を行っていたこともある

ようです。ただ，この部分に関しても，疾患頻度からRCTはなく，依然controversialなようです。血栓がretrogradeに頭蓋内に進展する場合にのみ施行するという意見もあるようです[9]。

抗菌薬が"無かった"時代に多くみられた疾患ですが，最近の報告例がみられるようになってきました。疾患に対する認識が増えたのも一つだと思いますが，他には"咽頭痛"に対する抗菌薬の制限や嫌気性菌に弱い抗菌薬（ニューキノロン系抗菌薬など）の使用などが関与していそうです。感染症診療を後方病院で診ている医師として，上気道炎に対してニューキノロン抗菌薬の処方はいろんな意味でやめて欲しいと思っています（自分自身も外来をやっていますが，ニューキノロン系抗菌薬は"温存"しています）。

今後，わが国においても，上気道感染症に対する不要な抗菌薬投与を避けるということを啓発していくことが求められると思います。これは患者だけでなく医師へも必要ですが，その際に稀な疾患ではあるが，診断の遅れにより合併症や致死率があがるこのLemierre症候群もお伝えした方がいいかもしれませんね。

参考文献

1) Lemierre A. On certain septicaemias due to anaerobic organisms. Lancet 1936 ; 1 : 701-703.
2) 倉井華子．知っておきたい，見落としやすい危険な感染症　化膿性血栓性静脈炎（Lemierre症候群）　救急医学　2012 ; 36.
3) 川島篤志．特集 身体診察でここまでわかる！【中級編】　のど，首，胸，背中，おなか・・・　全部痛いって!?　レジデントノート 2006 ; 7 : 1653-1657.
4) Golpe R et al. Lemierre's syndrome (necrobacillosis) Postgrad Med J 1999 ; 75 : 141-144.
5) Hagelskjaer KL et al. Human Necrobacillosis, with Emphasis on Lemierre's syndrome. Clin Infect Dis 2000 ; 31 : 524-532.

6) Lemierre's synd : An unusual cause of sepsis and abd. Pain Crit Care Med 2002 ; 30 (7) : 1644-1647.
7) Murata Y, Wada M et al. Early diagnosis of Lemierre's syndrome Based on a Medical history and Physical findings. Internal Medicine 2013 ; 52 : 285-288.
8) pplebaum PC, Spingler SJ, Jacobs MR. β lactamase production and sensitivities to amoxicillin, amox-clavulanate. Antmicrob Agents Chemother 1990 ; 34 : 1546-1550.
9) Ramirez S et al. Increased diagnosis of Lemierre syndrome and other *Fusobacterium necrophorum* infections at a children's hospital. Pediatrics 2003 ; 112 : e380-385.

腸アニサキス症

ENTERO ANISAKIASIS

(窪田忠夫)

　アニサキスと聞けば，ほとんどの人は「胃アニサキス症」を思い浮かべると思います。原因食物はサバ，急性腹症として開腹されてしまうこともあるくらい強い腹痛，治療は内視鏡的摘出という知識はおよそ医師なら誰もが知っているでしょう。一方，「腸アニサキス症（あるいはアニサキス腸炎）」の臨床像は？と聞かれてスラスラと答えられる人は意外に少ないのではないでしょうか？

　基本的な臨床像は"急性腸炎"です。症状にはかなり強弱があるので，軽い症状の場合は医療機関を受診していないか，しても胃腸炎くらいに言われて様子をみているうちに治ってしまうというパターンでしょう。ある程度症状が強い場合には診療機関を受診することになりますが，腸アニサキス症の場合，病変は主に小腸なので主訴は下腹痛です。比較的急に痛みが強くなり，ときに嘔吐を伴います。**痛みの性状は間欠痛ですが腸炎一般に見られるようなスイッチがオンオフするようなはっきりした間欠痛ではないです。下痢や発熱は伴いません**。腹痛の部位はケースによって異なります（アニサキスが腸壁に食い込む部位がケースごとに違うので）が，局在した圧痛があり，その部位には軽度の反跳痛を認めることが多いです。ただ，いわゆる汎発性腹膜炎といったようなプレゼンテーションではないので，画像も含めてあれこれ検査しても消化管穿孔でもなく虫垂炎でもなく胆嚢炎でも急性膵炎でもなくこれといってよくわからず，とりあえず入院して経過を診ていたら良くなったので退院した，というのがこの疾患のナチュラルコースです。こうして，正確な診断がつかないまま退院してゆくので，実際の頻度はどうあれ，腸アニサキス症は珍しい病気に

なっています。

とりあえずその名は有名な（少なくとも日本では）アニサキス症ですが，その歴史は意外に浅く腹痛の患者さんの腸内から発見された虫体がアニサキスと初めて発表されたのは1962年のことで，本邦での最初の報告[1]は1965年とわずか半世紀前のことです。古の時代より魚を食べてきた日本では，病気の存在自体は把握されていたはずですが「サバに当たった」などとして，病名がつくほど確立したものはありませんでした。なぜか？　ここにこの病気を理解する最初のヒントがあります。医学が発達する近代以前では，病気が恐ろしいのは痛みやつらさではなく，それによって命を失うからでした。しかし，アニサキス虫体は人体を宿主とすることはできず，長くても1週間ほどで死滅します。つまり，この間我慢して乗り切れば病気は自然と治るのです。つまりもともと健康な人ならこの病気で死ぬことはないのです。ほっとけば治る病気は「風邪，胃腸炎」などと適当な名前で呼ばれて（本当は原因となるウイルスがいるのに‥）軽んじられる傾向にあるのは今でも同じです。

では現代になってスポットが当たるようになったのはなぜか？　この疾患が報告されるようになった20世紀半ばという時代は，医学の歴史でいうと全身麻酔による外科手術がどこでも安全にできるようになってきた時期と一致します。消化管穿孔と見紛うような強い腹痛に対して開腹手術が行われ，取ってきた胃や腸から虫体が発見されて初めて疾患と認識されるに到ったのです。つまり，手術ができなかったころは勝手に治っていたのに，手術できるようになってから必要ないのに胃や腸を切られるようになってしまったのです。多くの疾患は医学の進歩とともにより負担のかからない治療法ができてゆくものですから皮肉と言えます。

アニサキスの成虫はイルカ，クジラ，アザラシなどの北洋の海棲哺乳類の胃に生息し，虫卵が糞からでて幼虫となったものがオキアミの体内に入ります。すなわち，オキアミを捕食する北洋の魚介類（マサバ，サンマ，スルメイカ，

マアジなど）や，さらにこれらを捕食する魚（マサバ，タラなど）を生食した際に発症します。胃の場合には，食後数時間で発症することが多いですが，腸アニサキスではさらにそれよりも少し時間がかかります。数時間から十数時間との教科書的記載[2]がありますが，実際臨床で遭遇するケースではこれより少し遅く食1～2日後に発症しています[3]。そこで発症数日前の食歴を詳細に聞くことが最も大事です。原因食物がなければ発症しません。サバが有名だからといってそれだけ聞いて喜んでもダメです。アニサキスはサバにいるのではなく，もとはオキアミにいるのですから，九州でとれた地つきのサバでは発症しません。北洋でとれた魚，もしくは北洋に回遊する可能性のある魚でないとダメなので，種類だけでなく産地まで聞かなくてはなりません。調理・保存法も大事です，加熱した場合にはほぼ死滅していますが，冷凍では不十分な場合があります。近年は流通もすすみ，また回転寿しチェーン店や大型小売店などで手軽に寿司が手に入るので日本全国どこでも発症する可能性はあるでしょう。

　鑑別疾患の筆頭はウイルス性や細菌性の腸炎です。最大の鑑別点は原因食物であることは言うまでもありません。病態はおおむね一緒なのですが，異なるのは病変部位の範囲で，多くの急性腸炎がびまん性であるのに対してアニサキスでは虫体が食いついた部分のみ腫れます。このため，限局した部位に圧痛があります。しかも，全層性に炎症が及ぶので痛みの部位に一致して反跳痛があります（通常の急性腸炎では粘膜面が主な炎症の主座なので，反跳痛は生じ難い）。重症の細菌性腸炎（病原性大腸菌，エルシニアなど）では炎症が壁全層に及んで反跳痛があることもありますが，これらでは高熱を伴うことが多く，アニサキスでは発熱はないかあっても微熱程度です。

　血液検査では特異的所見はありません。寄生虫疾患ということで好酸球の上昇をみたいところですが，上昇例は20％以下との報告があります。ELISAが有用との報告[4]もありますが，一般病院では外注検査となり現実的でないです。

　画像検査は胃アニサキスが内視鏡検査とお決まりがあるのに比べて腸アニサ

キスはあまりこれといった検査所見が言及されてこなかったですが，その目でみるとかなり有用です．さすがに単純X線では非特異的な小腸の拡張像が見られるにとどまりますが，超音波やCTといった精密画像では，限局した範囲に強い壁肥厚がみられます．この長さは教科書に書いてありませんが，自験例では強い腫れはせいぜい10〜15cmくらいです．しかも，腫れている部位は全層性に肥厚します．30cmを超えて壁肥厚がつづいている場合にはまず違うといって良いでしょう．腹部造影CTでの所見はかなり特徴的で，限局した範囲に高度の壁肥厚した小腸を認めます．肥厚した腸管は粘膜と筋層に強い造影効果を認めるので"二重リング"に見えます（図1）．個人的にはこれを「ダブルリングサイン」と呼んでいます．一方この腫れた小腸の部分を超音波でみると通常の急性腸炎とは明らかにレベルの違う高度な壁肥厚を認めます（図2）．肥厚した壁厚が1cmを超えることも珍しくありません．エコーが得意な人なら浮腫強い壁内にアニサキス虫体を疑う線状の高エコー域を見つけられることもありますよ．また，全層性の炎症のせいか，ほとんどの症例で腹水の存在が指摘できます．これも通常の急性腸炎では見られない所見です．

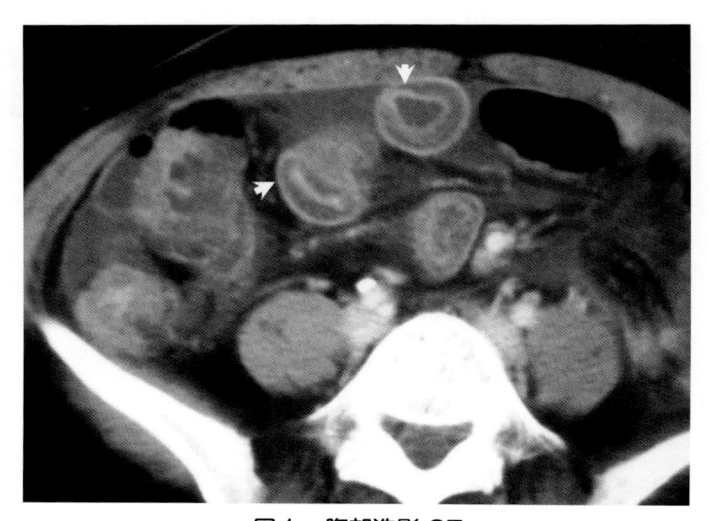

図1　腹部造影CT
矢頭部に高度に肥厚した小腸を認める．

先のような病歴があり，こうした高度に壁肥厚した小腸が短い範囲で見られた場合にはかなりの確率でアニサキス腸炎を疑って良いと思われます．血液中好酸球は感度が低いですが，もし腹水が採取できるならば腹水中の好酸球上昇は診断に有用と思われます[2]．私もあまり多くを経験しているわけではないですが，採取できた腹水の好酸球はすべてのケースで上昇していましたので個人的にはすごく信用しています．

　さて，こうした所詮「ほっとけば治る」疾患をわざわざ正確に診断する意義はどこにあるのかと言われれば，やはり不要な手術（negative laparotomy）を減らすことにあります．腹部症状が強いだけに，ひとたび外科にコンサルトすれば，よくわからないけどとりあえず開腹してみようということになりかねません．また，もう一つのパターンとして，アニサキス腸炎から腸閉塞をきたすことがあります．先に示したように，局所の小腸の腫れ（浮腫）はかなり程度が強いですから（図2），ときに内腔が閉塞してしまい小腸閉塞となります．

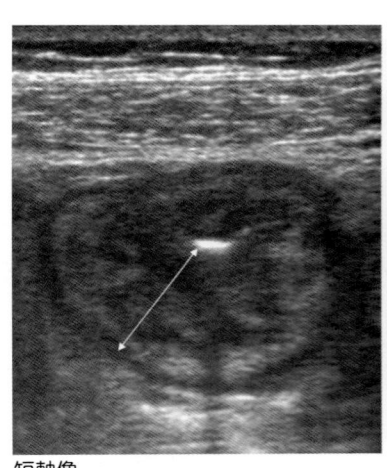

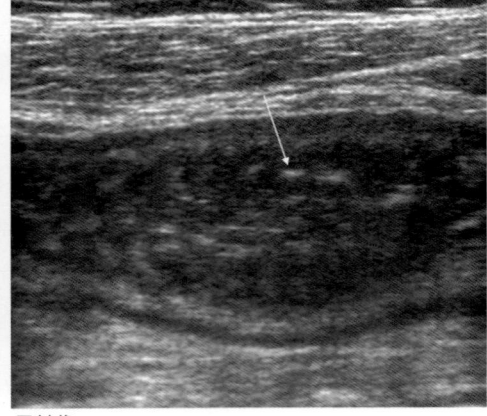

短軸像　　　　　　　　　長軸像

図2　腹部超音波
短軸像：中心に見える高輝度が内腔のエアなので両端矢印の幅が小腸壁であり，高度に肥厚している．
長軸像：矢印部の高エコー域が内腔のエア．内腔はほとんどないくらいに壁肥厚している．

こうした場合，手術歴はないし，閉塞している部位の腸管が画像上異常に見えるし，腫瘍かもしれないから手術しようなどとなる可能性もあります．手術で小腸を部分切除すれば，中には腫瘍はなく，糸のような虫が出てきて「アニサキス！？」ってことになります．閉塞はあくまで浮腫によるものなので炎症が治まれば再開通するわけだから，できることならこういう事態も避けたいですね．

こうした腸アニサキス症なので，この疾患概念がある医師のいる病院ならば，一定の確率で（年に数例？）経験しますが，興味がなく知識がなければ，開腹腸切除してアニサキスが見つからない限りそれと認識されないので，10年に1度くらいしかない超（腸？）珍しい疾患となっているかもしれません．

冒頭にもしるしたごとく，本当はそんなに珍しくない疾患（と思われる）だけど実態はよくわからないのが現状です

最後に，**最も重要な鑑別に小腸穿孔という病態**があります．原因としては，潰瘍（NSAIDsなど），小腸憩室の穿孔，炎症性腸疾患などです．穿孔部位からの漏れが大量であればすぐに汎発性腹膜炎となるので，ある意味治療方針に困ることはないと思うのですが，穿孔部の周囲が腸間膜などでパッチされているような場合には，症状は限定的になります．腹部所見では限局した部位に反跳痛があり，画像でも限局した部位に全層性の壁肥厚を認めます．こんな場合に，腸アニサキス症を知っている医師がそれを疑って入念に食歴を聴取したら，最近鯖寿司を食べた・・なんて時が危険です．ここは日本です，日常的に生魚を食べてる人など限りなくいます．鑑別点としては，小腸穿孔の場合には発熱があること，痛みの性状が間欠痛でないこと，腹部所見では圧痛のある部位が（可動性が乏しいので）硬結状に触れること，反跳痛が圧痛部位を超えて広がっていることです．ただ，これらの腹部所見を正確に取るのは経験を要するので実際難しいです．

重要なことは，この腸アニサキス症という病気，当てにゆく病気ではないと

いうことです．放っとけば治る病気を当てにいって，手術しなくてはならない病気を見逃しては本末転倒です．治療の原則は患者さんになるべく負担をかけないことです．手術しなくてもいい疾患を診断するのは大事ですが，手術しなくてはいけない疾患を見逃すくらいならば手術に踏み切ることはもっと大事なことです．特に一度腸アニサキスをズバリ診断した経験をしてしまうと要注意ですから気をつけてください．

参考文献

1) Asami K, Watanuki T, Sakai H et al. Two Cases of Stomach Granuloma Caused by Anisakis-like Larval Nematodes In Japan. Am J Trop med Hyg 1965 ; 14 : 119-123.
2) 吉田幸雄．アニサキス［C］臨床．図説人体寄生虫学第4版．南山堂，東京，1991年：90-91.
3) 窪田忠夫，大森敏弘，山本穣司ら．腸アニサキス症の早期診断について―5症例の検討から―．診断と治療 2007 ; 95(7) : 145-149.
4) Grcia PL, Gonzalez ML, Esteban ML et al. Enzyme-linked immunosorbent assay, immunoblot analysis and RAST fluroimmunoassay analysis of serum responses aganisit crude larval antigens of Anisakis simplex in a Spanish random population. J helminthol 1996 ; 70 : 281-289.

ADULT ONSET STILL'S DISEASE

成人スティル(スチル)病

(岩田健太郎)

　成人スティル病は原因不明の炎症性疾患で，不明熱の一原因として見ます。ぼくみたいに大学病院で感染症をやっているとしばしば遭遇しますが，一般診療においてもそんなにべらぼうにまれなわけではありません。でも人口10万人あたり0.16人と報告されているから[1]，やっぱマレかな。日本では1993年に1300人の患者が発生したと報告されています[2]。10万人あたりだいたい1例くらいでしょうか。結核が年間10万人あたりだいたい20人くらいですから，結核20人診てスティルが1人，，，うん，実感としてもだいたいそんな感じだな。外国の文献だと男女差なしだそうですが，日本の報告だと男女比は1：2.3。これも実感としてはピッタリきていて，若い女性に多い病気という印象です。20～50歳に多く[2]，外国の文献では年齢に二峰性があるとされますが[1]，現場ではあまりピンときません。高齢者のケースも報告がありますが[3,4]，報告があるくらいですから，メッチャまれだと思います。症例報告になっているという事実がレア・ケースの証左であります。

　成人スティル病は除外診断とよく言われます。でも，ぼくは初診の段階で，「あ，たぶんこれはスティルじゃないかしら」と感じることが多いです。比較的若目の女性，とくに既往歴なしの患者が毎日びゅんびゅん熱を出してやってくる。40℃くらいの高熱になることも多い。けれど，熱が高いわりには患者はそんなにしんどそうではない。少なくとも，敗血症みたいな，重症細菌感染症の患者に比べるとぜんぜん元気に見える。ちゃんと歩けるし，会話もしっかりしている。特に解熱すると食事も睡眠も特に問題ない，，，こんなゲシュタルトです。

そうそう，熱はびゅーんとバカ上がりするのに，自然にその日のうちに解熱します（spike fever）。熱は1日1回びゅんと上がることもあるし，1日2回，いわゆるdouble quotidian feverのパターンを示します。熱型表を見るとびゅんびゅん熱が上がったり下がったりしているギザギザした，忙しい（せわしい）熱型表で，たとえば薬剤熱のときみたいにほおーっと高熱が続く感じではありません。ちなみにdouble quotidian feverといえばマラリア，リーシュマニア（カラ・アザール），淋菌による感染性心内膜炎，，，というのが教科書的ですが，マラリアは熱型パターンがいろいろでdouble quotidianになることは見たことないですし，他の（旅行歴のような）情報のほうがずっと役に立ちます。ちなみにちなみに，いわゆる3日熱，4日熱という熱型パターンも実際のマラリアではあまり見られません。特に発症初期は普通のスパイク熱です。カラ・アザールは見たことないし，淋菌性心内膜炎も見たことありません。double quotidian fever，，，語られるわりには使えない所見です。

　高い熱が続いているという段階で，もうスティルは大きな鑑別に上がります。で，発熱患者でぼくが特に注目するのは，関節症状，リンパ節腫脹，そして皮疹の3つです。

　関節痛は高熱が出れば多くの患者に見られます。たとえば，インフルエンザとか。でも，関節炎はそんなにたくさんの病気では見つかりません。不明熱の3大原因は感染症，（広義の）膠原病，そして悪性疾患ですが，感染症で関節炎は，多発関節炎ならウイルス感染症，細菌感染症なら単関節炎（単一の関節炎）になることが多いです。スティルの場合は両側性，対称性の多関節炎になることが多いので，これが認められたら（不明熱としての）感染症，，，たとえば結核とか膿瘍の可能性はぐっと下がります。悪性疾患の可能性もぐっと下がります。そうすると広義の膠原病，，，自己免疫疾患の可能性がぐっと上がります。スティルは特異的な血清マーカーを持ちませんが，他の自己免疫疾患の多くはマーカー持っていますから，それで手当り次第に除外（露払い），，，診断にぐ

ぐいと近づいていきます。

　関節所見の見られない，あるいは後になって出てくるスティルもあります。こういう時は難しい。リンパ節腫脹がある場合，これも対称性か非対称性かで考えます。対称性であちこち（首とか腋窩とか鼠径部とか）にできるリンパ節腫脹であれば，これも感染症の可能性はぐっと減ります。もちろん，各種ウイルス感染症ではこういうことが起きますが，不明熱としてプレゼンすることはありません。例外としては伝染性単核球症なんかがあり，これは時に診察だけで区別することがむちゃくちゃ難しいこともあります。でも，細菌感染症なんかではだいたい局所性，多くは片側性のリンパ節腫脹になりますから，区別は比較的容易です。例外として全身に対称性にリンパ節腫脹を起こすものに粟粒結核があります。滑車上リンパ節（肘のところのリンパ節です）が腫れるのが特徴，，，と診断学の教科書には必ず書いてありますが，ぼくが見た粟粒結核の患者でここが腫れているのをまだ経験したことはありません。スティルとの鑑別は身体診察上は難しいときもありますが，ぶっちゃけ画像で区別できるのでそんなには困らないかな。リンパ節が腫れているとき，特に区別が難しいのはむしろ悪性リンパ腫でしょう。スティルか，リンパ腫かはなかなか区別できないことがあります。特に，IVL (intravascular lymphoma) は診断の難しい発熱トップ3に入り（ぼくが勝手に決めましたが），とにかく診断が困難です。皮肉なことに，ケースカンファレンスとかで訳の分からない発熱があると，逆にIVLじゃないか，，，と容易に勘ぐることができるくらいですね。

　これがあればかなりぐぐっとスティルに近づけるのは，皮疹です。サーモンピンク上の，とくに痒みや痛みを伴わない皮疹が熱が出ている時だけ認められたら，ほぼビンゴです。腸チフスでも似たような皮疹が出ることがあり，これも不明熱の大きな鑑別診断ですが，解熱して皮疹が消え，また発熱すると皮疹が再出現，，，という奇妙な振る舞いはしません。

　あと，咽頭痛が生じることがありますが，喉が痛くなる病気は山ほどあるの

で，あまりこれでスティルに近づくことはありません。肝機能の異常や脾腫が見られることもありますが，これもリンパ腫や伝染性単核球症なんかと紛らわしくて困ります。一般に画像検査は結核や膿瘍の除外に用いますが，あまり診断の助けにはならないです。ときどき不明熱の患者でPETをとる人がいますが，こういう患者ではバリバリあちこちに集積が認められるだけで，単なるお金の無駄遣いです。鑑別がリンパ腫ですから，当然ですね。

　血液検査はわりと役に立ちます。といってもスティルに特異的なものはないので，単一の検査で，というより総合判断です。もちろん，皆さんフェリチンは見ます。フェリチンは高いです。しばしばバカ上がりしています。でも，他の疾患でもフェリチンは高くなるので，要注意。正常だったらまずスティルは除外できます。

　あとは白血球と血小板。どちらも高くなっていることが多く，これらが低くなるSLEとの区別に役に立つとぼくは思います。発熱患者では必ず皆さん血算（CBC）をオーダーしますが，血算で診断できる発熱って実はほとんどありませんし，測らなくてもたいていは診断可能です。でも，スティルの時は（もちろん，それだけで診断はできませんが），上記の理由で血算は注意してみますね。ただし，スティルに血球貪食症候群（hemophagocytic syndrome）が合併すると下がってしまうので，ちょっとトリッキーです。ヘモファゴが絡むと患者はかなりシックなのでそれと分かると思いますが，正直スティルにヘモファゴ合併例は一例しか見たことがないのでこのへんは自信がありません。CRPとかはどうせ高いに決まっているので診断には役に立ちません。肝機能とかが微妙に異常だったり，貧血もありますが，これもたいていの不明熱患者では似たり寄ったりで鑑別にはあまり役に立ちません。

　不明熱全般に言えることですが，安易に抗菌薬やステロイドを投与しないことは極めつけに大事です。これで痛い目にあった医者も患者も，たくさん見ています。

参考文献

1) Magadur-Joly G, Billaud E, Barrier JH et al. Epidemiology of adult Still's disease: estimate of the incidence by a retrospective study in west France. Ann Rheum Dis 1995 ; 54 : 587.
2) 難病情報センターホームページ　http://www.nanbyou.or.jp/entry/282
3) Uson J, Peña JM, del Arco A et al. Still's disease in a 72-year-old man. J Rheumatol 1993 ; 20 : 1608.
4) Steffe LA and Cooke CL. Still's disease in a 70-year-old woman. JAMA 1983 ; 249 : 2062.

索 引

(──，は上記の単語を表す)

外国語索引

AHAS	81
Bence Jones 蛋白	148
BPPV	40
B 型肝炎	128
CADM	244
CO_2 ナルコーシス	54
COPD	52
CPPD	166
CPPD 結晶	168
CPPD 結晶沈着症	175
CRABO	146
Crowned dens syndrome（CDS）	175
C 型肝炎	128
D-dimer	62
Dix-Hallpike テスト	42
DM	240
DSM-Ⅳ	13, 14
Epley 法	42
forgotten disease	271
GCA	205
Geneva score	61
gull wing	259
IE	87
ILD	248
LAM	161
Lemierre 症候群	271
Marcus Gunn 瞳孔	172, 206
May-Thurner syndrome	165
McBurney 点	100
Mondor 病	65
non-Hodgkin lymphoma（NHL）	229
NSAIDs	39, 177
O157	255
PCR 法	266
PERC criteria	63
PHQ-9	27
PM	240
PMR	190, 199, 207
psoas sign	90, 100
RA 有病率	234
RS3PE	197, 269
RS3PE 症候群	193
SAM	161
SIRS	87
SjS	221, 224
SNSA	232
SpA	232, 234
SRH	159
Tb-PCR	187
Tsutsugamushi triangle	262
uSpA	234
Waterhouse-Friderichsen 症候群	215
Wells score	61
Wunderlich syndrome	160

日本語索引

あ行

亜急性壊死性リンパ節炎	140
亜急性甲状腺炎	219
悪性腫瘍	200, 251
悪性リンパ腫	225
アジソン病	212
アスピリン	79
アセトアミノフェン	39
圧痛	141
アニサキス	278
アニサキス腸炎	278, 282
アルコール離脱症候群	108

胃アニサキス	280
息切れ	75
イレウス	116, 117, 120
咽頭痛	287
インフルエンザ	256, 286
ウイルス感染	240
ウィルソン病	128
ウェルニッケ脳症	130
うつ病	20, 23
──，危険因子	29
──，有病率	29
うつ病の特徴	25
嚥下時痛	178
炎症反応	234
嘔気	75
黄疸	101, 275

か 行

開口障害	178, 179
咳嗽	226
かぜ	34
褐色細胞腫	18
化膿性関節炎	167
痂皮	262
眼科的検査	223
間欠性顎跛行	207
眼瞼浮腫	219
肝酵素異常	275
肝硬変	128
肝細胞癌	131
環軸関節偽痛風	209
間質性腎炎	225, 227
肝性脳症	130
関節症状	286
関節痛	270
関節リウマチ	193, 199, 232
乾癬性関節炎	238
感染性心内膜炎	87, 273
感染性慢性髄膜炎	186
菊池病	140
偽痛風	166, 201
気道閉塞	46

キャンピロバクター属感染症	258
キャンピロバクター腸炎	255
急性冠症候群（ACS）	92
急性喉頭蓋炎	44, 47
──，特徴	47
急性上気道炎	35
急性膵炎	107, 109, 136, 137
急性単関節炎	167
急性腸炎	278
胸痛	66, 77
胸部大動脈解離	78
胸膜痛	273
巨細胞性動脈炎	205
ギラン・バレー症候群	257
菌血症	274
緊張型頭痛	8
筋痛	256
首筋の痛み	170
クモ状血管腫	130
グラム染色	258
クリプトコッカス髄膜炎	180, 182, 187
群発頭痛	8
憩室炎	122
頸部痛	170, 179
結核性髄膜炎	181
結核性脈絡膜炎	187
血管型エーラーズ・ダンロス症候群	163
倦怠感	26
原発性副腎不全	212
高 ALP 血症	147
高 TG 血症	109
高カルシウム血症	146
膠原病	201, 252
好酸球性筋膜炎	158
好酸球性血管浮腫	152, 155
好酸球性蜂窩織炎	158
好酸球増多症	154
好酸球増多症候群	156
甲状腺中毒症	216
口唇生検	223, 224
高山圧痛点	111, 112
高齢者の不明熱	209

骨病変	146	全身倦怠	75, 256
こわばり	200	全身病	262
		総胆管結石	101
さ行		側頭動脈炎	195, 205, 209
細菌性髄膜炎	180	ソケイヘルニア	114, 120
嗄声	46	組織球性壊死性リンパ節炎	140
サットンの法則	142		
三徴	262	**た行**	
シェーグレン症候群	221	退院熱	167
──, 分類基準	223	体重減少	26, 217
耳下腺	227	対症療法	270
色素沈着	213	大腸憩室	123
自己免疫性副腎炎	212	大動脈弁狭窄	81
持続痛	103	タコツボ	92
12誘導心電図	76	タコツボ型心筋症	92
縮瞳	206	多発性筋炎	240
手根管症候群	200	多発性骨髄腫	145
出血性ショック	159	胆石症	101
腫瘤形成性膵炎	113	胆石疝痛	103
上気道感染症	276	虫垂炎	97
小腸穿孔	283	中枢性めまい	40
小腸閉塞	282	腸アニサキス（症）	278, 280
小児周期嘔吐症	2	腸炎	256
静脈出血	165	蝶形紅斑	269
食欲低下	182	腸チフス	256
食欲不振	26	腸閉塞	114, 118, 120, 134, 138, 282
ショック	58	痛風	201
心エコー	79	つつが虫病	261
心筋酵素	78	強い腹痛	133
心筋梗塞	72, 73	低酸素	58
人畜共通感染症	255	伝染性紅斑	267
腎不全	146		
髄液検査	186	**な行**	
睡眠時無呼吸症候群	57	2次性頭痛	6
睡眠障害	26	二次性副腎不全	212
頭痛	205, 256	二重リング	281
ステロイド	202	ニトログリセリン	79
成人スチル（スチル）病	285	日本紅斑熱	265
成人パルボウイルス感染症	267, 268	乳癌	68
脊椎関節症（炎）	232, 237	尿酸結晶	168
腺外病変	225	尿路感染症	102
浅在性血栓性静脈炎	65		

猫ひっかき病	141
脳神経麻痺	186

は行

肺炎	102
敗血症	87, 213
敗血症性流産	258
肺血栓塞栓症	58, 59
肺梗塞	58
肺塞栓	78
バイタルサイン	84
破傷風	179
バセドウ病	216, 219
発熱	101, 147, 167, 262
パニック障害	12, 15
パニック障害患者	12
パニック発作	15
パルボウイルス	270
パルボウイルス B19	267
パルボウイルス感染症	267
脾腫	131, 147
皮疹	240, 268, 286
ビタミン B$_1$	130
皮膚筋炎	240
ヒブワクチン	45
冷や汗	74
広場恐怖	19
貧血	146
複視	206, 219
副腎不全	212, 213
腹痛	103
副鼻腔炎	34
腹部疼痛	256
腹膜炎	98
浮腫	270
不明熱	166, 182, 185, 188
プレドニゾロン（PSL）	195
閉鎖孔ヘルニア	114
ヘモクロマトーシス	128
便グラム染色	260
片頭痛	1
扁桃炎	47
放散痛	74
発疹	262

ま行

末梢関節病変	238
慢性肝疾患	128
慢性気管支炎型 COPD	57
慢性巨細胞性炎症	205
慢性髄膜炎	180, 186
慢性副腎不全	212
慢性閉塞性肺疾患	52
右誘導（V4R, V5R）	76
三つの NO	147
未分化型脊椎関節炎	238
眼のかすみ	206
モルヒネ	79

や行

薬物乱用頭痛	9, 11
野兎病	264
有痛性感覚障害	228
輸入脚症候群	132, 138
腰椎穿刺	177
4 類感染症	261

ら行

ラピッド ACTH	214
リウマチ性多発筋痛症	190, 191, 199
リウマトイド因子	198
良性発作性頭位めまい症	40
旅行者下痢症	256
リンゴ病	267
リンパ球性炎症	224
リンパ節腫脹	143, 286
レース様紅斑	268
レプトスピラ症	264
労作時呼吸困難	217

[編者略歴]

＊岩田健太郎　Kentaro Iwata

神戸大学都市安全研究センター感染症リスクコミュニケーション分野
神戸大学医学研究科微生物感染症学講座感染治療学分野
神戸大学医学部附属病院感染症内科
神戸大学医学部附属病院国際診療部

島根県生まれ。島根医科大学（現・島根大学）卒業。沖縄県立中部病院，ニューヨーク市セントルークス・ルーズベルト病院内科，同市ベスイスラエル・メディカルセンター感染症科，北京インターナショナルSOSクリニック，亀田総合病院を経て現職。

診断のゲシュタルトとデギュスタシオン

2013年 4月20日　第1版第1刷 ©
2016年 5月20日　第1版第4刷

編　集　岩田健太郎
発行者　宇山閑文
発行所　株式会社　金芳堂
　　　　〒606-8425 京都市左京区鹿ヶ谷西寺ノ前町34番地
　　　　振替　01030-1-15605
　　　　電話　075-751-1111　（代）
　　　　http://www.kinpodo-pub.co.jp/
組　版　スタジオ・エスパス
印　刷　株式会社　サンエムカラー
製　本　株式会社　兼文堂

落丁・乱丁本は直接弊社へお送りください。お取替えいたします。

Printed in Japan
ISBN978-4-7653-1566-1

JCOPY ＜(社)出版者著作権管理機構　委託出版物＞

本書の無断複写は著作権法上での例外を除き禁じられています．複写される場合は，そのつど事前に，(社)出版者著作権管理機構（電話 03-3513-6969，FAX 03-3513-6979，e-mail: info@jcopy.or.jp）の許諾を得てください．

●本書のコピー，スキャン，デジタル化等の無断複製は著作権法上での例外を除き禁じられています．本書を代行業者等の第三者に依頼してスキャンやデジタル化することは，たとえ個人や家庭内の利用でも著作権法違反です．